知道金匮

临证三十年质难录

贾春华　著

郭瑨　刘宁　庄享静　朱丽颖　张恒　协编

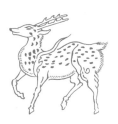

中国中医药出版社

·北京·

内 容 提 要

　　这是一部以问答形式研究《金匮要略》的书籍，作者遴选《金匮要略》中的难点如仲景的五行生克观、脾脏主时论、补气加半夏解等，疑点如厥阳独行、百合病吐下临床表现、咳嗽上气病等，热点如奔豚病、肾气丸之命名、缓中补虚之含义等百余问题进行追问，内容关乎《金匮要略》所有篇章。全书秉承研习经典"诵、解、别、明、彰"递进的层次结构，从诠释学视角回答了以下问题：《金匮要略》为什么这样说？已说出的是否存在遗误或疑误？有什么想说出而没有说出或没能说出？没能说出的我们应该怎么说？特别是对张仲景"为什么这样说"进行回答。"为什么这样说"一定涉及中医理论的形成背景及中医学家认识疾病的方法，而这些均不能绕过中国式的隐喻认知——取象比类。认知则必然涉及语言、心理、逻辑，故从语言学、心理学、逻辑学角度对《金匮要略》的重新审视是本书的一大特色。此研究视角迥异他人，所见足裨他人之未备。想必让读者能有耳目一新之感，知道"你所不知道"的《金匮要略》。

　　本书的读者对象为中医从业者，尤其适合热衷于《金匮要略》探究者学习阅读。

前　言

　　书名《知道金匮》，大概有以下几方面的涵义：首先是知道《金匮要略》都说了什么？知道《金匮要略》为什么这样说？她有什么想说出而没有说出或没能说出的？已说出的是否存在遗、疑、误？很明显，这是从诠释学的视角对《金匮要略》疑难点的诠释。其次，"知道"蕴含有"知道逻辑"的意味，知道的东西应该是真的，它比"相信""认为"等具有更为有力的说服力。其三，此处的"知道"带有认知的意义，即代表本书是从认知语言学、认知心理学、认知逻辑学的角度重新审视《金匮要略》的。一言以蔽之，本书的重点就是要知道《金匮要略》为什么这样说，目的在于让喜欢《金匮要略》的人们知道"你所不知道"的《金匮要略》。需要声明的是：《知道金匮》所有涉猎的问题只针对现今所能见到的《金匮要略》而言，至于原书未散佚前的状态，不作此论。

一、《金匮要略》都说了什么？

　　《金匮要略》全书共 25 篇，主体部分 22 篇，计 398 条，单以篇名而论，共记载了 40 多种疾病。载方 205 首，用药 155 种。第 1 篇为总论，第 2~17 篇介绍内科病证，第 18 篇介绍外科病证，第 19 篇论述五种不便归类的杂病，第 20~22 篇专论妇产科病证，第 23~25 篇为杂疗方和食物禁忌。

1. 这些病是什么？

《金匮要略》所记录的 40 多种病证，主要有痉、湿、暍、百合病、狐惑、阴阳毒、疟、中风、历节、血痹、虚劳、肺痿、肺痈、咳嗽、上气、奔豚气、胸痹、心痛、腹满、寒疝、宿食、积聚、痰饮、消渴、小便不利、淋、水气、黄疸、惊悸、吐衄、下血、胸满、瘀血、呕吐、哕、下利、疮痈、肠痈、浸淫病、趺蹶、手指臂肿、转筋、阴狐疝、蛔虫病、恶阻、妊娠腹痛、妊娠下血、妊娠小便难、产后痉、郁冒、大便难、产后腹痛、产后中风、产后下利、产后烦乱、热入血室、经水不利、带下、漏下、转胞、梅核气、脏躁、前阴疾病等。

2. 这些病因何而发生？

《金匮要略·脏腑经络先后病脉证》说："千般疢难，不越三条：一者，经络受邪，入脏腑，为内所因也；二者，四肢九窍，血脉相传，壅塞不通，为外皮肤所中也；三者，房室、金刃、虫兽所伤，以此详之，病由都尽。"疾病种类虽多，原因不外三条：一是经络受邪，传入脏腑，此为邪气乘虚入内；二是皮肤受邪，仅在血脉传注，使四肢九窍壅塞不通，其病在外；三是房室、金刃、虫兽所伤。

3. 发生这些病我们如何处理？

张仲景论治疾病的原则是："观其脉证，知犯何逆，随证治之。"对某一具体疾病而言，均采取相应的治疗方法。告诉我们应该怎么治疗？不应该怎么治疗？如果治疗错了应当如何纠正？如《金匮要略·黄疸病脉证并治》中"诸病黄家，但利其小便"，即诉说了黄疸应如何治疗。黄疸病多由"湿热之邪"所致，如果小便通利，既能使湿邪得泄，也能使热邪得去，故通利小便是黄疸的治疗大法。"诸病黄家，但利其小便"一句正与前文的"然黄家所得，从湿得之"的思想相合。

《金匮要略·痉湿暍病脉证治》中为我们并举了应该与不应该如何治疗的例子。"湿家身烦疼，可与麻黄加术汤发其汗为宜，慎不可以火攻之。"湿邪在表，表证当以汗法解，因有湿邪，故汗法不宜太过，取湿病解表微微汗出之意。但若使用火攻发汗，可致大汗淋漓，风去湿存，正伤而邪不除。且火热内攻，易与湿邪相合，湿热交阻，变生他病，故要慎用或禁用。

中医学带有非常强的经验性，很容易导致误治的出现，误治后如何纠错救逆则显得异常重要。《金匮要略·奔豚气病脉证治》中载："发汗后，烧针令其汗，针处被寒，核起而赤者，必发奔豚，气从少腹上至心，灸其核上各一壮，与桂枝加桂汤主之。"本条论述因误汗而发生奔豚的证治，力主内外并治，外用灸法，温经散寒，内服桂枝加桂汤，调和阴阳，以降逆气。

二、《金匮要略》为什么这样说？

张仲景之所以"这样说"是一定有其理论依据的，此关乎张仲景的主要学术观点与学术背景。以肾气丸的命名为例，一般解释"肾气"多从阴阳的关系作解，即在大量滋阴药中加入少量补阳药，取微微生火，少火生气之意，且多引"善补阳者，必于阴中求阳，则阳得阴助而生化无穷"阐述之，很明显这一学术观点的源头是阴阳互根互化的阴阳学说。如果说"肾气丸"的命名取自阴阳的合化，那么其生理基础就应该为"肾阴＋肾阳＝肾气"这样一种形式。而在两汉时期，所兴盛的是以"元气论"为代表的一元论，即认为气是最原始，是宇宙的唯一本原或本体，万物皆由元气化生，故称气为"元气"。在《黄帝内经》《难经》等书中，并未将阴阳理论与五脏的功能结合起来论述，更确切地说未有"肾阴""肾阳""心阴""心阳"的描述，其更多的是基于脏气的描述，张仲景将该方命名为肾气丸的原因很可能是基于"元气论"的哲学基础，其与阴阳学说有着不同的逻辑起点。

张仲景为什么强调"若五脏元真通畅，人即安和"？这根植于一个"以通为和"的理论体系。众所周知，中医学认知人体的重要方式是取象比类，亦可将其称之为"中国式的隐喻"，其秉承中国古代哲学的"通"与"和"的思想。"通"是仲景医学的逻辑起点，是张仲景治疗疾病的核心，也是人体的正常状态。《金匮要略》开篇即言"若五脏元真通畅，人即安和"，认为人体健康的生理状态应是"通则和"，人体发病机理为"不通则不和"。人与自然一气贯通，"通"是自然及人身都固有的、内在的、本质的规律，"和"是生命的最佳状态。"通"是"和"的充分与必要条件，无论有形的通畅抑或无形的通达，都是为了形成一个协调的、和谐的有机整体，也可以说"通"是达到"和"的一个必由之路，而"和"是"通"的目的地。

三、《金匮要略》已说出的是否存在遗、疑、误？

在论述《金匮要略》已说出的是否存在遗、疑、误之前必先申明，我们所说的疑、遗、误只是我们现今的理解，是我们已经无法用现今的观点去理解《金匮要略》已说出的内容，其对古人而言可能根本就算不上问题。《金匮要略·妇人杂病脉证并治》篇曰："寸口脉弦而大，弦则为减，大则为芤，减则为寒，芤则为虚，寒虚相搏，此名曰革，妇人则半产漏下，旋覆花汤主之。"与本条文相类的内容在《金匮要略》一书中共出现3次。《金匮要略·血痹虚劳病脉证并治》云："脉弦而大，弦则为减，大则为芤，减则为寒，芤则为虚，虚寒相搏，此名为革。妇人则半产漏下，男子则亡血失精。"《金匮要略·惊悸吐衄下血胸满瘀血病脉证治》曰："寸口脉弦而大，弦则为减，大则为芤，减则为寒，芤则为虚，寒虚相击，此名曰革，妇人则半产漏下，男子则亡血。"几乎同样的条文在不同情境下出现3次已经令人怀疑，而此处运用旋覆花汤治疗妇人漏下病更令人不解。因旋覆花汤本为治疗气血着而不行的肝着病，如果将其作为止血方剂来应用，则与后世对此方的理解不符，所以有人提出"旋覆花汤"应易为治疗漏下、半产下血的"胶艾汤"。此必是有所误。

《金匮要略·五脏风寒积聚病脉证并治》中的遗漏或未说出是显而易见的。林亿在校正此篇时即发出疑问："臣亿等详五脏各有中风中寒，今脾只载中风，肾中风、中寒俱不载者，以古文简乱极多，去古既远，无它可以补缀也。"既然篇名为五脏风寒，林亿等人的猜想是有道理的。另外关于五脏的中风、中寒问题仲景未做详细说明，也就是说未给中风、中寒一个明确的定义。从本篇内容中可以知道，将中风、中寒的概念引入到五脏范围内的中风、中寒，绝非是外感病对中风、中寒的定义。五脏的中风与中寒更像是一种分类符号，依据症状与风寒的特征进行对应，其对应原则是"风动寒静""风清寒浊"。我们来对比一下原文就会发现，凡言中风者表现症状皆有动，而名为中寒者表现症状多为静；如肺中风有"肿胀"，肺中寒有"吐浊涕"，如果肿胀是水肿，那么水一定比浊涕要清稀，肺中风与肺中寒的划分标准在于水的清浊，因在此将风认为是"清"，取"清风"之意，将寒认为是"浊"，即"寒气生浊"。如果从现今意义上的感受风寒作解，我们不能解释受寒如何能出现"吐浊涕"这一现象。

四、《金匮要略》有什么想说出而没有说出或没能说出？

所谓没有说出的，可以理解为仲景应该知道，但是未有提及的。如《金匮要略·肺痿肺痈咳嗽上气病脉证治》治疗肺痈的方剂有二，一为治疗喘不得卧的葶苈大枣泻肺汤，另一首为治疗久久吐脓如米粥的桔梗汤。如果将葶苈大枣泻肺汤证认为是热盛壅肺而未有脓，桔梗汤证为热盛肉腐脓已破，那么张仲景则未给出脓成而未破的治疗方案。而《千金方》苇茎汤记载的主治症状为"咳有微热、烦满、胸中甲错"，而服后出现"当吐如脓"的药后反应，所以可以认为此方治疗肺痈脓成而未破。虽然不能断定此方剂是《金匮要略》原书的记载而遗漏还是后人的补充，但从目前的版本来看确实是张仲景未有论述到的。

所谓没能说出，是指由于时代原因张仲景未能认识到的。《金匮要略》有很多关于死或不治的条文：如《金匮要略·脏腑经络先后病脉证》篇"呼吸动摇振振者，不治"，又如《金匮要略·惊悸吐衄下血胸满瘀血病脉证治》"夫吐血，咳逆上气，其脉数而有热，不得卧者，死"，其中"呼吸动摇振振"的描述与西医学的呼吸衰竭很相似，因呼吸衰竭导致二氧化碳潴留，从而现扑翼样震颤，这也说明了其不治的原因。从现代来看，呼吸衰竭的治疗除应用相关的注射剂外，呼吸机的支持治疗是改善血氧量的重要手段，而在张仲景时代仅靠中医手段来治疗呼吸衰竭是极其困难的。而吐血出现咳逆上气、不得卧的症状，更像是因失血过多而出现红细胞减少，进而缺氧导致的气喘。对于这样的大失血，现在多以静脉输血为要务，而在张仲景那个时代这样的输血措施是达不到的。

五、《金匮要略》没能说出的我们应该怎么说？

《金匮要略》提到了三焦的概念，如《金匮要略·五脏风寒积聚病脉证并治》曰："热在上焦者，因咳为肺痿；热在中焦者，则为坚；热在下焦者，则尿血，亦令淋秘不通。"从时间与空间的角度来分析，三焦在这里明显是一个空间概念，即用空间来划分病邪的归属。《金匮要略·妇人杂病脉证并治》云："凝坚在上，呕吐涎唾，久成肺痈，形体损分；在中盘结，绕脐寒疝，或两胁疼痛，与脏相连；或结热中，痛在关元。脉数无疮，肌若鱼鳞，时着男子，非止女身。在下未多，经候不匀，冷阴掣痛，少腹恶寒。"可以进一步看到，张仲景已经在应用"三焦"的概念对疾病进行分类，现在要进一步追问三焦之间是否存在生理的联系与病理的影响。三焦竭部的出现，让我们看到了三焦间相互影响的征象。"三焦竭部，上焦竭善噫，何谓也？师曰：上焦受中焦气未和，不能消谷，故能噫耳。下焦竭，即遗溺失便，其气不和，不能自禁制，不须治，久则愈"，此条的三焦竭部，貌似仅有部位的描述，而实蕴三焦间相互影响的存在。竭，《说文解字》谓"负举也"，引申为更始。《礼记·礼运》有"五行之动，迭相竭也"，郑玄注"竭，犹负载也，言五行运转，更相为始也"，若将竭解释为"更始"，那么三焦竭部的含义为上、中、下三焦在病理情况下是相互影响的，中焦病久，必及下焦，下焦不制，则失便遗尿。至于"不须治"是在言不须治上、下二焦，因病不在上、下而在中，治中则上、下自已，乃治病求本之意也。

可以再进一步追问的是，维系三焦之间联系的基础是什么？"营气不通，卫不独行，营卫俱微，三焦无所御。"这段原文似乎诉说了维系三焦的基础是营卫。《伤寒论·平脉法》中"寸口脉微而涩，微者卫气不行，涩者荣气不逮，荣卫不能相将，三焦无所仰，身体痹不仁。荣气不足，则烦疼口难言。卫气虚者，则恶寒数欠"为营卫是维系三焦的基础又一次给予证明。而"三焦不归其部。上焦不归者，噫而酢吞；中焦不归者，不能消谷引食；下焦不归者，则遗溲"则描述了营卫的运行障碍对三焦产生不同的影响。对比《金匮要略·五脏风寒积聚病脉证并治》所言，"上焦竭善噫"，作"上焦不归者，噫而酢吞"；"下焦竭，即遗溺失便"，作"下焦不归者，则遗溲"，虽然在文字的表述上略有不同，但在内容上并无二出，据此推测，中焦竭部的内容应与"不能消谷引食"相似。如果两段条文都是说的一件事情，那么除了症状的对应外，也可以用"不归"来理解"竭"字。而所谓的不归，结合前面"寸口脉微而涩，微者卫气不行，涩者荣气不逮，荣卫不能相将"等句，这里的上、中、下焦的不归，应解释为"荣卫的不归"。所以如果要探讨张仲景所论述的三焦之间的联系或张仲景三焦的辨证，荣卫理论是一个重要的突破口。从某种意义上来说，《金匮要略》的三焦理论为《温病条辨》的三焦辨证奠定了理论基础。

我们要解决的是为什么的问题，包括《金匮要略》为什么这样说？凭什么说出？这样说有用吗？我们应当怎么说？

贾春华

2019 年 2 月

目录

四季脾旺不受邪解

问曰：张仲景说"四季脾旺不受邪"，这句话蕴含了什么？从中可以获得什么样的启示？

探讨"四季脾旺不受邪"的"蕴含"与"启示"，即是尝试理解张仲景"为什么这样说"及他"有什么想说出而没有说出或没能说出"。德国哲学家伽达默尔（Hans-Georg Gadamer）曾说："一切理解都是语言问题，一切理解都在语言性的媒介中获得成功或失败。"所以在探析"蕴含"与"启示"前，需要先清楚"四季脾旺不受邪"这句话的字面意义。

"四季脾旺不受邪"中的"四季"在这句话中可以作为两解：①一年之中时序交替出现春、夏、秋、冬四季；②四季是指四季之末。《素问·太阴阳明论》道："脾者土也，治中央，常以四时长四脏，各十八日寄治，不得独主于时也。脾脏者常著胃土之精也，土者生万物而法天地，故上下至头足，不得主时也。"说明脾属五行之土，主掌中央之方位，旺于四时以长养四脏，脾寄旺于四季之末各十八日，即脾不主旺于一个时令；由于脾脏经常为胃土转运水谷之精，效法天地以养育万物，输送水谷精气从上之头到下之足，而不专主旺于一个时令。而"脾旺"之意，是指脾气若充实于内，则邪气不能侵犯。"四季脾旺不受邪"可以解释为一年四季里脾的功能都旺健，便不会遭受病邪的侵犯；或者是，四季之末各十八日，即三、六、九、十二各月之末十八天，为脾土当令之时，脾脏本气旺盛自然不会受邪。

《管子·四时》已提出属中央方位的土主四时："中央曰土，土德实辅四时入出，以风雨节，土益力。土生皮肌肤。其德和平用均，中正无私，实辅四时：春嬴育，夏养长，秋聚收，冬闭藏。"《春秋繁露·卷十·五行对》虽提出了"土为季夏"之说，但也认为"土之于四时""天有五行，木、火、土、金、水是也。木生火，火生土，土生金，金生水。水为冬，金为秋，土为季夏，火为夏，木为春。春主生，夏主长，季夏主养，秋主收，冬主藏……土者，火之子也，五行莫贵于土，土之于四时，无所命者，不与火分功名；木名春，火名夏，金名秋，水名冬"。《春秋繁露·卷十·五行对》提出"土为季夏"的概念，应该是出于理论的需要，形成"五时"以对应五行。而东汉《汉书·律历志》也是认为居于中央的土应时于四季，"中央者，阴阳之内，四方之中，经纬通达，乃能端直，于时为四季，土稼穑蕃息"。可以看到从春秋时代到东汉的古籍中除了《春秋繁露·五行对》的"土为季夏"说外，均认为脾属土，分主四时。

《素问·脏气法时论》云："脾主长夏。"显然《黄帝内经》这篇为了配合五行也采五时说，并且将"季夏"更名为"长夏"。倘若"脾主长夏"，从时间来说，时间的分配并不均匀，长夏是夏季最后一个月，那么属于木、金、水的时间各为 3 个月，火是 2 个月，而土则为 1 个月；反观若"脾不主时"，即在每季之末各匀出 18 天由脾所主，$18 \times 4 = 72$ 天，其余四行各扣除 18 天后，各主 72 天，如此五行各行皆主时 72 天。可以由《春秋繁露·卷十三·治水五行》得到印证："日冬至，七十二日，木用事，其气燥浊而青；七十二日，火用事，其气惨阳而赤；七十二日，土用事，其气湿浊而黄；七十二日，金用事，其气惨淡而白；七十二日，水用事，其气清寒而黑。七十二日，复得木。"如此说来，"土之于四时"亦是古人之意；也可以说仲景言"四季脾旺不受邪"蕴含了"脾分主四时"的理论。

至于"不受邪"，可进一步发问脾旺之时"谁"不受邪？由《金匮要略》原文"见肝之病，知肝传脾，当先实脾，四季脾旺不受邪，即勿补之"的语境，得知是脾气充实，肝病无法向其传变而不受邪。在提到脾之时，自然要联想到《素问·玉机真脏论》所说的："脾脉者土也，孤脏以灌四傍者也。"即脾土具有运化水谷精微，通过心肺的作用化生气血，为脏腑活动提供能源之功；而且脾土位处中焦，为脏腑气机升降的枢纽，脏腑的生理运作无不依赖脾土。脾脏本气健旺，则气血生化有源，气机升降得宜，脏腑安和而不受邪，诸病不生。由此可知，"四季脾旺不受邪"开启了"治未病"的新路径，顾护脾土是"治未病"的关键措施。

二

|

肝病实脾论

问曰：张仲景治疗肝病的组方原则为"夫肝之病，补用酸，助用焦苦，益用甘味之药调之。酸入肝，焦苦入心，甘入脾，脾能伤肾，肾气微弱，则水不行，水不行，则心火气盛，则伤肺；肺被伤，则金气不行，金气不行，则肝气盛，则肝自愈。此治肝补脾之要妙也。肝虚则用此法，实则不在用之"。他所用的解释都是五行相克而没有相生。我们能从"五行用克不用生"中得到什么启示？

五脏病证以"相克"——所胜或所不胜的方向传变，为治疗提供了方向。肝木既虚，就得用肝之本味——酸味来补肝体。运用焦苦味以助心之少火，心之火旺可以制约肺金，肺金受制，则木不受克而肝病自愈。此外，《难经·十四难》谓："损其肝者，缓其中。"《素问·脏气法时论》也云："肝苦急，急食甘以缓之。"益用甘味之药，仲景解释其功用为，甘味入脾，实脾治水，水弱则火盛，火盛而金受制，肝气乃舒，则肝虚自愈。"助用焦苦，益用甘味之药调之"的组方原则，如果以五行相生、相克理论交互运用来探究，将会出现这样的问题：补火益木之时也可以生土，亦产生"用甘味调之"的功效；随之，土旺克水的同时也可以生金，金气旺则肝气愈虚，那么怎能"肝自愈"呢？这显然是应用五行理论而产生的"悖论"。由此可看到，对本条文若只是单纯应用五行的相克说进行分析，运用良好，其自洽性几乎完美，但若将相克说与相生说同时说时，就浮现出矛盾。在此有必要对五行生克理论的源流进行简要的回顾。

《左传·哀公九年》载："水胜火，伐姜则可。"显示春秋时期已使用五行相克说，而相克说的完整理论最早见于战国后期邹衍的五德终始说，他用五行相克来阐释王朝的更替。相生说一般认为最早见于《管子》，因其"幼官""四时""五行"等篇内容是按五行相生的顺序陈述。而相生的完整出现首见于西汉《春秋繁露卷·五行之义》："木生火，火生土，土生金，金生水，水生木，此其父子也。"在与《春秋繁露》时期近似的《淮南子·天文训》也云："水生木，木生火，火生土，上生金，金生水。"但其"地形训"则言："是故炼土生木，炼木生火，炼火生云，炼云生水，炼水反土。"叙述与土生金体系不同，或许反映出当时五行相生说的"土生金"体系并非是统一的思想。东汉末年，五行生克说皆已成熟，而《金匮要略》只采用相克说注解"肝病实脾"之理，其原因可能是：①张仲景博采众方时，所参考的书只言相克；②相生说在当时尚未流行于脏腑治疗学或是医学界；③张仲景只信奉相克理论。无论其原因为何，依然难以解释：既然五行相生与相克系统都已完善，为何不能同时应用的问题。这不禁让人想到 20 世纪数学家、逻辑学家和哲学家哥德尔（Kurt Gödel，1906—1978）提出的不完全定理——没有既一致又完备的形式数学理论。这讲的虽然是数学逻辑，可是仍有其哲学价值，这条定理有助于澄清逻辑与直观、形式与内容之间的辩证关系。强调任何一个系统如果其内部一致，则该系统不完备，即不能证明或阐述一切；反之，如果系统完备，可以包容或阐述万事万物，则该系统必定不一致。五行生克说的发展即是如此。在相生说产生之前，五行系统只有相克，并不完备，不能解释所有日常现象与经验事实；补充了相生理论后，五行系统完备，其内部的不一致性随之而生，如五行相克说可以阐述朝代的变更，却无法解释五时（春、夏、长夏、秋、冬）的更替；又如《淮南子·地形训》言"木壮，水老火生金囚土死"，若把"木壮，水老火生"理解为五行相生，木壮则火生，火生则土生，显然与"土死"相悖，可见同时应用五行相生与相克说会出现矛盾。

人类的概念系统是通过隐喻来建构，不同的隐喻认知基础会建立不同的概念系统。"克"有制约之意，是五行间的相互作用，胜负无法确定。隋唐之前，先哲以"相胜"论之，强调五行间的相互比较。显然"胜"来自战争术语。春秋战国时期，战乱不断，战争胜负的隐喻映射于五行，则产生五行相胜的朝代更替观。到了西汉，天下一统，国力强盛，为能更符合伦理道德观念，阴阳学家将五行与儒家思想相结合，将天命与君臣子民的德行相联系，便孕育出了五行相生说。《春秋繁露·卷十·五行对》载："春主生，夏主长，季夏主养，秋主收，冬主藏。藏，冬之所成也。是故父之所生，其子长之；父之所长，其子养之；父之所养，其子成之。诸父所为，其子皆奉承而续行之，不敢不致如父之意，尽为人之道也。故五行者，五行也。由此观之，父授之，子受之，乃天之道也。"可以看出，用五行相生说阐述天命，以满足大一统后统治者具有如同父亲一样的绝对权威。是故，可以发现基于战争隐喻的五行相克概念体系与基于伦理关系隐喻的五行相生概念系统迥异。

玻尔（Niels Henrik David Bohr，1885—1962）的互补原理（Complementary Principle）说："一些经典概念的任何确定应用，将排除另一些经典概念的同时应用，而这另一些经典概念在另一种条件下却是阐明现象所同样不可缺少的。"这是说只有将所有这些既互斥又互补的概念汇集在一起，才能详尽无遗地描述现象。五行说指导了人们生产生活千余年，甚至成为中国人的思想律及对宇宙系统的信仰，其相克说与相生说并不一致，可以说在同一层面互斥，而相斥的相克与相生都是必不可少的。如何互补应用内部不一致的五行系统，发挥其对生产生活与医疗活动的指导作用，关键是找到玻尔所说的"条件"。任何理论都有其适用维度，不一致的理论不能在同一条件下同时应用。如"夫肝之病，补用酸，助用焦苦，益用甘味之药调之"，根据相克说，解释合理；一旦掺入相生说，必定会产生矛盾。其次，五行相克与相生说在各自的视角下互补使用可以更好地解决临床问题，如临床上对于高血压病患者可以宣肺金、养肺阴，亦可以滋肾水，这运用了五行生克说的滋水涵木、金水相生、佐金平木的思想。同样，倘若将佐金平木与滋水涵木放入同一维度，一方面克木，一方面生木，显然矛盾，因而中医学家便引入脏腑理论将肝气分为肝阴肝阳，在肝阳的维度上佐金平木，于肝阴的视角下滋水涵木，两者互补则可解释同补肺、肾以治肝病的临床现象。也就是说，任何完备系统内部不一致的理论在其各适用的维度下发挥作用、互补应用才是正确途径。

五行生克说正如玻尔所说："承认任何经验都不能不用一种逻辑构架来定义，并承认外观上的不和谐只能通过概念构架的适当扩充加以消除。"没有任何一个概念体系可以完全概括描述一个经验或现象，必须进行补充，才能形成详尽无遗的描述；而补充之后的概念体系内部不一致，不能在同一条件下同时运用，只能在各自的适用维度下互补应用。因此，认识五行生克说的局限性及其内部的矛盾性，直接关乎临床如何正确地应用五行。

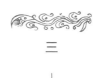

三

因风气而生长解

问曰:《金匮要略》言"夫人禀五常,因风气而生长,风气虽能生万物,亦能害万物,如水能浮舟,亦能覆舟。"然天有六气——风、寒、暑、湿、燥、火,张仲景为什么只说"因风气而生长",而不说因它气而生长?

《周易·系辞下》曰:"古者庖牺氏之王天下,仰则观象于天,俯则观法于地,观鸟兽之文与地之宜,近取诸身,远取诸物,于是始作八卦,以通神明之德,以类万物之情。"揭示中国传统文化与文明,正是在对"天""地""鸟兽之文与地之宜""诸身""诸物"等自然、社会客观事物的感性观察、理性类比的基础上演绎而来。取象比类也是建构传统中医理论的重要工具,中医语言是一种基于隐喻认知的语言,将对客观事物的认识和体验运用到医学领域中,借此理解和说明不能观察到的人体内部变化。体验性正是概念隐喻产生的必要条件。

自然界之风,无时无处不在,人们对其多熟视无睹。汉语语言里有许多风的借用,如移风易俗、春风得意、不解风情、一睹风采、风度翩翩等词语。风是空气流动的现象,太阳光照射在地球表面后,地表温度升高,空气受热膨胀变轻而往上升，上升的空气逐渐冷却而变重降落，地表温度较高的热空气又上升，产生流动便形成了风。是故，有时古人说"风"，意指"空气"，甚者指"气"。中国古代的经济结构以农业为主，古人对于风的观察与体验已经有了较为深刻的认识。《月令七十二候集解·雨水》言："春始属木，然生木者必水也，故立春后继之雨水。且东风既解冻，则散而为雨矣。"揭示风可以带来雨水，有利于农作物生长。不过，风也能造成风害，影响收成，就如《荀子·王制》道："水则载舟，水则覆舟。"古人为了指导农事订立二十四节气，由二十四节气的命名可以看出节气的划分考虑了自然现象中季节、气候及物候等变化。春为一年之始，风为春之主气，古人所言"风"有时又代表"自然气候"之意。

"夫人禀五常，因风气而生长，风气虽能生万物，亦能害万物。"可以解释为：人秉受五行之道，因自然界的正常气候而生长发育，气候正常时能育化万物，不正常的气候能伤害万物。《素问·天元纪大论》有所说明："寒暑燥湿风火，天之阴阳也，三阴三阳上奉之。木火土金水火，地之阴阳也，生长化收藏下应之。"说明造就自然界生、长、化、收、藏的天地阴阳为寒、暑、燥、湿、风、火与木、火、土、金、水。由此可知，张仲景所说的"风气"是气候的指称，涵盖了六气（六淫）——寒、暑、燥、湿、风、火与五行——木、火、土、金、水。

《素问·至真要大论》言："夫百病之生也，皆生于风、寒、暑、湿、燥、火，以之化之变也。"说明这里的病因概念已不再是自然界中风、寒、暑、湿、燥、火六个气候的概念。中医学将正常的气候称为"六气"，把能致病的风、寒、暑、湿、燥、火六种气候称作"六淫"，视为致病的原因。"淫"有太过、浸淫之意，没有标准数值，而是一个相对值，以人是否发病为标准，强调的是一个"度"的问题，看它是否超过了人体的调节能力。古人凭着大量的实践观察基础，运用隐喻认知的手段，将致病特点与自然界气候属性进行类比，并通过隐喻映射而形成隐喻概念，如《素问·阴阳应象大论》曰："风胜则动，热胜而肿，燥胜则干，寒胜则浮，湿胜则濡泻。"提示风邪致病以动摇为特征，热邪会引起痈疡红肿，燥邪会干涸阴液，寒邪会损伤阳气而引致水停浮肿，湿邪则会使脾运失健而溏泄。中医由此形成了一套独特的"六淫"病因辨证系统理论，使得在临床论治过程中，各种复杂的症状得以类比和归类，为中医提供了疾病的认识和治法。

《素问·至真要大论》曰："夫百病之生也，皆生于风寒暑湿燥火，以之化之变也。"这句话将"风"置于六淫之首，或许可以由《素问·风论》之述得到理解："故风者百病之长也，至其变化乃为他病也，无常方，然致有风气也。"指出风邪是引起多种疾病的首要因素，它侵入人体后会产生变化，引发多种疾病，没有一定的常规，其病因都是有风邪入侵。事实上，风为百病之长，除了风邪常与他邪兼夹为患、风性善动而变化无端、无处不到，最主要是风邪终年都有，四季皆可伤人。

综上所言，张仲景以"风"来概括自然气候而讲出这句话"夫人禀五常，因风气而生长，风气虽能生万物，亦能害万物"，体现出古人对风的认识。中医理论可以说是一种关于解释的理论，解释的理论基于隐喻认知，以其所知喻其所不知使知也；主要的形式是"近取譬"，以我们身体所能看到、感觉到的事物来解释那些我们看不到、感觉不到的事物。然而不要忘记的是：中医病因理论只是在人身可感知层面的一种解释性的理论，它的可核实性也只能在可感知的层面进行理解与言说。

四

五脏元真通畅，人即安和论

问曰：张仲景在《金匮要略》中强调"若五脏元真通畅，人即安和"，而在《伤寒论》中却说"阴阳自和者必自愈"，这两者有什么区别和联系？

《医宗金鉴·订正仲景全书·金匮要略注》认为"若五脏元真通畅，人即安和"这一条文应为《金匮要略》的纲领。其言："此篇乃一书之纲领，前人误编为次篇，先后失序，今冠于首，以统大意。"揭示"若五脏元真通畅，人即安和"是张仲景医学的逻辑起点。《说文解字》曰："通，达也。"意指道路通达无阻。借此可以将孔窍、血脉、经络隐喻为管道而出现"两端被沟通"这样的结果，于是机体的元真之气在一身上下内外畅通无阻，也就是"五脏元真通畅"。可以说张仲景的医学以"通"为要，"通"是治病的关键，也是人体的正常状态。

论及治病，《素问·至真要大论》曰："谨察阴阳所在而调之，以平为期。"说明治病要审察阴阳病变之所在，加以调整，求取阴阳的平衡，即《伤寒论》第58条所言："阴阳自和者必自愈。"上二文从阴阳的角度说明了人体健康的状态是"平"与"和"；《金匮要略》则用了"安和"两字来概括健康，由此显示，张仲景认为健康的人体就是"通——和"，治病就是运用各种治疗方法以达到身体之"和"，身和即病"愈"。因此"若五脏元真通畅，人即安和"是健康状态的描述，"阴阳自和者必自愈"是治病的原则——寻求"阴阳自和"。

关于"和"，《国语·郑语》曰："夫和实生物，同则不继。以他平他谓之和，故能丰长而物归之；若以同稗同，尽乃弃矣。"阐明"和"是"以他平他"，指向"和"为"和谐"，是把二种（含）以上不同但相关的东西结合在一起并使之均衡或平衡，从而可以产生出发展万物、丰盛成长的"生物"效果。而"以同裨同"是将相同的事物叠加在一起，结果反是窒息生机，无法永续经营；这就像重复同个单一音符无法构成一首曲子，运用不同的音符方能构成一首动听的乐章。古人很早就认为"不同"才是事物发展的根本，"不同"才可以相济相成，所强调的重点在诸异中求"和"——协调不同，达到和谐统一，而各个不同的事物还能够继续发展，正如《礼记·中庸》曰："万物并育而不相害，道并行而不相悖。"这样的认识应该源自于对自然界的观察与生活实践的体会。《庄子·天运》云"太和万物"，是说与天地万物同和，这当是天人合一的最高体现。而《说文解字》云："和，相膺也。""安，静也。"安、和二字合起来有"与平静呼应"之意，提示身体健康是与平静相应，但不是一种静态状况，而是一种看似平静的动态平衡。至于"平"，《说文解字》言："平，语平舒也。从亏从八。八，分也。""平"的造字本义是：字形采用"亏、八"，"八"表示分散；"平"则意指事物切分均匀、合适而平舒。人体是一个复杂的机体，具有各种物质基础，外备五官九窍，内藏经络、组织、脏腑，运作时各个生理结构之间存在着对立又相互依存、相互制约、相互转化的关系，将"平"之意引申到人体中，暗示着机体的生命活动处于不断更新的动态平衡中。综合言之，"通"是一种状态，是达到"和"的一个必经的状态，"和"是"通"的结果；而"安"是从"元真之气"的角度出发论及强健的生理，"平"则是由"阴阳"的层面探究健康的生命，两者都是突显身体健壮，事实上是一个动态的平衡和谐之象。

可以说"若五脏元真通畅，人即安和"具有"未病先防""既病防变"和"病愈防复"等重大意义，是张仲景医学的逻辑起点。逻辑上常用的假言推理为充分条件与必要条件假言推理。充分条件假言推理的推理有效式为肯定前件式（如果p，则q）及否定后件式（如果p，则q；非q，所以非p）；必要条件假言推理的推理有效式为否定前件式（只有p，才q；非p，所以非q）及肯定后件式（只有p，才q；q所以p）。所谓推理是以一个或一些命题为根据或理由得出另一个命题的思维过程，其特征为有效和无效。推理有效式是指：前提真，则结论真，不会出现前提真而结论假的情况，它是命题推理需要遵循的规则。"通"是"和"的充分必要条件，其命题结构的符号形式是："A↔B"，体现"如果通，那么和""不和，所以不通""只有通，才和""不通，所以不和"。于是可以看到《金匮要略》在"通——和"的基础上，于各疾病篇章里述及方证对应的治疗，呈现方式是前件"证"蕴含"不通"，后件投予一个"方"以通之为"和"，那么不通的证"X"就属于方剂"A"的方证，其逻辑中的假言推理的条文表述形式为"如果……那么……"的充分条件假言命题"X→A"。如《金匮要略·痉湿暍病脉证治》中："太阳病，其证备，身体强，几几然，脉反沉迟，此为痉，栝蒌桂枝汤主之。"意谓（前件）如果"太阳病，其证备，身体强，几几然，脉反沉迟"，那么（后件）"栝楼桂枝汤主之"，其中蕴含的假言命题逻辑是："如果风邪在表，导致营卫不畅通，那么用微汗法祛邪，营卫自通。"也就是，张仲景所言的"五脏元真通畅"蕴含着一个充分条件假言命题："当且仅当气血经脉通畅，则五脏元真达和。""和"即健康，阴阳自和则是机体内外皆和谐的生理状态。

五

千般疢难，不越三条

问曰：《金匮要略》言"千般疢难，不越三条"，仲景之"三条"与后世之"三因"说有何区别与联系？

《素问·阴阳应象大论》言："天有四时五行，以生长收藏，以生寒暑燥湿风。人有五脏化五气，以生喜怒悲忧恐。故喜怒伤气，寒暑伤形。"认为外感六淫、内伤七情是引起疾病的主要原因。这是古人透过肉眼观察气候在自然界产生的现象与自身或他身身体经验而得出的归纳，因而造就了中医理论病因病机的"本体论承诺"。本体论事实与本体论承诺是蒯因（Quine，Willard Van Orman，1908—2000）在讨论"存在"的哲学问题中提出的，前者是某物实际存在的问题，后者则是在语言与知识层次上"存在"的问题；通俗地说，本体论承诺使用一种特定语言或采纳一个特定理论就承诺了一种特定的本体论。如《素问·至真要大论》就体现了本体论承诺的精神，通过隐喻映射的方式，描绘着看不见的天候病邪对人体脏腑造成的疾病："清气大来，燥之胜也，风木受邪，肝病生焉。热气大来，火之胜也，金燥受邪，肺病生焉。寒气大来，水之胜也，火热受邪，心病生焉。湿气大来，土之胜也，寒水受邪，肾病生焉。风气大来，木之胜也，土湿受邪，脾病生焉。"以上所述并不代表在病理学中真存在有风、热、燥、寒、湿等病邪，这只是古人对于现象的一种理论阐释。

张仲景在《金匮要略·脏腑经络先后病脉证》中则以"三条"论述疾病："千般疢难，不越三条：一者，经络受邪，入脏腑，为内所因也；二者，四肢九窍，血脉相传，壅塞不通，为外皮肤所中也；三者，房室、金刃、虫兽所伤，以此详之，病由都尽。"张仲景显然也是承袭前人的本体论承诺说，承诺中医理论里会致病的六淫邪气的存在。只是他提出的"三条说"，着重论述的是三种主要的发病途径。第一条，先是经络受邪，之后病邪侵凌入脏腑。这里，"因"为顺着、沿袭之意，是说由于体内脏腑正气不足，从而邪气乘虚入内所致。第二条是外邪侵犯肌肤，引起四肢九窍血脉的运行受到阻碍，是病邪在体外的流传。第三条，发病途径与邪气的侵扰无关，乃是由于房劳所伤、意外的金刃创伤或毒虫猛兽咬伤等。这"三条说"应该是张仲景临床实践后的总结，已具有疾病病因分类的雏形——依发病路径进行分类。基于本体论的视角，第一、二类的发病，均以本体论承诺阐释，由"客气邪风"侵袭所致，差别在侵害病位的深浅；第三类发病则是出于本体论事实，由不适当的真实事件造成伤害。由此可说，张仲景的"三条说"是一种发病学说，兼具疾病病位与病机的说明；根据经络脏腑分内外，六淫邪气为主要致病原因，此外，仲景的"三条说"指出了疾病会传变，还强调了正气的重要，唯有在正气不足的情况下，邪气才能乘虚而入，危害人体。

后世陈无择《三因极一病证方论·卷之二·三因论》说："然六淫，天之常气，冒之则先自经络流入，内合于脏腑，为外所因；七情，人之常性，动之则先自脏腑郁发，外形于肢体，为内所因；其如饮食饥饱，叫呼伤气，尽神度量，疲极筋力，阴阳违逆，乃至虎野狼毒虫，金疮折，疰忤附着，畏压溺等，有背常理，为不内外因。"显然陈无择是在仲景的基础上提出另一种疾病分类——"三因说"。他也本体论承诺六淫的存在，并视六淫外感为外因，过度的情志活动——喜、怒、忧、思、悲、恐、惊等七情内伤是内因，而饮食不节（洁）、劳损、虫兽咬伤、刀伤等诸违背常理的真实存在的病因则为不内外因。由此可看到，张仲景的发病"三条说"与陈无择的"三因学说"在病因方面都提及了本体论承诺的六淫邪风和本体论事实的房室金刃虫兽；所不同的是，陈无择的"三因说"指导致疾病发生的原因，而仲景的"三因说"中虽出现了"因"，但"内所因……外所中"则强调的是疾病的传变规律，而非病因。只有第三条才属于后世所论的病因，即不内外因。现代中医的病因学说主要承袭陈无择的三因说，将病因分为外感致病因素（如六淫、疠气）、内伤致病因素（如七情、饮食、劳逸伤）及其他致病因素（如外伤、虫兽伤、痰饮、瘀血）等。不过，临床上在确定病因时，一般都结合病机一起探讨，对于看不到的病因病机，中医学更多的是应用想象、类比、隐喻来使人理解。可以说，中医的本体论主要是"本体论的承诺"，中医语言是一种基于解释的语言，主要目的在于解释临床的事实。

六

厥阳独行解

问曰:《金匮要略·脏腑经络先后病脉证》述及"经云:'厥阳独行',何谓也? 师曰:此为有阳无阴,故称厥阳。"那"厥阳独行"究竟是何意?

认知语言学认为,说话人选择某个表达式时,是以该方式构思情境,传递某个概念内容来达到其表达目的。阴阳学说认为阴、阳二者不可能单独存在,彼此存在着对立、依存、消长与转化的互动关系,并在动态中维持着平衡,那么厥阳——有阳无阴,显然是一种病态。

《素问·生气通天论》言:"阴者,藏精而起亟也;阳者,卫外而为固也。"是说阴藏精于内部以能调整适应外在环境的变化;阳则卫护于外以使体表固密。然而,在阴藏精以涵养和收敛真阳的过程中,还需要阳气的推动;在阳卫外以固束真阴而不让其外泄的历程中,还需要阴精转化为气。这揭示着阴阳两者必须相互为用,才能保持阴阳的平和协调,维持正常的生命活动。《素问·六微旨大论》云:"亢则害,承乃制,制则生化。"指出某气亢盛时就要为害,相承之气可以制约,自然界需要相应的制约才能维持正常的生化。同样在阴阳的互动作用中,阴阳间的相互制约也是维持阴阳调和平衡的重要保障。当一方制约太过或制约不及时，阴阳之间的关系就会出现失调。譬如阴虚不能制约阳气，阳盛则热，可造成阳热亢盛，伤耗阴液，五心烦热，甚至躁妄不安。反之，阳虚不能制约阴气，阴盛则寒，则可形成阴寒内盛，形寒肢冷，五脏机能下降。针对阴阳之间的关系，《素问·生气通天论》做了很好的结论："凡阴阳之要，阳密乃固。""阴平阳秘，精神乃治。"指出阴阳平衡的要领，以"阳气固密，阴气内守"最为重要。阴阳二者不协调平和，像是一年之中只有春天而没有秋天，只有冬天而没有夏天一样。因此，唯有阴阳的平和协调，才能维持人体正常生理状态。

由"厥阳——有阳无阴"的字面意义可看出，厥阳指向亡阴之意。阴，性静而宜内守，主滋润，而且制约并滋养阳气，所以当人体的阴血津液突然大量消耗或丢失而出现亡阴之时，机体属于阴的功能都会随之衰竭，从而生命垂危。阴阳两者彼此相须，任何一方都以其相对的另一方的存在为自己存在的条件，每一方都不能脱离另一方而单独存在，即无阳则阴无以为生，无阴则阳无以为化。于是阴亡之后，阳必无所依附而浮越于外，继之演变为亡阳，最后如《素问·生气通天论》所言："阴阳离决，精气乃绝。""阴阳离决"的发生，往往从局部开始，是一个由量变到质变且不断积累迭加的过程。"阴阳离决"始自于人体之阴或阳的亏虚，逐渐发展到衰竭亡失，属于阳或属于阴的功能跟着损伤殆尽，使得机体原本相互维系的阴阳双方皆不能为对方的存在提供必需的支持，阴亡则阳气无根，阳亡则阴气无根，阴阳由此进入相互"离决"的阶段。综上可知，"厥阳"指阴气衰竭，阳失所其附，即为"孤阳"。此处该如何释义"厥"呢？《金匮悬解·脏腑经络四》言："阳性上行，有阴以吸之，则升极而降，阴性下行，有阳以煦之，则降极而升。有阳无阴，则阳有升而无降，独行于上。"揭示当有阳无阴之时，孤阳有升无降，独行上逆。由此得知，"厥"

是"上逆"之意，"厥阳"指的是"阳气上逆"，就是阴气衰竭，阴不抱阳，阳失阴涵，孤阳上逆，有升无降，此病理发展正如张仲景所言"厥阳独行"；而"厥阳独行"同时也意味了阴阳将要离决之危候。

　　然而《金匮要略》条文历经传抄，加之此书经历各朝代的战乱，王洙发现时已是蠹简文字，难免会发生篇章脱落或文句不全的现象。此条文"问曰：经云：'厥阳独行'，何谓也？师曰：此为有阳无阴，故称厥阳。"由于师之回答简略，仅释解了"厥阳"，并未对"厥阳独行"进行概括性的阐释，由此，也不排除此条文的内容或许有所缺漏。如吴考槃在《金匮要略五十家注》中考证了徐忠可、李文、魏年庭等七家关于此条的注疏后，得出"厥阳独行之说惟见于此，今灵素无此语必别有所本"的结论。

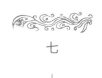

七

入脏即死，入腑即愈

问曰：《金匮要略·脏腑经络先后病脉证》论述"卒厥"和"脉脱"都提及"入脏即死，入腑即愈"，并认为"入脏即死，入腑即愈"的现象"非为一病，百病皆然"。张仲景为何如此强调"入脏即死，入腑即愈"？

《金匮要略》在论述"卒厥"与"脉脱"时都提及"入脏即死，入腑即愈"。《金匮要略·脏腑经络先后病脉证》中以脉来诠释卒厥的病机："寸脉沉大而滑，沉则为实，滑则为气，实气相搏，血气入脏即死，入腑即愈。"卒，同"猝"，为突然之意；"卒厥"即是突然昏厥的一种病证。寸脉表心肺，沉脉主实邪内阻，大脉为邪盛，滑脉意谓痰气郁滞；寸脉沉大而滑表示心肺气血邪实相搏而逆乱，导致脏腑功能失调，发生卒厥。卒厥在病情程度上有轻重，以入脏或入腑分之。由于脏藏精气而不泻，入脏之邪不能还，邪气内闭，气血郁滞不流，神机不得出入，脏气垂绝，出现口唇青紫、皮肤与四肢发凉，病情严重，预后不良；而腑传化物而不藏，邪气入腑有转出之机，气血较易恢复正常流通，阳气外达，可见身体调和，微汗自出，病情相对较轻，较易痊愈。而脉脱，系指一时性的脉象乍伏不见，脉绝似脱，并非真正的脉绝，多由邪气阻遏正气，导致脉中气血一时失去通利。如果邪气入脏，病位较深，邪气深入难出，气血被遏，脉道壅塞难行，脉乍伏不见，则疾病深重，预后较差；倘若邪未深入，病位较浅，邪气容易外泄，气血随即通利，脉道运行亦即恢复正常，则疾病相对较微，预后较好。

古人认为病邪急如疾风暴雨，其传变由表入里，由浅入深；一般顺序依次是皮毛、肌肤、筋脉、六腑、五脏。当深达五脏时，病情危重，见《素问·阴阳应象大论》云："故邪风之至，疾如风雨，故善治者治皮毛，其次治肌肤，其次治筋脉，其次治六腑，其次治五脏。治五脏者，半死半生也。"那张仲景为何说："入脏即死，入腑即愈"呢？所谓"入脏""入腑"，主要是指病位的深浅，犹言"在里""在外"，是相对而言；"入脏""入腑"在这里是一种隐喻的运用。隐喻是日常生活中普遍存在的语言现象，是一种对于某一事物概念的转换形式，即是将某一事物"本体"或"要旨"的名称替换为另一事物。隐喻的理解过程，实际上就是找出"本体"和"喻体"这两个事物之间共同点的一个过程，并通过这样的方式来达到隐喻的效果。

在使用"入脏即死""入腑即愈"映射"病在外者可治，入里者即死"的隐喻之外，张仲景在该原文中又采用了另一个隐喻："譬如浸淫疮，从口起流向四肢者，可治；从四肢流来入口者，不可治。"之所以选择浸淫疮来说明，因为其在皮肤表面，可为肉眼所见。与其说"从口起流向四肢者"与"从四肢流来入口者"映射了"由里出表、从表入里"的认知概念，还不如说"从口起流向四肢者"及"从四肢流来入口者"是映射了"中心到边缘"与"边缘至中心"的认知概念更为贴近。"中心——边缘"是一种意象图式（Image Schema），蕴含了"重点——非重点"之意，其实这样的延伸就是源自于身体的体验。人由不同的部分组成，有中心（内脏器官，尤其是心脏）与边缘（四肢）之别，一个人假设没有了四肢，还可以存活；但如果心脏停止了跳动，那么这个人的生命也就终止了。因此，中心即是重点，边缘则是非重点，成语"擒贼先擒王"体现的便是这个道理。人们基于身体经验，逐步形成各范畴的"认知域"，而"认知域"是认知心理最基本的构造物，是人类用来认识世界的工具。人类借由"认知域"，多次、反复地与外部世界的整合后，大脑会抽象和概括出一定的意象图式，作为一种认知机制来进行思维与推理。意象图式可以从一个认知域映射到另一个认知域，当人们学习现实世界里有意义的事物时，大脑会组织起之前建立的大量经验，运用某一意象图式对具有相同抽象结构而不同认知领域的事物进行理解和推理，即形成"隐喻"。由于人们对于意象图式的理解上具有高度的统一性，从而人们在面对由意象图式所映射出的隐喻时，就可以通过自己的经验来进行直观的理解。那么浸淫疮病，如果疮从口向四肢发展，表示病势由中心向边缘发展，疾病可以很快治愈；如果疮从四肢向口蔓延，表示病势由边缘向中心发展，疾病则不易治愈。

张仲景说："非为一病，百病皆然。"显然"入脏""入脐""从四肢流来入口者""从口起流向四肢者"与"即死""即愈"都仅是相对之言，而非绝对之辞，读者不要拘泥于文字。同时这也揭示了仲景运用意象图式隐喻说明疾病轻重的判断规律，病位较深者病情较重，病位较浅者病情较轻；病势由边缘传向中心的难疗，病势由中心传至边缘的易治。

八

|

五邪中人，各有法度

问曰:《金匮要略·脏腑经络先后病脉证》论述外来致病因素时说"五邪中人，各有法度"，此处为何但言"五邪"而不说"六淫"?

《金匮要略·脏腑经络先后病脉证》将风、寒、湿、雾、伤食等五种病邪，合称为五邪。其他的中医古籍中也论及五邪，但其内容与《金匮要略》不尽相同，如《灵枢·五邪》说的五邪是"邪在肺、邪在肝、邪在脾胃、邪在肾、邪在心"。《难经·四十九难》则云:"有中风，有伤暑，有饮食劳倦，有伤寒，有中湿，此之谓五邪。"其实《难经·四十九难》所言的五邪与《灵枢·五邪》相近，也分别与五脏相通，经文中指出"形寒饮冷则伤肺……饮食劳倦则伤脾，久坐湿地，强力入水则伤肾"，从而获知《难经·四十九难》所言的饮食劳倦为脾邪，伤寒为肺邪，中湿为肾邪；而风与暑若以五行论之，各分属肝和心，那么中风和伤暑分别为肝邪及心邪。所以，《灵枢·五邪》和《难经·四十九难》所论的五邪是在五脏的基础上发展而来，但五脏的出现则是源自于五行。"五"是中国古代文化注重的数字，如五星、五礼、五德、五伯、五车、五福等，弥漫于意识的各个领域，并深嵌到生活各方面，《素问·天元纪大论》也说:"天有五行，御五位，以生寒暑燥湿风。"张仲景亦重视五行学说，在书写《伤寒杂病论》时勤求古训，博采众方，撰用了《素问》《九卷》《八十一难》《阴阳大论》《胎胪药录》，以及《平脉辨证》，那就不难理解仲景在论述病邪时，也沿袭《灵枢》和《难经》采用"五邪"之名。

张仲景所言"五邪"是指风、寒、雾、湿、饮食五种病邪，又分别称作大、小、清、浊、谷饪之邪。关于五邪侵袭人体，张仲景认为各有一定的规律。风邪为百病之长，故为"大邪"；风伤卫，风邪往往伤害人体肌表；风性鼓动，令人脉浮缓；风为阳邪，午前亦为阳，同气相求，也就常在午前侵犯人体。寒邪其性收引，故为"小邪"；寒为阴邪，暮时亦属阴，到了暮时，多受寒害；寒伤营，寒邪往往直中于里，损伤脏腑阳气者；寒性凝滞，令人脉紧急。雾露阴寒渗润，故为"清邪"；清邪轻清居上，易伤人体之上部而连及皮腠。湿邪重浊，故为"浊邪"；湿邪类水，其性趋下，重浊下流，往往伤害人体下部，又流注于关节。饮食之邪即谷饪之邪，从口而入，饮食不节，易成宿食，损伤脾胃；又经脉在里属阴，络脉在外属阳，当饮食过于寒凉，寒气归阴，则损及脾胃之经，伤及脾胃之气；若饮食过于辛辣热灼，热气归阳，则侵害脾胃血络。以上所论五邪中人之规律，是古人对病邪变化的认识，所谓大小、表里、上下、午暮等，都是相对而言，不是绝对之词，只为了体现中医学里同类相从、同气相求之理论。

"同类相从，同气相求"是指同一类事物在质或量上存在相召感、相顺应、相协调的联系。它是中医学的特色之一，对于中医理论的梳理和理解具有启发与借鉴的作用，譬如运用"以脏补脏，以形治形，以枝达肢"的取象比类观点来引导对中药的认识，如运用皮类药物治疗皮肤疾患、采用枝藤类药物通利关节，等。《素问·太阴阳明论》曰："故伤于风者，上先受之。"揭示病邪的形质与致病病位同类相召，由于风为阳邪，且风性轻扬、无处不到，故风病初起病位一般多在上部、外部和体表；再者，人的体质易与相应的致病因素感应而罹患疾病，如《灵枢·邪气脏腑病形》云："形寒寒饮则伤肺，以其两寒相感，中外皆伤，故气逆而上行。"指出身体寒凉，又饮食生冷，以致内之形寒与外之寒饮相迫，引发肺气上逆之病。此外，五行的归类模式高度应用了"同气相求"理论，如《素问·金匮真言论》说："东风生于春，病在肝……南风生于夏，病在心……西风生于秋，病在肺……北风生于冬，病在肾……中央为土，病在脾。"这是说，五行归类的各行具有"家族"的特性，于是各行家族里的成员们具有了"同气相求"的联系。

"六淫"之名首见于宋·陈无择的《三因极一病证方论》，该书于"卷二·外所因论"中有："夫六淫者，寒暑燥湿风热是也。"又说："六淫，天之常气，冒之则先自经络流入，内合于脏腑，为外所因。"六淫的"淫"有太过和浸淫之意。"六淫"亦可理解为六气太过，或令人致病的六气。"六淫"之名可能是从《左传·昭公元年》医和所说的"天有六气……淫生六疾……阴淫寒疾，阳淫热疾，风淫末疾，雨淫腹疾，晦淫惑疾，明淫心疾"和《素问·至真要大论》说的"风淫于内""热淫于内""湿淫于内""火淫于内""燥淫于内""寒淫于内"中概括出来的。所以六淫的概念应该源自六气。至于张仲景为什么言五邪不言六淫，可能与杂病是以五行学说为基础进行建构有关。

表里新旧同病论

问曰：张仲景在《金匮要略》论述表里、新旧同病时，强调了先后缓急的治疗原则，这一原则应当如何理解与使用？

《孙子兵法·九地》言："先夺其所爱，则听矣。"指出作战运作有先后，若先能夺取敌人的要害之处，敌人就听任摆布了。中医治病过程中也有策略的先后。一位医师治病先后的选择受到他的知识结构、思维方式及临床经验等因素影响。一个优秀的医家往往能够在纷繁复杂的病情中梳理出清晰的思路，决定正确的治病策略。关于治病的先后，《伤寒论》第 90 条这样论述："本发汗，而复下之，此为逆也；若先发汗，治不为逆。本先下之，而反汗之为逆；若先下之，治不为逆。"当疾病有表证，通常先解表，这是基本治疗原则。《伤寒论》第 42 条曰："太阳病，外证未解，脉浮弱者，当以汗解，宜桂枝汤。"意指病者若太阳外证未解，应该先解表，由于脉浮弱，考虑其为中风表虚证，宜用桂枝汤治疗。假若表邪随太阳经入里，出现里证，若表证还在，一般还是解表为先；倘若反先攻里，则表邪可能乘机内陷，变生他证，使病情复杂；而把表邪祛除后再攻里，就没有后顾之忧。如《伤寒论》第 106 条言："太阳病不解，热结膀胱，其人如狂，血自下，下者愈。其外不解者，尚未可攻，当先解其外；外解已，但少腹急结者，乃可攻之，宜桃核承气汤。"表里同病一般有三种情况：表证重而里证轻、表证轻而里证重和表里证轻重相当，而相应的治疗有三种治则：①先治表证，后治里证；②先治里证，后治表证；③表里同治。临证应该选择哪一种治疗策略，须视其病情的轻重缓急而定。里证不重时，一般先治表，表解才攻里；倘若里证势急，如出现"下利清谷"伴"身体疼痛"，则是里阳虚寒又兼有表邪时，应先治其里，后攻其表；如先发其表，则犯"虚虚"之戒，重伤阳气，会导致正虚难以抗邪，邪气蔓延，反有亡阳之变，即《金匮要略·脏腑经络先后病脉证》云："病有急当救里、救表者，何谓也？师曰：病，医下之，续得下利清谷不止，身体疼痛者，急当救里，后身体疼痛，清便自调者，急当救表也。"而表病与里病处于急缓相当的情况下，可以表里同治，如《伤寒论》第301条谈及太阳少阴两感证："少阴病，始得之，反发热，脉沉者，麻黄附子细辛汤主之。"少阴病以不发热为常，今反发热；又始得之，病一般在表，脉当浮，今反沉，揭示太阳在表，风寒之邪未解，少阴里阳已虚，故以麻黄附子细辛汤两解表里，表里同治，发太阳之汗又温少阴之里寒。

《金匮要略·脏腑经络先后病脉证》曰："夫病痼疾，加以卒病，当先治其卒病，后乃治其痼疾也。"卒，可解释为新病或急病。该条文指出新旧病交织时，治病法则是先治病情较轻的新病或病情紧急的病。《素问·评热病论》说："邪之所凑，其气必虚。"一般来说，痼疾之人，正气素虚，邪气易传，导致两邪交合，故张仲景条列此文告示后学，旧病日久，根深难移；新病日短，邪浅易除，若先治新病，容易取得疗效，也可避免新病稽留，助长旧病生变。再从病势分析，痼疾日久势缓，卒病新起势急，即旧病为本、为缓，新病为标、为急，治疗上为急则治标，缓则治本；于是新旧同病时，也可以说同样采取急者先治的原则。

对于各代医家所论述的先后缓急治则，有些论述是规范、必然遵守的治疗原则，如生活中需要先开大门，才能进屋一样；有些则只是一种医生的治疗习惯，就像生活中所建立的生活习惯，例如先洗手后吃饭，或穿衬衫时先穿右手再穿左手。对于疾病来说，或寒或热，或寒热兼见，寒多热少或寒少热多；或虚或实，或虚实错杂，实中夹虚或虚中夹实；或者在经，或者在络，或者在脏，或者在腑，错综复杂，变化多端。所以，疾病治疗的先后原则其实就是"观其脉证，知犯何逆，随证治之"。

所得之异辨

问曰:《金匮要略》中言"五脏病各有所得者愈"与"当随其所得而攻之",这两个"所得"是一样的意思吗? 若不是,那各是何意? 有什么区别?

认知语言学认为可以通过语言结构的分析来了解思维中的概念内容。"五脏病各有所得者愈"和"当随其所得而攻之"两句都用了"所得"一词,而且两句中的"所"字皆当作助词,但仔细探析,会发现"各有所得者"与"随其所得"两者"所得"的语言结构并不相同。"各有所得者"一句中,"者"字使得"所得者"成为名词词组,而"所"在这里是对动词起强调的作用,"各有所得者"实际的意思就是"各有得者"。然而,在"随其所得"的语言结构则是"所"放在主谓短句的中间,形成"所"字的短语,"所"在这里的解释为"的"或"之",该句所表达的便是"随其之得"。清楚了两句的语言结构,再来理解两句的"所得"相对就较容易了。

"五脏病各有所得者愈"这句话可以视为"五脏病各有得者愈",而"得",有"适合"之意,如语词"安排得当",那么可以得知此句的"所得者"就是要探讨五脏罹患疾病时适合各脏痊愈的条件，这是因为五脏的生理特性各异，显然有利其病情改善的条件也不会相同。《素问·脏气法时论》指出五脏病各得其适合饮食则有利于痊愈："肝苦急，急食甘以缓之……心苦缓，急食酸以收之……脾苦湿，急食苦以燥之……肺苦气上逆，急食苦以泄之……肾苦燥，急食辛以润之。"由于肝在志为怒，怒则气急，甘味能缓急，故宜急食甘以缓之；心在志为喜，喜则气缓，气缓则心气虚而散，酸味能收敛，故宜急食酸以收之；脾性恶湿，湿盛则伤脾，苦味能燥湿，故宜急食苦以燥之；肺主气，其性清肃，若气上逆则肺病，苦味能泄，故宜急食苦以泄之；肾为水脏，喜润而恶燥，故宜急食辛以润之。《素问·脏气法时论》还论及五脏病时各有其适宜痊愈的季节："病在肝，愈于夏……病在心，愈在长夏……病在脾，愈在秋……病在肺，愈在……病在肾，愈在春。"指出五脏病时若得子之气则可克制其胜我之气而病得以痊愈。《难经·十三难》述及疾病若见五脏之色而不得其脉时，得相生之脉者病可痊愈："经言见其色而不得其脉，反得相胜之脉者即死，得相生之脉者，病即自已。"虽然五脏病各有其适合痊愈的条件，临床若能适当根据适合五脏病痊愈的条件来进行治疗和护理，则有利于五脏生理功能的恢复。因此，"五脏病各有所得者愈"之"所得"为合适五脏病痊愈的条件、治疗与护理。

"当随其所得而攻之"这句话可以视为"当随其之得而攻之"，"得"现一般取"得到"之意，"所得"就是指获得之事物，那么"所得"在此句中则可推广为患病之病机。而如果将"所得"理解为病邪，这就与前条的"适得其所"不同，前条是一种状态，后者是名词性质，一个词在相邻的两条出现两种不同的解释，在没有确切证据的情况下，这样的解释是不融贯的。而如果将此处的"所得"解释为"各得其所"，那么根据原文"夫诸病在脏欲攻之，当随其所得而攻之"，此处的所得应当是指脏腑应保持的一种状态，也可以说是五脏病痊愈的条件，"攻"为"治疗"的意思，于是"当随其所得而攻之"则意指为"依从脏腑的特性来治疗"。如《素问·阴阳应象大论》所云"其高者，因而越之；其下者，引而竭之"，体现了一种因势利导的治法，而"所得"则是指脏腑本身所具有的"势"。后再以猪苓汤为例说明，其实际是想说如果膀胱气化不利而出现小便不利，就应当采用利小便的猪苓汤，即使出现口渴，也应当使用利小便的方法恢复膀胱气化。《伤寒论》有"阳明病，汗出多而渴者，不可与猪苓汤"一语，与此条相比，显然对于猪苓汤的使用是两种不同的用法。将"所得"解释为脏腑的各得其所相较于解释为所得之病因则与前文中"五脏病各有所得者愈"之"所得"更为融贯。

"诸家"意蕴解

问曰：《金匮要略》论述了如"疮家""淋家""失精家"等诸多的"家"，这些"家"的提出有何临床意义？

家，是一个会意字，由两个象形文字组成。在甲骨文字形，"家"上面的"宀"字，取房屋之屋顶及其两侧墙壁之象，意为房屋或状如屋顶的篷盖设施；其下面的"豕"（🐖）字，仿猪之形——长吻、大腹、四蹄、有尾，意为猪。清代段玉裁《说文解字注》云："（家）本义乃豕之凥也，引申假借以为人之凥……豢豕之生子最多，故人凥聚处借用其字，久而忘其字之本义。"凥，同"居"字；冣，同"聚"字。段玉裁指出"家"本是指猪的住处，由于猪的产子力高，"家"便引申借用来指称为人的居处。"家"，可指向人类具象的住屋，也具有抽象的家庭概念，如想家、家族。后来"家"也被推广用来称谓家里的人或事物，如家父、家产；学术流派，如诸子百家、儒家；经营某种行业或具有某种身份的人，如农家、作家；掌握某种专门学识的人，如专家、艺术家等。

《金匮要略》中使用了许多"某家"称呼，如果进行梳理，可以发现这些"某家"是平素罹患了某病症，或是说具有某种体质特性的人。仲景以

"某家"称谓，表示这些人一直持续在某种状态或是容易处于某种状况，即是这些人对于处在某种境况已经很有经验。如《金匮要略·痓湿暍病脉证治》云："湿家之为病，一身尽疼，发热，身色如熏黄也。""湿家"是指病湿之人。《金匮要略·血痹虚劳病脉证并治》言："夫失精家少腹弦急，阴头寒，目眩，发落，脉极虚芤迟，为清谷，亡血，失精。脉得诸芤动微紧，男子失精，女子梦交，桂枝加龙骨牡蛎汤主之。""失精家"为经常遗精、滑精之人。《金匮要略·腹满寒疝宿食病脉证治》曰："夫中寒家，喜欠，其人清涕出，发热色和者，善嚏。""中寒家"是患有寒病之人。《金匮要略·痰饮咳嗽病脉证并治》载："夫有支饮家，咳烦，胸中痛者，不卒死，至一百日或一岁，宜十枣汤。""先渴后呕，为水停心下，此属饮家，小半夏茯苓汤主之。""支饮家""饮家"是指罹患饮病之人。又言："咳家其脉弦，为有水，十枣汤主之。""咳家"明显是指久患咳嗽之人。《金匮要略·黄疸病脉证并治》说："腹满，舌痿黄，躁不得睡，属黄家。""黄家"广义是指肌肤色黄之人，狭义则是指得黄疸病之人。

显然《金匮要略》中的"某家"称谓，延伸自"家"字的诠释。称之为"家"，除了有对某病症的状态熟悉、了解之意以外，亦是对某病症之人进行了范畴化。例如当论及"湿家"一词，即知此人平素患有湿病，临床表现可有头身困重，肢体酸楚，脘痞腹胀，纳呆神疲，水肿，湿疹，小便不利，大便秘结或便下黏滞不爽，脉滑苔腻等具有阻滞气机、损伤阳气、重浊、黏滞、趋下等湿性征候，可以说这是一个"湿病家族"里的征候。家族是一个集合，家族成员彼此间具有某种相似性。维特根斯坦（Ludwig Josef Johann Wittgenstein，1889—1951）提出"家族相似性理论"（Family Resemblance Theory）。他探讨"游戏"（Game）的属性时发现，所有的游戏都具有机巧、输赢、运气和消遣等特性，而认为各种"游戏"构成了一个家族。对于某一家族的认知，是基于某一个共同的原型，而原型可以用一组相对稳定的属性进行描述。范畴化是人类认识世界的一种基本认知方式，而家族相似性认知来自于范畴化的运作，人类运用对比和概括的手段将事物分类，把事物进行范畴化，以赋予世界一定的结构，使其从无序转向有序，依此认识世界万物。范畴化具有体验性、规则性、创造力和想象力，范畴化就是要使同一个家族诸成员之间的相似性达到最大。《金匮要略·水气病脉证并治》曰："医以为留饮而大下之，气击不去，其病不除。后重吐之，胃家虚烦，咽燥欲饮水，小便不利，水谷不化，面目手足浮肿。""胃家"是《金匮要略》唯一不是指向人的"某家"。《灵枢·本输》言："大肠、小肠皆属于胃。"故"胃家"泛指胃肠而言。由此更确定张仲景用"家"字时蕴含了"家族"之意。

由于"某家"内成员具备高度的家族相似性，也就是被称之为"某家"的人具有相似的体质或生病的病因病机，从而可以对"某家"的治疗进行建议，如《金匮要略·呕吐哕下利病脉证治》道："夫呕家有痈脓，不可治呕，脓尽自愈。"揭示治病当求其本，不可见呕治呕；若病根在痈脓，那恶心、呕吐只是病之标，那治疗当以除痈排脓为本，才能收到脓尽呕止的疗效。同样，也可以对于"某家"的施治做出提醒，如《金匮要略·痉湿暍病脉证治》言："湿家身烦疼，可与麻黄加术汤发其汗为宜，慎不可以火攻之。"提示火攻可能导致大汗淋漓，风去湿存，病必不除；且火热内攻，与湿相合，可引起病变。又《金匮要略·痉湿暍病脉证治》云："疮家虽身疼痛，不可发汗，汗出则痉。"《金匮要略·消渴小便不利淋病脉证并治》述："淋家不可发汗，发汗则必便血。"《金匮要略·惊悸吐衄下血胸满瘀血病脉证治》论："衄家不可汗，汗出必额上陷，脉紧急，直视不能眴，不得眠。"说明疮家、淋家、衄家，津枯血竭，再强发虚人之汗则阴血重创、迫血妄行，将造成痉病、便血、额上陷、不得眠。由此可知，张仲景运用"某家"的论述提供了一种学习中医理论的方法，并可以用于临床论治的应用。

十二

"诸人"意蕴解

问曰：《金匮要略》论述了如"瘦人""盛人""弱人""尊荣人"等诸多的"人"，这些"人"的提出有何临床意义？

"人"字，取象于侧面站立的人形。"人"字的使用非常广泛，可以用来形容某个特定对象，如恩人、证人，或是某个族群，如盲人、工人等。显然，张仲景在《金匮要略》中论述的"某人"或"某某人"，主要是指某类人群，是一种对人群的类属划分。现代心理学已经证实，人类能够对无穷无尽的客观世界进行理解、获取知识，正是对客观世界的类属予以划分为基础；类属的划分就是通过具身认知，运用识别、概括和抽象等三种形式，把客观的世界里具有共同属性、大致相等或互相联系的事物归入同一集合中进行范畴化，转化为系统性的知识而吸收。

不仅在《金匮要略》，古今的医学书籍中也常看到"某人"的使用，如"病人"。前人在临床实践中，由"病人"的身上归纳出一些疾病发生、发展与论治的规律，恰能为临床的诊断和治疗提供指导的价值，如《金匮要略·脏腑经络先后病脉证》言："病人语声寂然，喜惊呼者，骨节间病；语声喑喑然不彻者，心膈间病；语声啾啾然细而长者，头中病。"《金匮要略·呕吐哕下利病脉证治》云："病人欲吐者，不可下之。"

此外医书中还可以看到有关"男人""女人""老人"等群类的疾病探讨。"男人""女人"由于阴阳属性的不同，疾病的种类也会有所不同，如女人有经、带、胎、产等方面的疾患，《金匮要略》还特立"妇人"三篇描绘妇人疾病的特点。如《金匮要略·妇人杂病脉证并治》指出妇人得病的主要原因："妇人之病，因虚、积冷、结气。"《金匮要略·妇人产后病脉证治》提及新产妇人常患的疾病："新产妇人有三病，一者病痉，二者病郁冒，三者大便难。"老人，虽然与年轻人具有相同的生理结构，可是老人的气血渐衰，生理机能渐减，罹患疾病的可能性较高，对药物的耐受力较弱，疾病恢复期相对较长，从而老人的疾病治疗也可以另立篇章探讨。

疾病的转归除了与病人的年龄有关外，也和病人的体质有很大的关联。体质是由先天遗传和后天获得所形成，受到先天禀赋、年龄、性别、饮食、生活条件、精神状态、体育锻炼、地理环境、社会、疾病等众多因素的影响，造成个体间体质有所不同，从而对某些致病因子的易感性和疾病发展的倾向性也会有所差异。《金匮要略·血痹虚劳病脉证并治》述及养尊处优、不事劳动的"尊荣人"体质，有余于外、不足于内，稍作劳动，即体疲汗出，汗出则阳气更虚，感受微风即能引起疾病："夫尊荣人骨弱肌肤盛，重因疲劳汗出，卧不时动摇，加被微风，遂得之。但以脉自微涩，在寸口、关上小紧，宜针引阳气，令脉和紧去则愈。"《金匮要略·血痹虚劳病脉证并治》还论及了外形看似无病，其实阴阳气血均已虚损的"平人"之临床表现："男子平人，脉虚弱细微者，喜盗汗也。"提示有些人检查指标可能出现了异常，却没有自觉症状；或是检查指标全正常，却出现异常症状或体征，可以透过脉象而论治。

体型与体质高度相关联。《金匮要略·中风历节病脉证并治》论及外形肥胖之"盛人"是外盛而中虚的虚人体质："盛人脉涩小，短气，自汗出，历节疼，不可屈伸，此皆饮酒汗出当风所致。"表示虚者多汗出，汗出则腠理空虚，易被外风侵入，况且肥人多湿，加之饮酒当风，于是风与湿内外相搏，形成历节之病。《金匮要略·腹满寒疝宿食病脉证治》谈及体质瘦弱且正气不足的"瘦人"，发生绕脐痛和谷气不行的情况多是感受风冷所致："夫瘦人绕脐痛，必有风冷，谷气不行，而反下之，其气必冲，不冲者，心下则痞。"风寒入里而引起大便不通者属于寒结，应以温通治疗；医者若误用苦寒攻下，则更伤中焦之阳。误下后，其气上冲者，是正气较强，犹能抗拒攻下药之力，不致成为坏病；若无上冲的现象，则是邪气陷于心下，聚而成痞。

《金匮要略》条文除了体现体质影响致病的易感性及病机的发展，也揭示了体质的强弱牵涉药物的使用剂量，如《金匮要略·腹满寒疝宿食病脉证治》大乌头煎的方后注："强人服七合，弱人服五合。"《金匮要略·痰饮咳嗽病脉证并治》十枣汤方后的标注："强人服一钱匕，羸人服半钱。"显然"强人"的药量要多于"弱人""羸人"。

同一类群人的体质、对疾病的发生与发展及误治后会出现的现象具有高度相似性，因此张仲景采用"某人"或"某某人"的论述，为我们提供了一种有效的系统化学习方法，同时具有临床指导的意义。

十三

湿家慎火

问曰：《金匮要略》言："湿家身烦疼，可与麻黄加术汤发其汗为宜，慎不可以火攻之。"那么湿家为什么不能用火法治疗？

《金匮要略·痉湿暍病脉证治》论述了湿病治疗不可采用"火攻"的禁忌："湿家身烦疼，可与麻黄加术汤发其汗为宜，慎不可以火攻之。"此条文在麻黄加术汤的方后注言："煮取二升半，去滓，温服八合，覆取微似汗。"揭示湿病的施治若用汗法，以"微汗法"为原则。这是因为湿为阴邪，其性重浊、黏滞，难以速去，因此若用峻汗法发大汗，则会导致机体伤津耗气、阳气外泄，而湿邪尚留滞体内的情况。

关于水湿之邪的驱逐，《素问·汤液醪醴论》载："平治于权衡，去宛陈莝，微动四极，温衣，缪刺其处，以复其形。开鬼门，洁净府，精以时限，五阳已布，疏涤五脏。"指出要平复水气应衡量病情的轻重来驱除体内的积水，让病人轻微运动四肢以令阳气宣行，穿衣保暖以助肌表之阳，用缪刺法针刺肿处去水，以恢复原来的形态，运用开汗孔发汗与泻膀胱利小便的方法，使阴精归于平复，五脏的阳气输布，以疏通五脏的郁积。《金匮要略·水气病脉证并治》曰："血不利则为水。"由此可知湿的出路可以汗、二便与月经为途径，主要通过发汗、利小便、逐水和活血化瘀等方式；采用的方法，参照历代医籍的记载，除了微汗法外，可梳理出风能胜湿、芳香化湿、清热化湿、苦温燥湿、苦寒燥湿、淡渗利湿、开肺利湿、升阳利湿、清暑利湿、温化水湿、培土制水、温肾利水、泻下逐湿、祛风除湿、吐涎除湿、化瘀祛湿等治法。由这些治法可以看出，本就已经缠绵难治的湿邪，还易和风、寒、热、暑等诸邪相并为害，甚者与血相结，使病情复杂化。

中医理论是一种基于具身认知（Embodied Cognition）的理论，是一种根据身体经验的感知，从具体到抽象，完成一个概念投射的理论，具有"具身性"与"体验性"。生活中，衣服湿了，可以在火边将其烘干。令人疑惑的是，为何没有医家介绍"火热烘湿"之法？且让《金匮要略》做出了湿病"慎不可以火攻之"的警示。或许在张仲景时代，有不少病人因火攻法误治而成坏病，《伤寒论》在太阳病、阳明病、少阴病等篇都有关于误用火法的条文。如第115条："脉浮热甚，而反灸之，此为实，实以虚治，因火而动，必咽燥吐血。"第200条："阳明病，被火，额上微汗出，而小便不利者，必发黄。"第284条："少阴病，咳而下利谵语者，被火气劫故也，小便必难，以强责少阴汗也。"何谓"火攻"法？《伤寒论》第114条略做了说明："太阳病，以火熏之，不得汗，其人必躁，到经不解，必清血，名为火邪。"一般认为"火攻"是火针、火灸、火熨、火熏、火蒸等火热疗法，现代电烤法亦可归属在内；此外，清代陈修园在《伤寒论浅注·辨太阳病脉证篇二》提出病人热盛之时，羌、独、荆、防、姜、附、桂、萸之类辛温燥热的药物也算火法。

湿家，身烦痛，病位在表，可以发汗，麻黄加术汤中，麻黄得白术，能够发汗而不致过汗；白术得麻黄，能够并行表里，将表里之湿从里往外而祛除；麻黄加术汤体现出湿病解表、微微汗出的施治原则。若用火攻发汗，容易引起大汗淋漓，则湿邪不能祛除。一般而言，外用火攻，火向里走，致使病邪往外无路，反朝里而去。《伤寒论》第 116 条即有论述："脉浮，宜以汗解，用火灸之，邪无从出，因火而盛，病从腰以下，必重而痹。"再者，火热内攻，里热伤阴，可以造成痉病；或是热邪耗血，血热搏结，焦骨伤筋，如《伤寒论》第 116 条言："微数之脉，慎不可灸，因火为邪，则为烦逆，追虚逐实，血散脉中，火气虽微，内攻有力，焦骨伤筋，血难复也。"热盛还可动血，导致迫血妄行，导致衄血之变证；热还可能与湿相合，两者郁蒸不解，引发黄疸，见《金匮要略·痉湿暍病脉证治》中条文："湿家之为病，一身尽疼，发热，身色如熏黄也。"

因此，生活中虽然火热可将水湿烘干，消除水湿，但显然以火热除湿之法并不适用于人体。张仲景应该是在临床实践中看到许多湿病病人因火热疗法误治而引发变证之情况，才会谆谆告诫"慎不可以火攻之"。发汗是由里向外逐出邪气，虽然以火攻疗法治疗湿病取自于火热将水湿烘干的原理，我们可以设想如果被烘烤的水湿之物足够大足够厚，那么烘烤后的衣物一定是外干内湿或外焦里湿，那么以火来治疗湿病会出现逼迫湿邪内侵内入的可能。

十四

汗出当风与久伤取冷

问曰:《金匮要略·痉湿暍病脉证治》云:"病者一身尽疼,发热,日晡所剧者,名风湿。此病伤于汗出当风,或久伤取冷所致也。"为什么说风湿病是由"汗出当风"或"久伤取冷"所致?

《金匮要略·痉湿暍病脉证治》曰:"病者一身尽疼,发热,日晡所剧者,名风湿。此病伤于汗出当风,或久伤取冷所致也。"条文中"汗出当风"意谓着风被视为一种致病的因素。古人为什么会认为自然界之风能够致病?是由于看到风对自然界的破坏而联想到风对人体的破坏性,抑或是看到人体患病时的临床表现类似于自然界风所引发的现象而将致病原因认为是风?在此,设想一个生病的场景:一个人忽然感觉到身体不适,继而意识到自己得病了,这将引发他对生病前的经历进行一番回顾,回顾的同时,脑中运转着已有的知识或信念,试图寻求出之所以患病的原因。缘于各人的知识背景或信仰的差异,所得到的生病原因之阐释可能不一样,一个过于信奉鬼神者或许会以为他生病是冒犯了鬼神所受到的惩罚;理性者则将寻求或源于内、或源于外的客观解释。一个病人假如在患病之前有劳作汗出后吹风取冷的经历,那么他极可能联想到:"我是不是因为汗出受风而患得此病？"或许可以再进一步假设，这个病人以前曾经也出现过这样的经历，或是该病人曾听到或看到其他人也是经由这般的经历而罹患此病，于是他就会形成"此病伤于汗出当风，或久伤取冷所致也"的认识。

人体凭借行为、感觉和知觉活动与外部物质世界进行多次反复的相互作用后，会在大脑中形成一定的模式或规律，认知心理学将这种由反复身体经验而形成的心理印象称之为意象图式。由此可知，来源于身体体验的意象图式是一种动态的模式，具有心理的现实性。意象图式可以从一个认知域映射到另一个认知域，从而能够组织起大量具有相同或相似的抽象结构，这就是"隐喻"。意象图式通过隐喻机制的扩展和转换，就可形成更多的范畴和概念，特别是抽象的范畴和概念，可以说，意象图式是认知建构的基础，隐喻是人类认识新事物及理解他人经验的工具。

以"风可以致病"做个说明。可以明确的是，"风可以致病"的认知首先源自于人们曾经感知的事实，也就是说"风可以致病"是人们曾经体验过的。不能否认古人这种"风能够致病"的认识除了要有足够的时间经验与归纳外，古人还运用了取象比类的隐喻思维。人类认识世界、探索未知领域，就是借助隐喻这样的认知手段，将已知的概念系统投射到未知的领域，以获得新的认知。风对于自然界造成的危害，是人们可见与熟知的，在认知上形成了一种意象图式，古人将自然界风能导致损害的意象类比到人体之中，也就是用风对自然界所致毁损的现象来隐喻风对人体造成的损害。这种解释是一种跨域的，以一种事物来说明另外一种事物。它的推理形式是"既然风对自然界有如此之影响，那么对人体的影响也会如此这般"。很显然地，人体的致病因素——"风"已不是自然界之"风"，只是体内出现了一种与自然界刮风现象相类的现象，它被应用到了人体，用于解释机体疾病的病因病机。

风邪在外，那风邪如何在"汗出当风"的瞬间侵犯人体？从隐喻认知的视角进行考察，会发现张仲景"汗出当风"的意象图式是将汗孔比作"管道"，将人体比喻成"容器"，如此解构后，就可以在脑中很形象地理解：发热后，腠理开泄，水经汗孔流出人体，即汗出；汗出后贪凉吹风，风邪便借由开泄的汗孔这一通道进入人体；风邪刚入皮内，即在管道中阻碍了汗的出路，与水湿（汗）相遇，遂与之相合，稽留在肌腠，形成风湿。而"久伤取冷"则是机体过度劳动后汗出，然后吹风取凉，造成风湿迁延滞留肌表而致病。

《金匮要略·痉湿暍病脉证治》说出这句"病者一身尽疼，发热，日晡所剧者，名风湿。此病伤于汗出当风，或久伤取冷所致也"，无非是古人先认定风、湿外邪可以致病，并且发现风湿病的发生常常具有"汗出当风，或久伤取冷"的经验。张仲景认为风湿病是由"汗出当风"或"久伤取冷"所致的论述，充分体现出人类的思维和认知在很大程度上是依赖和发端于身体经验，也就是机体的生理构造、感官与运动系统的活动方式决定了机体的思维风格，也塑造了机体看世界的方式，即是生理体验"激活"心理感觉，反之亦然。

十五

桂枝附子汤与白术附子汤

问曰：从原文中能否推出桂枝附子汤的未备症状？桂枝附子汤与白术附子汤（去桂加白术汤）的剂量不一致的可能原因是什么？

《金匮要略·痉湿暍病脉证治》云："伤寒八九日，风湿相搏，身体疼烦，不能自转侧，不呕不渴，脉浮虚而涩者，桂枝附子汤主之。若大便坚，小便自利者，去桂加白术汤主之。"其中"若大便坚，小便自利者，去桂加白术汤主之"这段文字陈述存在着"若XXX者，加XX"或"若XXX者，去XX"的形式，这样的语言叙述特点可以使用命题逻辑中的推理有效式进行药物功效分析。所谓推理，是以一个或一些命题为根据，推导得出另一个命题的思维过程。其特征为有效或无效。推理有效式是指：前提真则结论真，不会出现前提真而结论假的情况。这是命题推理需要遵循的规则。在推理过程中，会涉及选言推理及假言连锁推理等推理有效式。选言推理是判断事物若干种可能情况的命题，譬如明天要么是晴天，要么是阴天，或者是雨天。假言连锁推理指的是由两个（或两个以上）假言命题做前提，推出一个假言命题做结论的推理，前提和结论都是假言命题的推理，其特点是在前提中，前一个假言命题的后件和后一个假言命题的前件相同，它是由几个假言命题的联结而推出结论的。例如达尔文在《物种起源》中论述英国某些地区为何如果猫多，则红三叶草的数量就较多。

第一个命题：如果猫多，那么田鼠就会少。

第二个命题：如果田鼠少，那么土蜂就会多。

第三个命题：如果土蜂多，那么红三叶草就会多。

这三个命题都是假言命题，因此可以直接把第一个命题的前件和最后一个命题的后件相联，得到结论"如果猫多的话，那么红三叶草就会多"。因此可以发现假言连锁推理有效式其实是充分条件假言推理有效式的应用或变形。

由"若大便坚，小便自利者，去桂加白术汤主之"来讨论为何要去桂加白术，可以得出这样的推理：如果大便坚，小便自利，那么去桂加白术。显然，这是一个充分条件假言推理的应用。充分条件假言推理的推理有效式为肯定前件式（如果 p，那么 q；p，所以 q）及否定后件式（如果 p，那么 q；非 q，所以非 p）。根据肯定前件的推理有效式，得出：大便坚，小便自利，那么去桂加白术；由否定后件的推理有效式，则得出：用桂不用白术，所以大便不坚，小便不利。也就是，用桂去白术不用于大便坚、小便自利之时，而用于大便不坚、小便不利。再看甘草附子汤证："风湿相搏，骨节疼烦，掣痛不得屈伸，近之则痛剧，汗出短气，小便不利，恶风不欲去衣，或身微肿者，甘草附子汤主之。"甘草附子汤有桂枝及白术，根据上述命题的否定后件式可知，甘草附子汤证的小便不利，当为大便不坚之小便不利。这符合张仲景的论述："湿痹之候，小便不利，大便反快，但当利其小便。"同时也进一步佐证了用桂去白术是用来治疗大便不坚之小便不利。于是由《金匮要略·痓湿暍病脉证治》之原文："伤寒八九日，风湿相搏，身体疼烦，不能自转侧，不呕不渴，脉浮虚而涩者，桂枝附子汤主之。若大便坚，小便自利者，去桂加白术汤主之。"
可以推出条文中未对桂枝附子汤描述的症状为"大便不坚，小便不利"；
若将张仲景对桂枝附子汤未备的临床表现描述添加入原文，则成为："伤寒
八九日，风湿相搏，身体疼烦，不能自转侧，不呕不渴，'大便不坚，小
便不利'，脉浮虚而涩者，桂枝附子汤主之。"

　　选择应用推理有效式进行药物的主治分析，是为了保证推理形式的正
确性与普遍有效，并且在运用推理有效式进行逻辑分析的过程中，可以从
逻辑学上获得张仲景的用药思路。这样的推理所取语料是基于张仲景的原
文，更贴近于仲景用药的本意；在方法学上，尽可能地保证了所推出的药
物功效的有效性；同时，新的研究方法的应用，也为张仲景药物功效研究
提供了新手段。中医治病所涉及的逻辑是一种集知识、信念、推理为一体
的动态逻辑，当明晰了《伤寒杂病论》中的命题逻辑类型，便能对应用推
理有效式推出的证-药体系有更客观、更可靠的认识。

　　《伤寒论》桂枝附子汤与《金匮要略》桂枝附子汤在药物组成及剂量
都相同，所不同者，《伤寒论》言去桂加白术汤，《金匮要略》言白术附子
汤，前者炮附子三枚、白术四两、生姜三两、炙甘草二两、大枣十二枚，
在《金匮要略》中就变为炮附子一枚半、白术二两、生姜一两半、炙甘草
一两、大枣六枚。按照一般加减法，对方剂进行加减一般不会更改原方的
剂量，而《金匮要略》不仅药物用量减半，并且水的用量及煮取的药液都
较原来减半。至于为什么修改，应该是与药物的用量太大并且服后出现眩
晕的状态有关，从现代药理学的观点来看，这明显是乌头碱中毒的现象，
虽然原书中认为这种现象为"其人冒状，勿怪，即是术附并走皮中，逐水
气，未得除故耳"，但不排除后世医家已经认识到这是附子中毒的现象，
进而对原方用量进行修改。

十六

狐蝕与狐惑

问曰：在不同的《金匮要略》版本中，可以发现有"狐蝕"与"狐惑"之别，这样的不同蕴含着什么样的认知意义？

在探讨《金匮要略》的版本为何有"狐惑"或"狐蝕"之前，先浏览一下原文："狐惑之为病，状如伤寒，默默欲眠，目不得闭，卧起不安，蚀于喉为惑，蚀于阴为狐……蚀于上部则声喝，甘草泻心汤主之。""蚀于下部则咽干，苦参汤洗之。""蚀于肛者，雄黄熏之。"张仲景对临床症状的描绘用了"蚀"一字。"蚀"字原由左"食"与右"虫"构成，其意为虫蛀伤物，后来扩展到"逐渐侵损而形成的亏耗"也称为"蚀"，因为耗损的过程就像虫蛀一样，损害由一点一滴构成，范围逐渐加大，如《吕氏春秋·明理》描述月亮发生月食时，有时会有晕圈之类的光气，有时是一侧昏暗："其月有薄蚀，有晖珥，有偏盲。"此时《吕氏春秋》形容月食就用了"蚀"字，象征月相逐渐的缺损就像虫蚀一般。那么，张仲景在原文中用了"蚀"字，可以肯定的是病人伤口的损害是逐渐扩大、加重；可是，"蚀"字是否也透露着患者的伤口来自于虫的侵害呢？若不是，人体怎会在不自觉状况下突然出现伤口呢？

对照《金匮要略·脏腑经络先后病脉证》所提出的病因三条说："千般疢难，不越三条：一者，经络受邪，入脏腑，为内所因也；二者，四肢九窍，血脉相传，壅塞不通，为外皮肤所中也；三者，房室、金刃、虫兽所伤，以此详尽，病由都尽。"狐惑病的临床症状不像是客气邪风、房室所致，若是金刃所伤，病人自己应该知道。《诸病源候论·伤寒狐惑候》提出狐惑病为湿毒气生虫而虫蚀所致："夫狐惑二病者，是喉、阴之为病也……虫食于喉咽为惑，食于阴肛为狐。恶饮食，不欲闻食臭，其人面目翕赤翕黑翕白。食于上部其声嗄，食于下部其咽干。此皆由湿毒气所为也。"《类证活人书·卷十一》直接指出狐惑病是虫病："狐惑与湿，皆虫证……虫蚀其喉为惑，其声嗄。虫食下部为狐，其咽干。狐惑之病，并恶饮食。面目乍赤、乍白、乍黑，是其证也。大抵伤寒病腹内热，入食小肠胃空虚，三虫行作求食。蚀人五脏及下部，为病……虫蚀其肛，烂见五脏则死。当数看其上下唇，上唇有疮，虫食其脏也；下唇有疮，虫食其肛也，杀人甚急。"历代医家多倾向狐惑是虫所害之病。赵以德说明虫生于何处："盖阴湿热久停，蒸腐气血而成瘀浊，于是风化所腐为虫矣……虫生于湿热、败气、瘀血之中。"徐忠可为狐与惑分别做了诠释："于是毒盛于上，侵蚀于喉为惑，谓热淫如惑乱之气，感而生之……毒偏于下，侵蚀于阴为狐，谓柔害而幽隐，如狐性之阴也。"尤在泾也对狐惑做了解释："盖虽虫病，而能使人惑乱而狐疑，故名狐惑。"由此可知，后世有些医家认为"狐惑"是对病症的描绘。由于古代确实有"蜮"之害人虫，《说文解字·蜮》曰："短狐也。似鳖，三足，以气躲害人。"从而有些医家则认为狐惑病为狐蜮病之讹误，即狐蜮病是直接指称狐蜮侵犯人体之疾病，见唐容川《金匮要略浅注补正·卷二》提出狐惑病应为狐蜮病："虫蚀咽喉，何惑之有？盖是惑，'蜮'字之误耳。蜮字，篆文似惑，传写滋误。"

　　在没有实验室设备的古代，古人肉眼无法看到病原体，所提出的病因都是基于生活和临床实践经验的基础上所进行的概括与升华，譬如古人看到"热盛肉腐""热盛生虫"的现象，自然会以生活中的经验来解释疾病的缘由。中医学可能从一开始就选择了以日常语言来阐释疾病的发生发展，其病因病机理论大多是从舞姿上来推测谁在起舞，关注的焦点或理论价值的取向是在向人们阐述疾病为什么发生、加重或痊愈，其首要的任务是一种解释。可以说中医语言是一种基于解释的语言，中医语言使用的主要目的在于解释临床事实。解释的目的就是在于使人理解，而要使人理解就一定会使用人们所能熟悉的东西，即古人所谓的"近取譬""远取诸物，近取诸身"。显然，中医学对看不到的东西应用的更多是想象、类比、隐喻；而西医学所强调的是实证，能被人们所观察检测。从此种意义上来看，西医的本体论是"本体论的事实"，而中医的本体论则是"本体论的承诺"。

十七

百合病者，百脉一宗

问曰：《金匮要略》中有"百合病者，百脉一宗，悉致其病也"。此处的"百合病"究竟是什么病？

先了解百合病的命名，有助于知道什么是百合病。关于百合病的命名，历代医家的见解并不统一，由于百合是施治百合病的主药之一，故有些医家认为这是百合病命名的由来。张仲景之所以用百合命名此病，使病名与主治药物同名，是为了提示百合病主以百合治之。这时，或许会有人质疑：地黄亦为治疗百合病的一个主药，为何不命名为"地黄病"？显然，张仲景在这里体现了取象比类的认知运用，寓中药百合之法象于百合病之病位——心肺的提示。《灵枢·九针论》言："肺者，五脏六腑之盖也。"《难经·四十二难》云："心重十二两，中有七孔三毛，盛精汁三合，主藏神……肺重三斤二两，六叶两耳，凡八叶，主藏魄。"《医学入门·脏腑条分》述："有血肉之心，形如未开莲花，居肺下肝上是也。"古人认为肺似盖，其外形是叶叶相合，这与鲜百合的瓣瓣相摞相似；而心如含苞之莲花，中有七孔三毛，则与鲜百合片片包裹的外形像生长中的白莲花类似。《金匮要略》用百合医治百合病展现了中医理论的"法象用药"思维，

《本草从新·药性总义》为"法象用药"做了清楚的注解："凡药各有形、性、气、质，其入诸经，有因形相类者……有因性相从者……有因气相求者……有因质相同者……自然之理，可以意得也。"不可否认，张仲景采用以百合疗治百合病的呈现方式，未尝不是一种"医者，意也"的再现。

　　张仲景在原文一开始即言："百合病者，百脉一宗，悉致其病也。"就揭示了百合病是心、肺之疾病，系因心、肺为人体百脉之主管和统辖——心主血脉，肺主治节、朝百脉，倘若心、肺之功能失常，则气血失调而百脉受累，症状百出，形成百合病。《灵枢·邪客》言："五谷入于胃也，糟粕、津液、宗气，分为三隧。故宗气积于胸中，出于喉咙，以贯心脉，而行呼吸焉。营气者，泌其津液，注之于脉，化以为血，以荣四末，内注五脏六腑，以应刻数焉。"指出五谷入胃，所化的糟粕、津液、宗气，分走三条途径。宗气积聚于胸，出于喉咙，以贯通心肺，使呼吸得以进行；营气分泌津液，渗注于经脉中，化赤为血，外以荣养四肢，内则流注五脏六腑，一昼夜之间在体内运行五十周，与一昼夜分为百刻的时刻数相应。由此可知，心肺受邪，由于百脉一宗，从而百脉之源流，以及流行之上下、内外、表里、中心与边缘悉致其病，故可见行卧、饮食、寒热、神志等诸症。

　　原文中描绘百合病的症状："如寒无寒，如热无热。"《素问·热论》曰："人之伤于寒也，则为病热。"说明人感受寒邪以后，就要发热；意指机体不管受寒或受热，终会引起发热之病症，热气遗留不去，虚烦不耐，清阳不升，则患者"常默默"，昏默不爱说话；热邪散漫，游走于百脉，由于脉朝于肺而系于心，心主神明，魄藏于肺，则心神失慧，神魄失守，遂有"欲卧不能卧，欲行不能行，饮食或有美时，或有不用闻食臭时，如寒无寒，如热无热"等想睡不能睡，想走不能走，胃纳时佳时差，像有寒、热而又不见寒、热之类恍惚错妄、昏愦不宁的临床表现。余热未尽则

"其脉微数"，热在上则"口苦"，热在下则"小便赤"；热逆于上则"吐"，热溢于下则"利"。由于热伏于百脉，隐而难见，从而身形不和却显现"身形如和"之象，故以为"如有神灵者"。正由于疾病隐晦难见，难以对症治疗，故"诸药不能治"，使用各种药品治疗，效果都不显著。

综上所述，百合病是一种神志疾病，系因心肺热病之后，余热未尽，消烁阴血与津液，抑或平素思虑伤心，情志不遂，日久郁结化火，伤津耗血，而使心血肺阴两伤，心肺阴虚失养成病，造成百脉受累，阴虚失和，症状百出，临床表现有精神、语言、行动、饮食、感觉等心神失常的现象，以口苦、小便赤、脉微数为其特征，现代疾病见于神经官能症、焦虑症、抑郁症等。治疗以甘寒养阴为法，选用百合，百合滋心润肺，配以地黄，充养百脉，使百脉调和，即为"百合"。这里，再次体现中医的"法象用药"，同气相求，治以中药百合，以求百脉百合。在《备急千金要方·百合第三》篇中，对于此段有不同的论述"百合病者，谓无经络，百脉一宗，悉致病也"，可以知道所谓的"百脉一宗"有其说出的条件，即为"无经络"。这里的"无经络"可以认为是百合病并不能按经络归属划分，其总统于所有经脉。

另，除以上病机说外，日人饭田鼎在《金匮要略方论考证》中认为百合病是房劳过度所致，乃"百日病"之误；《医宗金鉴》认为百合病之名源于百合可以治疗此病，如其所云"百合，百脉一蒂，如人百脉一宗，命名取治，皆此意也"。

十八

百合、狐惑、阴阳毒三病因何而同篇

问曰:《金匮要略》将百合病、狐惑病与阴阳毒三病放于同一篇,这三种病之间有什么关系?

关于《金匮要略》将百合病、狐惑病及阴阳毒等三病放于同一篇,《金匮要略广注校诠·百合狐惑阴阳毒病第三》做了解释:"此三病皆为热证。"显然这理由不具说服力,虽说暍病是感受暑邪而来,但其证候也属热证,那为何张仲景没把暍病与百合病、狐惑病及阴阳毒等诸病一同探讨呢?《金匮悬解·百合狐惑阴阳毒》提出了不同的看法:"不同之中,未尝无相同之象,而皆有表邪,则同也。"黄元御认为这三病的共同点是其病因病机都是表邪的侵入,可是痉病、湿病、中风、历节等诸病也有中风、伤寒、湿侵等表邪侵犯的病因病机,所以把"皆有表邪"视为百合病、狐惑病及阴阳毒等三病同篇的缘由也是不够充分。

欲了解为何《金匮要略》将百合病、狐惑病及阴阳毒等三病放于同一篇,还是需要从描述此三病临床表现的条文进行对比与梳理。百合病的症状描述为:"百合病者,百脉一宗,悉治其病也。意欲食复不能食,常默默,欲卧不能卧,欲行不能行,饮食或有美时,或有不用闻食臭时,如寒无寒，如热无热，口苦，小便赤，诸药不能治，得药则剧吐利，如有神灵者，身形如和，其脉微数。每尿时头痛者，六十日乃愈；若尿时头不痛，淅然者，四十日愈；若尿快然，但头眩者，二十日愈。其证或未病而预见，或病四五日而出，或病二十日，或一月微见者，各随证治之。"关于狐惑病的描绘是："狐惑之为病，状如伤寒，默默欲眠，目不得闭，卧起不安，蚀于喉为惑，蚀于阴为狐，不欲饮食，恶闻食臭，其面目乍赤、乍黑、乍白。蚀于上部则声喝，甘草泻心汤主之。蚀于下部则咽干，苦参汤洗之。蚀于肛者，雄黄熏之。"阴阳毒的症状描写则为："阳毒之为病，面赤斑斑如锦纹，咽喉痛，唾脓血，五日可治，七日不可治，升麻鳖甲汤主之。阴毒之为病，面目青，身痛如被杖，咽喉痛，五日可治，七日不可治，升麻鳖甲汤去雄黄蜀椒主之。"依据三病的原文对比，就如《金匮悬解·百合狐惑阴阳毒》所指出的百合病和狐惑病、狐惑病与阴阳毒各有相近之处："百合、狐惑、阴毒、阳毒，非同气也，而狐惑之神思迷乱，有似百合，阳毒之脓血腐瘀，颇类狐惑。"也就是，从原文中可以看到百合病与狐惑病均有神志、睡眠与饮食等方面失常的症状：百合病表现在神志与睡眠上是"常默默，欲卧不能卧"，狐惑病则是"默默欲眠，目不得闭，卧起不安"；在饮食上，百合病的表现为"欲食复不能食""饮食或有美时，或有不用闻饮食臭时"，狐惑病则出现了"不欲饮食，恶闻食臭"。很明显地，狐惑病的临床表现比百合病严重——目不得闭、不欲饮食。而狐惑病与阴阳毒均出现面赤、咽喉部的症状：张仲景对狐惑的描写是"其面目乍赤""蚀于喉为惑""蚀于上部则声喝"，阴阳毒的临床表现则是"面赤斑斑如锦纹""咽喉痛，唾脓血"。

　　基于条文的内容论述，找到了百合病、狐惑病、阴阳毒三病间有百合病与狐惑病相像、狐惑病和阴阳毒相似的关系，可是百合病与阴阳毒没有近似的症状。那么为何《金匮要略》要将三病放在同篇呢？这可以采用"家族相似性理论"来解释。家族是通过家族成员之间相互交叉的"家族相似性"建立起来，维特根斯坦（Ludwing losef Johann Wittgenstein，1889—1951）发现同一家族的范畴边界是模糊的。范畴是由人类的认知心智将那些看起来多少具有互相联系，因而被归成一类的事物或事件所组成。范畴中至少两个成员间具有相似性，但两个成员间的相似之处并不一定为第三个成员所有，譬如同一家庭中，儿子像爸爸有双眼皮，女儿却是单眼皮。各家族随着加入比较成员的增多，最后可能家族里的全部成员并不存在共同拥有的特征。这是维特根斯坦提出的"家族相似性"理论，并不要求家族成员之间具有共同属性才可以范畴化，而是通过相似性的联系即可。那么，这就可以理解为何《金匮要略》将百合病、狐惑病及阴阳毒等三病放于同一篇的缘故了。

　　另外，在《外台秘要》中有关于阴毒、阳毒更为详细的记载，"古今录验阳毒汤，疗伤寒一二日便成阳毒，或服药吐下之后，变成阳毒，身重腰背痛，烦闷不安，狂言或走，或见神鬼或吐血下利，其脉浮大数，面赤斑斑如锦文，喉咽痛唾脓血""又阴毒汤疗伤寒初病一二日，便结成阴毒或服汤药六七日以上至十日，变成阴毒，身重背强，腹中绞痛，喉咽不利，毒气攻心，心下坚强，短气不得息，呕逆，唇青面黑，四肢厥冷，其脉沉细紧数"。按照以上描述，阳毒有"烦闷不安，狂言或走"、阴毒有"毒气攻心"的表现，而这些症状都可以归于情志异常，按照此条文，那么百合、狐惑、阴阳毒三种疾病都有情志异常的表现，这样看此篇实际是因为情志的异常将三种病放在一起论述。

十九

百合病汗吐下后的临床表现

问曰：我们发现张仲景只陈述百合病汗、下、吐后给予何方，而无汗、下、吐后相应临床表现的描写，那么此三方的主症分别是什么？

《金匮要略·百合狐惑阴阳毒病脉证治》描述百合病汗、下、吐后，即给出方剂："百合病发汗后者，百合知母汤主之。""百合病下之后者，滑石代赭汤主之。""百合病吐之后者，用后方（百合鸡子汤）主之。"这三条条文并未论述百合病汗、下、吐后的临床表现，即原文中未有百合知母汤、滑石代赭汤、百合鸡子汤等相应症状的描写。针对这样的现象，可以采用一些方式进行症状的推测。后世注家常采取"以方测证"的方法来推测，就是根据方剂的方药组成，由其药物的功效来推测条文中该方所主病证的病机及其症状。"以方测证"可以作为中医认识方证的一种手段，从方法学角度来看，"以方测证"具有其一定的逻辑依据。其次，可以根据原文语境来推测百合病历经汗、吐、下后病情可能的发展，其临床症状可能会出现的变化。再者，条文曰："百合病不经吐、下、发汗，病形如初者，百合地黄汤主之。"从而可以将百合知母汤、滑石代赭汤和百合鸡子汤视为百合地黄汤的加减，由于百合病的病情发生了改变，自然方剂的药物组成就会有所增减，继而可以由百合地黄汤的加减角度出发进行临床表现的探析。

1. 百合病发汗后者，百合知母汤主之。

百合病的临床症状："意欲食复不能食，常默默，欲卧不能卧，欲行不能行，饮食或有美时，或有不用闻食臭时，如寒无寒，如热无热，口苦，小便赤，诸药不能治，得药则剧吐利，如有神灵者，身形如和，其脉微数。"文中语境提示了百合病患者若服药则会出现呕吐、下利的症状；如条文中"百合病发汗后者，百合知母汤主之"蕴含着百合病病人在出现百合知母汤证前曾经服用过发汗的药物，那么百合知母汤证会有"吐、利"的临床表现。

《素问·阴阳别论》言："阳加于阴，谓之汗。"当知汗乃由于阳气蒸腾阴液，使阴液出于腠理之故。百合病源自阴虚内热，体内真阴不足，若用发汗法，不但不能出汗泄热，反而宛如火烧干锅，阴虚内热更盛，烦躁不宁，于是百合病症的"口苦，小便赤"等虚热之象和精神失常的症状必然还存在，故持续使用百合。由于阴虚烦躁，治以滋阴润燥。地黄和知母都可以滋阴润燥。《神农本草经·卷一》干地黄条言："味甘，寒，无毒。治折跌绝筋，伤中，逐血痹，填骨髓，长肌肉。作汤，除寒热，积聚，除痹。生者，尤良。"《神农本草经·卷二》曰知母："味苦，寒，无毒。治消渴，热中，除邪气，肢体浮肿，下水，补不足，益气。"知母滋阴除热效果胜于地黄，从而可推测，百合知母汤证应该还有"口渴"之症状。

2. 百合病下之后者，滑石代赭汤主之。

同样基于条文中语境，"百合病下之后"表示因医者见百合病病人出现"意欲食复不能食"的表现，认为病人是实热证，而使用攻下的药物，而百合病病患"得药则剧吐利"，是故滑石代赭汤证也会出现"吐、利"的临床症状。

百合病本为虚热在里，攻下后津液耗伤，内热加重，百合病症的"口苦，小便赤"等虚热之象和精神失常的症状必然犹在，故百合一药仍旧选用。阴虚内热证攻下后会产生两种变症：一是下之后一部分阴液更伤，小便短赤而涩，甚者小便灼热、刺痛；二是因泻下之药苦寒，服药后损伤胃气，出现胃气上逆，呃逆、呕恶诸症，法当养阴清热，利尿降逆，用滑石清热利尿，代赭石重镇降逆。从而可推测，滑石代赭汤证显然还有"呃逆"的症状表现。

3. 百合病吐之后者，百合鸡子汤主之。

条文中"百合病吐之后"表示百合病病人出现"饮食或有美食，或有不用闻食臭时"的症状，医者认为是痰涎壅滞而使用催吐的药物，而百合病病人"得药则剧吐利"，基于原文语境，百合鸡子汤证同样也会出现"吐、利"的临床表现。

百合病本属阴虚之证，使用吐法，阴液愈损，则躁烦愈增，百合病症的"口苦，小便赤"等虚热之象和精神失常的症状必然还在，故依旧选用百合一药。百合病使用吐法后，不仅损伤了肺胃之阴，更扰乱了脾胃和降之气，引起虚烦不安、胃中不和，法当滋阴润燥，养肺和胃，故以益阴清肺之百合配伍滋阴养胃之鸡子黄，共奏养阴安脏、清热除烦之功。从而可推测，百合鸡子汤证还伴有"胃脘不适"的症状。

"以方测证"对于理解某方剂所主病证的病机及其症状具有指导意义，但是由于方剂是由多味中药配伍而成，而方药的功效只是相对的，从而具有潜在的多种效用。譬如大黄具有泄热通腑、凉血解毒、逐瘀通经，或消肿破积等作用，与湿热亢盛、结实腑闭、吐衄瘀血、毒邪内蕴及积滞痈肿等症状有密切关系，于是方剂的适应证具有不确定性，因此使用"以方测证"时须谨防盲人摸象，以偏概全。

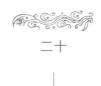

二十

阴毒和阳毒

问曰：阴阳毒有阴毒和阳毒之分，此处的"阴""阳"是什么样的含义？阴阳毒相当于现在的什么病？

阴阳是古人从大自然中观察到各种对立的现象而产生，是一种对立而非绝对的概念；对于人体，不同部位、组织或生理活动，都可以划分为阴阳，所以阴阳毒的阴阳二字，不一定是惯指的寒热、表里或阴阳经脉。

阴阳毒冠之以"毒"，表示此病和一般外感不同，原文中阳毒与阴毒皆是"五日可治，七日不可治"，以及升麻鳖甲汤的方后注"老小再服"，基于条文语境，可以推论阴阳毒系疫毒所致的急性传染病，主要症状是咽痛。

如果阴阳毒的阴阳是指寒热，《素问·至真要大论》曰："治寒以热，治热以寒。"那么阳毒应该治以寒药，而以热药医治阴毒。原文之阳毒以升麻鳖甲汤（升麻、鳖甲、蜀椒、雄黄、当归、炙甘草）主之，阴毒则是升麻鳖甲汤去雄黄、蜀椒主之。显然，阴阳二字并非指寒热，不然热证之阳毒为何未施予寒药，而寒证之阴毒却删去蜀椒、雄黄呢？

由于《金匮要略》年代久远，加上历经战乱，有学者认为文本出现了错简，主张原文中阴阳毒的处方应该互换。针对这问题，试从与张仲景年代相近的医籍进行梳理。《脉经·卷八》云："阳毒为病，身重腰背痛，烦闷不安，狂言，或走，或见鬼，或吐血下痢，其脉浮大数，面赤斑斑如锦文，喉咽痛，唾脓血，五日可治，至七日不可治也。有伤寒一二日便成阳毒。或服药，吐、下后变成阳毒，升麻汤主之。阴毒为病，身重背强，腹中绞痛，咽喉不利，毒气攻心，心下坚强，短气不得息，呕逆，唇青面黑，四肢厥冷，其脉沉细紧数，身如被打，五六日可治，至七日不可治也。或伤寒初病一二日，便结成阴毒。或服药六七日以上至十日，变成阴毒，甘草汤主之。"文中补充了的阴阳毒症状及脉象，分别以升麻汤和甘草汤治疗，但未有药物组成。《脉经》还指出了阴阳毒的发生都是伤寒一二日便成，条文语境支持阴阳毒为戾气时毒所致，而且阴毒不是由阳毒发展而来。

《外台秘要·卷第一》言："古今录验阳毒汤，疗伤寒一二日便成阳毒，或服药吐下之后，变成阳毒，身重腰背痛，烦闷不安，狂言或走，或见神鬼或吐血下利，其脉浮大数，面赤斑斑如锦文，喉咽痛唾脓血，升麻（二分），当归（二分），蜀椒（汗一分），雄黄（研），栀子、桂心（各一分），甘草（二分炙），鳖甲（大如手一片炙）。上八味切，以水五升，煮取二升半，分三服，如人行五里久，再服，温覆手足，毒出则汗，汗出则解，不解重作，服亦取得吐佳，阴毒去雄黄……又阴毒汤疗伤寒初病一二日，便结成阴毒或服汤药六七日以上至十日，变成阴毒，身重背强，腹中绞痛，喉咽不利，毒气攻心，心下坚强，短气不得息，呕逆，唇青面黑，四肢厥冷，其脉沉细紧数。仲景云：此阴毒之候，身如被打，五六日可疗，至七日不可疗，宜服甘草汤方。甘草（炙），升麻、当归（各二分），蜀椒（一分出汗），鳖甲（大如手一片炙）。上五味切，以水五升，煮取二升半，分再服，如人行五里顷复服温覆当出汗，汗出则愈，若不得汗则不解，当重服令汗出。"此文和《脉经》所述相仿且方剂亦同，其升麻汤和甘草汤与《金匮要略》的升麻鳖甲汤大同小异，升麻汤多了栀子、桂心，而甘草汤少了雄黄，即甘草汤比升麻鳖甲汤去雄黄蜀椒多了蜀椒。那么，阴阳毒的条文应该没错简。在治疗上，《外台秘要》强调治愈阴阳毒需要令汗出，语境意味着阴阳毒为表证，阴阳二字可能表示受毒的浅深轻重，阳毒症状属阳，病位在外，面色发红，斑如锦纹，咽喉痛，唾脓血；阴毒症状属阴，面目发青，身痛如被杖刑，咽喉痛，但不唾脓血。由于二者病因相同，只用一方加减化裁。

再看《诸病源候论·卷之九》述："此谓阴阳二气偏虚，则受于毒。若病身重腰脊痛，烦闷，面赤斑出，咽喉痛，或下利狂走，此为阳毒。若身重背强，短气呕逆，唇青面黑，四肢逆冷，为阴毒。或得病数日，变成毒者；或初得病，便有毒者，皆宜根据证急治。失候则杀人。"《诸病源候论·卷之八》又言："夫欲辨阴阳毒病者，始得病时，可看手足指，冷者是阴，不冷者是阳。若冷至一二三寸病微，若至肘膝为病极，过此难治。阴阳毒病无常也，或初得病便有毒，或服汤药，经五六日以上，或十余日后不瘥，变成毒者。其候身重背强，喉咽痛，糜粥不下，毒气攻心，心腹烦痛，短气，四肢厥逆，呕吐；体如被打，发斑，此皆其候。重过三日则难治。阳毒者，面目赤，或便脓血；阴毒者，面目青而体冷。若发赤斑，十生一死；若发黑斑，十死一生。阳毒为病，面赤，斑斑如锦纹，喉咽痛，清便脓血，七日不治，五日可治，九日死，十一日亦死。"显然此文做了扩展，以赤斑、黑斑来评估预后，并认为阴阳毒是阴阳二气虚损而感毒所致，以手足冷否判断阴毒或阳毒。

综上，阴阳毒的阴阳二字为后世医家留下很大的思辨空间，可以从不同的角度对其进行理解和发挥。关于阴阳毒所对应的现代疾病，不能以升麻鳖甲汤能治愈的疾病就视为阴阳毒，那只是方剂的发展和运用。可以确定的是，阴阳毒是感毒的传染病，诸多医家认为是鼠疫，黎庇留是代表，而陆渊雷认为是斑疹伤寒。

二十一

大风与侯氏黑散

问曰：侯氏黑散是一首饱受争议的方剂，它为什么方名叫"侯氏黑散"，其主治病证是什么呢？

侯氏黑散见于《金匮要略·中风历节病脉证并治》，用于治疗"大风，四肢烦重，心中恶寒不足"。《外台秘要》亦载侯氏黑散一方，用于治疗风癫一证，其组成较《金匮要略》侯氏黑散多钟乳石而无桔梗，并且在服法上也有明显不同，这至少说明到了唐代侯氏黑散仍为临床常用之方剂。

关于侯氏黑散方剂的名称中有两条线索，一是此方剂与侯氏有关，二是既然名为黑散，其可能与黑色有关。侯氏是谁？此方为侯氏所创还是仅被侯氏收录到其医书中，因缺乏相应的文献证据，所以现在很难考证。而猜测其为黑散因与颜色有关则需要从方中的药物或制备方法寻找依据。侯氏黑散由菊花、白术、细辛、茯苓、牡蛎、桔梗、防风、人参、矾石、黄芩、当归、干姜、川芎、桂枝等14味药组成，方中除矾石外，皆无使散变黑之可能。《神农本草经·卷一》涅石一药后有字云"旧作矾石，据郭璞注《山海经》引作涅石"，可以知道《神农本草经》中的涅石指矾石。涅石一物除有药物价值外，在古代染色行业中亦多应用。如在《淮南子·俶真训》中有云"今以涅染缁,则黑于涅"。涅指涅石,缁在《说文解字》中为"帛黑色也",所以《淮南子》中此句话的意思是用涅石给丝织品着色,颜色比黑色的涅石还要黑,染出的颜色比其更黑的原因不仅仅在于涅石本身的黑色,其更作为媒染剂在使用,即可以吸附其他燃料的黑色颗粒沉着于物品上。从现在矾石的种类来看,侯氏黑散中所用的矾石更倾向于绿矾,亦名皂矾,其化学成分为 $FeSO_4 \cdot 7H_2O$,现今仍作为媒染剂在使用。但如果将绿矾打成粉末,其绿色则不如结晶时明显,且变成粉末后表面积增大,与空气中的氧和水的接触面积增大,则更容易变为黑色。

侯氏黑散的主治证为"大风,四肢烦重,心中恶寒不足"。关于大风一证,一般有两种认识,一为中风,一为麻风。《素问·长刺节论》有"病大风,骨节重,须眉堕,名曰大风",此处的大风即为现在的麻风病。虽然两处的"大风"有命名与体征上的相似,但凭此还是很难断定侯氏黑散的大风与《黄帝内经》中大风的含义是否相同。侯氏黑散的方后注较其他方剂也有所不同:"酒服方寸匕,日一服,初服二十日,温酒调服,禁一切鱼肉大蒜,常宜冷食,六十日止,即药积在腹中不下也。热食即下矣,冷食自能助药力。"即服用此方时需要注意两点,一为首先用温酒调服;二要常服冷食。而此种服食方法与魏晋时期流行的寒食散相同。寒食散,又称五石散,其名为寒食散大概因为每服五石散后需服用寒食以助药力。温酒调服是使药物功效发挥的一重要原因。如《千金翼方》所述"唯酒欲清,热饮之,不尔,即百病生焉",并强调服五石散如果不用温酒还会生百病,这可能就是所谓的"散发"。散发后一个非常重要的表现就是身热如焚,这可能是服寒食的原因,其实不仅有服寒食以制其热的方法,还有"寒饮、寒衣、寒卧、寒将息"等解决方法,如再不解则可服药以解散发候,如《千金翼方·卷第二十二飞炼·解石及寒食散并下石第四》"热实大盛热,服三黄汤也"。所以根据此服用方法并结合张仲景所处的时代,侯氏黑散很可能属于寒食散的一种。

皇甫谧对五石散颇有研究，其著有《寒食散论》虽已亡佚，但有部分被记录于《诸病源候论·卷六解散病诸候·寒食散发候》中："然寒食药者，世莫知焉，或言华佗，或曰仲景。考之于实，佗之精微，方类单省，而仲景经有侯氏黑散、紫石英方，皆数种相出入，节度略同；然则寒食草、石二方，出自仲景，非佗也。"皇甫谧认为寒食散创制与张仲景有密切的关系。另外，在《针灸甲乙经·序》中记载张仲景治疗王仲宣的故事："仲景见侍中王仲宣，时年二十余。谓曰：君有病，四十当眉落，眉落半年而死。令服五石汤可免。"观其潜伏期、症状表现及预后与麻风病颇类似，所以可以推测侯氏黑散中所治疗的大风病即为麻风病更为贴合。

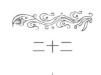

二十二

中风之辨

问曰:《金匮要略》中"夫风之为病,当半身不遂,或但臂不遂者,此为痹。脉微而数,中风使然"与"营缓则为亡血,卫缓则为中风。邪气中经,则身痒而隐疹"所论的"中风"显然不是一个意思,对于这样的条文应如何理解?

"夫风之为病,当半身不遂,或但臂不遂者,此为痹。脉微而数,中风使然"一条,脉微提示正气不足,脉数提示邪气有余,痹非疼痛之痹病,指风邪之气客于经络,使得营卫之气留滞,偏身不得濡养则发为半身不遂,或上肢不得濡养则发为但臂不遂。"寸口脉迟而缓,迟则为寒,缓则为虚,荣缓则为亡血,卫缓则为中风。邪气中经,则身痒而隐疹,心气不足,邪气入中,则胸满而短气"的脉迟缓也提示了病机为正气不足,邪气有余。脉迟为寒邪,脉缓为正虚,后面又将正虚分为荣虚与卫虚的不同,卫气不足,风寒邪气容易侵袭肌表,则以身痒、隐疹为主要表现,原文中称之为"卫缓则为中风",这就是《金匮要略·水气病脉证并治》所言"风强则为隐疹,身体为痒,痒为泄风"。"荣缓则为亡血"则更像是与"心气不足,邪气入中,则胸满而短气"有关,血不足后,寒邪入里,出现了胸满短气。现今大多数教材将"荣缓则为亡血"与"卫缓则为中风"作为中风病机的共同解释，即气血亏虚感受风邪，浅表者则出现身痒隐疹，深入者则会出现胸满短气。其实此处"荣""卫"的出现更应当是对一脉多证的一种区分，即寸口脉迟缓，如果出现了荣气不足称之为亡血，使寒邪入里，出现胸满短气的症状；出现卫气不足称之为中风，因其身痒、隐疹的表现与自然界之风的特性有类似之处，所以除前有脉迟表示寒邪之外，又以中风名之。如果说卫缓出现身痒隐疹可以解释，那荣缓则出现胸满短气的症状就有些奇怪了。其实不然，在《金匮要略·呕吐哕下利病脉证治》篇中有"荣虚则血不足，血不足则胸中冷"的描述，其认为胸中的症状与荣血亏虚相关，或可以作为上述论点的支撑。对于荣血与胸部的关系，我们现今很少论及，如果再进一步追问其可能，因为《伤寒杂病论》中有大量关于荣卫与疾病发生的论述，或许可以做这样一种假设：可能在张仲景之前存在着以荣卫来指导人们认识、治疗疾病的这样一种医学理论。

以上我们可以看到，虽然都是中风一词，但是所指不同，前者将半身不遂或但臂不遂称为中风，后者将身痒而隐疹称为中风。另外，《伤寒论》中将"发热、汗出、恶风、脉缓者"称为中风；《诸病源候论·卷三十六·金疮病诸候》将金疮不肿大、干无汁称为中风，如"夫金疮干无汁，亦不大肿者，中风也。寒气得大深者，至脏便发作痉，多凶少愈。中水者则肿，多汁或成脓"。所以，在古代，中风一词可以有不同的所指，不像现今我们说中风仅是指脑血管异常所导致的以口眼歪斜、半身不遂为主的疾病。在这种"一词多指"的背后，可以发现古人对于中风的命名是基于风的某些特点，即将风的不同特点与疾病的不同表现进行类比，如将半身不遂或但臂不遂类比于自然界大风过后树木的折断；隐疹表现为风团的时隐时现，所以与自然界风的倏忽来去相似；将金疮干无汁的表现称为中风取自然界风能胜湿的特点。所以虽然都称为中风，但所要体现的内容不同，或摧枯拉朽，或胜湿，或倏忽来去，这体现了中医隐喻认知的特点，即通过人体在自然界中的感知来认识人体的疾病现象。

可以这样来说，古人的感觉器官是疾病研究的重要工具，现在更多的是应用超越人体感觉界限的工具来研究。即使我们都说口眼歪斜与半身不遂的中风，其现代与古代的基准与定义存在着不可通约性。库恩在《科学革命的结构》中认为，经典物理学与现代物理学并不存在着继承关系，相异范式的科学性基准有各种各样的差异，范式之间的争论在理性上就成为难以契合的东西。随着科学性基准的变化，作为研究活动的科学的不连续性也就产生了。如同牛顿的经典物理学与爱因斯坦的量子物理学一样，其在时间与空间关系的基本假设上已经是相反的两个概念。古代对于中风病的认识是从症状类推出风邪，所以汉唐治疗中风的方剂多以续命汤类方剂为主，而现在出现相同的症状时，我们却很少使用此类方剂，因为现代认为脑卒中的发生是以血管病变为主的疾病，续命汤类方中的麻黄、附子可加重血管损伤。所以研究范式的变化，医学工作者的"世界"不同，使对古今同一病疾病的认识与治疗成为不可通约。

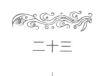

二十三

风引汤

问曰：《金匮要略·中风历节病脉证并治》曰："风引汤，除热癫痫。"为什么方名叫"风引汤"，其主治病证是什么？

关于风引的含义，古今存在着以下两种说法：①风引为正气引邪。喻嘉言在《医门法律》中写道"本文有正气引邪，僻不遂等语，故立方即以风引名之"，其认为风引的含义与前文描述的"正气引邪"有联系，但仔细推敲会发现虽然两者都有"引"字，但论述的是两个不同方面的内容。"正气引邪"前有"邪气反缓，正气即急"，即正气充足方的肌肉牵拉，中邪风的一面，但"风引"之"风"则更像在指邪气，而不是正气。②风引为风邪引动。张璐的《千金方衍义》认为"风引者，风淫末疾，而四肢引动也"，即风邪引起了四肢的抽动，此与后文所说的"除热瘫痫"较为符合。另有与此说释义相同者，如《金匮玉函要略辑义》曰："风引，即风痫掣引之谓。"如果说前面未明确说明风邪的性质为何，那么张山雷则明确其为内风所引动，如"方以风引为名，甚不可解，盖谓病由内风引动耳"。

如果倾向于第二种说法，那么风引则解释为风邪掣引所导致的疾病，也就是可以在此背景下推测"风引"应该是古代对此类疾病的一种命名。我们可以发现上述对风引含义的考证仅仅是基于一般的症状和病机做出符合人们认知的解释，并未能说明其在古代是否为一个独立词语？其适用范围在哪？是日常用语的借用还是中医所特有？下面将就此问题进行简单说明。 在古代，"风引"是一个独立的词语，其并非中医所特有，应该为日常语言到中医语言的一种借用。 如在王昌龄所作《送魏二》一诗中，有"江风引雨入舟凉"，字面意思为江风将雨吹入舟中感到寒冷；又如陆游《采桑子》中"小醉闲眠，风引飞花落钓船"，字面意思为风将落花吹到了钓鱼的船上；近代作品《吟边琐记》中描述凉风慢慢吹来时表述为"凉风徐引"。 所以我们可以看到所谓的"风引"，其本义就是风吹的意思。 所以风引病的命名是通过自然界风吹后物体动摇的现象与人体振摇的疾病状态相映射而建构的。

《外台秘要·卷第十五风痫及惊痫方五首》有紫石汤一方，其与风引汤在药物组成上相同，仅药物剂量有些许变化。 其主治症状为"又疗大人风引，少小惊痫瘛疭，日数十发，医所不能疗，除热镇心"。 另外，《备急千金要方·卷十四小肠腑方·风癫第五》又记载紫石煮散一方，其药物组成与风引汤相同，主治症状为"治大人风引，小儿惊痫瘛疭，日数十发，医所不疗者方"。 可以看出，此方无论是以风引命名，还是以紫石煮散或紫石汤命名，只是侧重了不同方面，其大体内容基本一致，就如《金匮要略》中的旋覆花汤，其用药物命名时为旋覆花汤，以所治疗疾病命名就为肝着汤。 风引汤主治无外乎治疗风引、惊痫、瘫痫，除热镇心。 其中所治瘫痫一证列于风引汤之正文，但除《金匮要略》一书外，现有医籍并无对此病有其他论述，且现存各版本并无各异，瘫痫一证着实让人费解。

对瘫痫一证现存有以下几种观点：①瘫痫作癫痫。 如《金匮要略今释》中总结到"但除热瘫痫四字，义未充。 刘氏《幼幼新书》作除热去癫痫,《楼氏纲目》作除癫痫,其改瘫作癫,于理为得矣"。②瘫痫作瘫痪解。如吴锡璜在《中风论》中将原文更改为"风引汤,除热瘫痪"。③瘫痫为瘫痪与癫痫并见。如赵锡武医案中出现了一瘫痪的肢体剧烈抽动,阵作后尤瘫的现象,赵老认为这就是仲景所谓的瘫痫。根据现有的文献证据来看,此方应用于治疗癫痫是没有疑问的。所依据的就是与风引汤"同体别名"的紫石汤和紫石煮散分别在《外台秘要》和《千金要方》的记载,在原文基本描述相同的情况下,紫石汤被王焘编写到"风痫惊痫篇",紫石煮散则被编写到《千金要方》的疯癫一篇,这也从侧面反映了编者对方剂主治方向的认识,所以综合两者的认识即为癫痫。另外也可从风引这个病证的特点来推测"瘫痫"为何,虽然未见医书对此病证有专门论述,但方名中含有"风引"的方剂有很多,可从其所治症状来分析推测风引到底为何病。除以上风引汤治疗"风胜则动"的症状外,还有对肢体萎弱不用的描述,如《外台秘要》卷十六引《删繁方》风引汤的主治为"肉极虚寒,则皮肤不通,外不得泄,名曰厉风,内虚外实,腰脚疼弱。脾痹四肢解惰"。四肢解惰即为"瘫"的表现,所以依据风引的表现"除热瘫痫"则可以改为"除热、瘫、痫"。

二十四

脚肿如脱与魁羸

问曰:《金匮要略》记载了"诸肢节疼痛,身体魁羸,脚肿如脱,头眩短气,温温欲吐",其"脚肿如脱",当作何解?又文中有"魁羸"和"尪羸"两种不同的版本记载,应当作何理解?

桂枝芍药知母汤是《金匮要略·中风历节病脉证并治》治疗历节病的代表方剂,关于其主治症状"身体魁羸,脚肿如脱"的解释,历代以来备受争议。其中"身体魁羸"出自赵开美本,除此之外,徐镕本作"身体尪羸",俞桥本作"身体尪羸"。其中徐镕本"尪羸"之"尪",经学者考证属于"魁"之坏字。原本中是"魁羸"还是"尪羸"将会对条文的解读产生影响。

除以上两种不同的写法外,元刊本及《脉经》中作"魁瘰",李金庸先生等人认为,"魁瘰"与"魁羸"虽然字形不同,但意义相同,为叠韵字。又"魁瘰"与"魁瘣"为字之叠韵,只论声不论字,其意思相同。魁瘣,《尔雅·释木》中有云:"枹遒木,魁瘣。"郭璞注"谓根节目盘结魂磊",所以魁瘣的意思为树木根节盘结不平。其还用相同的训诂方法对相近字等进行考证,最后得出"身体魁羸"的意思为肢体关节疼痛肿大而不与关节上下相平。

"尪羸"之"尪"，表示瘦弱多病之意。如慧琳所撰《一切经音义·卷四十一》曰："病瘦弱谓之尪。"玄应的《众经音义·卷八》云："尪，羸也。"另外，"尪"同"尢"，许慎《说文解字》云："尢：尪也。曲胫人也。从尢，象偏曲之形。"所以有学者认为，"尪羸"之"尪"在此有关节弯曲变形的意思。这种解释则有附和之嫌，即现多将历节病与类风湿病相类同，因类风湿多关节变形，所以硬将此解释为关节的形变。其实在古代医学典籍中，绝大部分还是以关节的肿胀疼痛、屈伸不利为历节病的典型症状，而并不是关节的形变，此为不将"尪羸"解释为关节变形的原因之一。第二个原因在于，"尪羸"作为一个词语，在古代文献中常作"羸弱"，并不包含有关节弯曲变形之意，如葛洪在《抱朴子》的自序中有"洪禀性尪羸，兼之多疾"，又如《南史·列传卷三十一》"服阕，当问讯武帝，尪羸骨立，登车三上不能升，乃止"。所以古之尪羸，其实属瘦弱之意。

"魁羸"有身体瘦弱而身体关节弯曲肿痛之意，而"尪羸"则仅表示瘦弱。到底哪一个才是原版的描述，这就面临一个选择，我们做以下推测：首先，根据前后文来看，假设为魁羸，其含有关节肿痛的意思，那么为什么后面还要再多描写一次"脚肿"，所以为仅有身体羸瘦含义的"尪羸"，后面的"脚肿如脱"起到一个强调与转折的作用；其次，根据"魁羸"在古代其他文献出现的频率，发现"魁羸"一词少有出现，而尪羸一词则使用较为频繁，如杜甫的诗《雨》"尪羸愁应接"、《续资治通鉴·宋纪·宋纪一百三十九》"尪羸老弱，并行拣汰"、《聊斋志异·卷六·马介甫》"积半岁，儿尪羸，仅存气息"。所以推测，"尪羸"更符合原文的表述。

至于"脚肿如脱"一证，"脚"在此指胫，即小腿，其争议主要在对"脱"字的解释上。一，将"脱"字解释为脱离，此句解释为腿部肿胀麻木像与身体脱离一样。二，将"脱"字解释为肉脱，即瘦之太甚之意，其依据为《说文解字》对脱字的解释，"脱，消肉臞也"。段玉裁注云："今俗语谓之太甚者约脱形，言其形象如解脱也。"但脱如果作"瘦之太甚"，则与前面之"脚肿"相矛盾，所以认为"肿"乃"踵"之错字，所以就把此句解释为脚跟瘦弱。三，将"脱"字解释为脱出、冒出，所以"如脱"则成了脚肿的补语，即腿肿了像冒出来一样。四，"脱"按《尔雅》郭璞注，"脱，谓剥皮也"，司马彪进一步解释为"新出皮悦好也"，即用来形容小腿肿胀，皮肤薄嫩透亮有光泽，如新生之皮一样。

通过以上梳理可以发现，以上四种解释都是在文字训诂方面做工夫，并未注意到此条的语境为历节病，所以找出历节病相关的表现结合相应的文字训诂则更能还原"脚肿如脱"的原意。如《外台秘要·卷第十四·历节风方》有记载，"又松节酒，主历节风，四肢疼痛犹如解落方""古今录验防风汤，主身体肢节疼痛如堕落，肿按之皮急，温温闷乱如欲吐方"。通过以上两条可以看出，如脱应与"解落""堕落"相对应，即像要掉下来一样，这样来看与前面的第一种解释较为接近，但是虽然都为脱落分离，一个解释为麻木，另一个描述的是因为疼痛太甚，显然两者有明显差别。根据文献的证据，则此条的"如脱"，更倾向于因为疼痛所致。如果是这样，那么"诸肢节疼痛，身体尪羸，脚肿如脱"的断句就不甚合理，则应该变为"诸肢节疼痛，身体尪羸，脚肿，如脱"，"如脱"不是"脚肿"的补语，两者为并列关系，且为"诸肢节疼痛"的补语。

二十五

崔氏八味丸

问曰：在《金匮要略·中风历节病脉证并治》的附方中载有"崔氏八味丸"，据此有人认为肾气丸为崔氏所创，这样的认识正确吗？

要弄清这个问题，先要明白现存《金匮要略》一书的来源。张仲景《伤寒杂病论》共十六卷，高保衡、孙奇、林亿等人先前校订的《伤寒杂病论》，仅存《伤寒论》十卷，未见杂病部分。后来翰林学士王洙在馆阁的蠹简中，发现了《金匮玉函要略方》三卷，上卷辨伤寒，中卷论杂病，下卷载其方，并疗妇人。因"伤寒部分文多节略"，所以将中卷的杂病到饮食禁忌的共二十五篇分为上中下三卷，至于《金匮玉函要略方》下卷的二百六十二个方剂，与原先校订《伤寒论》的方法一样，为了使"仓卒之际，便于检用"，故"仍以逐方次于证候之下"，这样就形成了"方证同条"的格式。与《伤寒论》校订略有不同的是，除正文部分外，又将原来为仲景方剂但散见于其他医书者收集附于相关篇章之末，这些医书包括《近效方》《古今录验》《肘后备急方》《千金方》《外台秘要》等方书，其中《近效方》《古今录验》两书在北宋校订时早已亡佚，仅《千金方》《外台秘要》中有部分记载。所以"又采散在诸家之方，附于逐篇之末，以广其法"。而崔氏八味丸一条则存在于这些附方之中，根据高保衡、孙奇等语，所采诸家方即为仲景之原方，而《医宗金鉴·订正张仲景全书金匮要略注》则认为附方非仲景之方，"故弃而不载"。

　　此两种不同的观点哪种更为正确，根据附方的记载去查诸家方书，其大部分有出自仲景方的相关文字，如《古今录验》续命汤载于《外台秘要·卷第十四》，其方后注有"范汪方主病及用水升数煮取多少并同，汪云：是仲景方"；三黄汤在《千金要方·卷八治诸风方·偏风第四》中方名为"仲景三黄汤"；茯苓饮载于《外台秘要·卷第八·痰饮食不消及呕逆不下食方九首》，名为延年茯苓饮，其方后注中有"仲景伤寒论同出第十七卷中"，以上为直接有引文说明之类。有需间接证明者如千金苇茎汤，《金匮要略》附方中言其载于《千金》，但查现存《千金要方》并未言此是仲景方，而于《外台秘要·卷第十·肺痈方九首》方后注云"仲景伤寒论云苇叶切二升，千金、范汪同，千金云苇茎二升，先以水二斗煮五升"。同样《金匮要略》的越婢加术汤，记载于《千金要方》一书，但《千金要方·卷十五脾脏方·肉极第四》一节，并未言其出自仲景，且方名为越婢汤，与《金匮要略》附方所载不符，《外台秘要·卷第十八·风毒脚弱痹方六首》方后注云"此仲景方本云越婢加术汤又无附子"，可以知道林亿等人是按此引用并修改的。除直接说明或间接说明的方剂外，又存在如桂枝去芍药加皂角汤、三物黄芩汤、内补当归建中汤、獭肝散等方剂未有证据说明其是张仲景治疗杂病的方剂，其中有较多一部分来源于《千金要方》，为什么林亿等人校订时将那些方剂汇入附方现今却无证可查，在其《千金要方·例》中有"凡诸方论，今各检见所从来及所流派，比欲各加题别，窃为非医家之急，今但按文校订，其诸书之名则隐而不出，以成一家之美焉"。因此可以知道原《千金要方》是写明出处的，却被林亿等人删去了，所以当时他们是能看到，而我们今天却只能猜测了。

关于《金匮要略》的附方可以推测是仲景原书所收载而遗落于其他方书的，那么崔氏八味丸也应该属于其中，但附方中也未记载其出自哪本医书。与其他附方所不同的是，因其含有崔氏之姓名所以会误认为是崔氏所创。现今认为，所谓的崔氏即隋唐名医崔知悌，在《唐书·经籍志》中有其医学著作《崔氏纂要方》的记载，但现已亡佚。所谓纂，即有收集材料编书的意思，可以推测《崔氏纂要方》一书中收录了仲景"八味丸治脚气上入，少腹不仁"一条，所以林亿等人才会将其转录入附方之中。另外在《外台秘要》中记载了与崔氏肾气丸所描写条文几乎相同的一条："又若脚气上入少腹，少腹不仁，即服张仲景八味丸方。"因王焘与崔氏年代相近，且《外台秘要》中又单列八味丸，若八味丸为崔知悌所创，岂有在书中言"张仲景八味丸"之理？

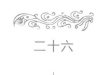

血痹与虚劳病同篇

问曰：为何《金匮要略》要把血痹与虚劳病同篇论述？

血痹的成因如原文所述"夫尊荣人，骨弱肌肤盛，重因疲劳汗出，卧不时动摇，加被微风，遂得之"，乃形胜气衰之人，腠理不固，经常汗出，加之睡觉时被贼风所扰，导致气血运行不畅。其轻者脉象为"脉自微涩，在寸口关上小紧"，微涩提示血液的运行不畅，寸口关上小紧说明风寒邪气病位不深。血痹病情重者脉象变为"寸口关上微，尺中小紧"，紧脉从关上变化到尺部，提示邪气的深入，这时还会出现身体麻木不仁，偶有疼痛的症状。可以知道血痹的发病为一个正虚邪实的状态。既然血痹以风邪为诱因，且其主症为"外证身体不仁"，与中风病所说的"邪在于络，肌肤不仁"相似，那为何不将其置于《金匮要略·中风历节病脉证并治》篇，而将其于《金匮要略·血痹虚劳病脉证并治》篇来论述呢？

在有关历节、血痹和虚劳三个病的论述中，可以发现这样一个现象，即每个疾病中都有以桂枝汤为主要成分的主治方剂。其分别是治疗历节出现"诸肢节疼痛，身体魁羸，脚肿如脱，头眩短气，温温欲吐"的桂枝芍药知母汤、治疗血痹出现"寸口关上微，尺中小紧，外证身体不仁，如风痹状"的黄芪桂枝五物汤、治疗"虚劳里急,诸不足"的黄芪建中汤。桂枝汤为调和营卫的主方,在《伤寒论》中有较为清晰的描述,如第53条:"病常自汗出者,此为荣气和。荣气和者,外不谐,以卫气不共荣气谐和故尔。以荣行脉中,卫行脉外,复发其汗,荣卫和则愈。宜桂枝汤。"巧合的是在《金匮要略·中风历节病脉证并治》中论述"身体羸瘦,独足肿大"时也用了荣卫理论来进行论述,即"荣气不通,卫不独行,荣卫俱微,三焦无所御,四属断绝,身体羸瘦,独足肿大",恰好就是桂枝芍药知母汤证的主要病机,描述的是荣卫不通到荣卫俱微到出现身体羸瘦的演变过程,桂枝汤在方中也是起调和营卫的作用,营卫失调不仅可以影响到肌表,还可以对形体内脏产生影响,所以桂枝汤的调和营卫在此为后者。因其桂枝芍药知母汤证还有肢体疼痛的表现,在古代认识中多以为有外邪的存在,尤其是寒邪,如《素问·痹论》篇所说"痛者,寒气多也,有寒,故痛也",所以在桂枝汤基础上中加重桂枝、生姜的用量,并加入附子、麻黄、防风以祛其风寒邪气。黄芪桂枝五物汤所治主要以身体不仁为主要症状,虽然有感受风邪,但不以邪气为主,而以正气的亏损为主,不仁与荣卫行涩有密切关系,如《素问·痹论》"其不痛不仁者,病久入深,荣卫之行涩,经络时疏,故不痛,皮肤不营,故为不仁",所以以桂枝汤为底方调和荣卫以治疗不仁,又因尊荣人骨弱肌肤盛喜汗出,加被微风,易黄芪为甘草以补养正气并肥腠理,加生姜二两以祛邪气。黄芪建中汤治疗虚劳里急诸不足,虚劳诸不足的表现无非身体羸瘦等表现,如前文所述即"荣卫俱微,三焦无所御,四属断绝,身体羸瘦",故而以调和营卫的桂枝汤为主方,因腹痛倍芍药,再加黄芪、饴糖以建中气。

《研经言·卷一》虚劳论中有"今之所谓虚劳,古之所谓蒸也;古之所谓虚劳,今之所谓脱力也……脱力有成痼疾者,有在一时者,有着一处者,苟因劳伤气血不复,皆得称为虚劳"。上述三方中,皆以通调荣卫为基本治法，但又有稍许不同。桂枝芍药知母汤证虽然出现了身体羸瘦的症状，但其还是以肢节疼痛为主，所谓"大实有羸状"，治疗中加入了大量温散风寒邪气的药物，其发病可以概括为风寒→荣卫不通→荣卫具微，而到了血痹阶段，其发病可以概括为荣卫行涩-经络时疏，外邪就较少了，至虚劳病时那就仅存有荣卫俱微就几乎没有外邪了。

由此可以推断，桂枝芍药知母汤是为病人感受外邪，气血尚未充足所设，而血痹则由于病人感受风寒邪气，阻滞了气血运行，进而发展为虚劳，是因痹而成劳。因此，血痹、虚劳两病都属于内伤范畴，从其代表方剂黄芪桂枝五物汤与黄芪建中汤的组方构成关系中，可以认为两病的主要病机为荣卫之气的不足，而少有如桂枝芍药知母汤中祛风散寒的药物。因此将血痹划分到与虚劳病同篇而不是与中风病同篇，很可能是基于荣卫之气虚实的不同变化。

桂枝加龙骨牡蛎汤与天雄散

问曰：桂枝加龙骨牡蛎汤与现在所用补益方剂明显不同，张仲景为何用桂枝加龙骨牡蛎汤治疗虚劳病？其后提及了天雄散而无相应症状的描写，此方是做什么用？

桂枝加龙骨牡蛎汤是治疗虚劳失精梦交的主方。原文这样论述到："夫失精家，少腹弦急，阴头寒，目眩，发落，脉极虚芤迟，为清谷、亡血、失精。脉得诸芤动微紧，男子失精，女子梦交，桂枝加龙骨牡蛎汤主之。"从其原文描述来看，病人因为经常失精，而产生了少腹弦急、阴头寒、目眩、发落、下利清谷、亡血、男子失精、女子梦交等症状，此属阴阳两虚、阴阳不和所致，故用桂枝汤调和阴阳，加龙骨、牡蛎取其潜阳入阴，以镇心神，又能收敛固涩以保肾精。

《金匮要略·血痹虚劳病脉证并治》对于虚劳病的治疗算上天雄一共有八首方剂，其中小建中汤、黄芪建中汤、桂枝加龙骨牡蛎汤皆是以桂枝汤为基础的方剂，这些方剂所治的症状也较为复杂，如小建中汤一方中出现了脾胃的症状如里急、腹痛、四肢酸痛；心的症状如悸、衄；肾的症状如失精；又有阴虚的症状如手足烦热、咽干口燥。既然都是以桂枝汤为线索，那么下面就探讨一下张仲景应用桂枝汤条件是什么？依据是什么？

在《伤寒论》中桂枝汤的主要作用是调和营卫，既可以治疗外感风邪后导致的营卫不和，如95条"太阳病，发热汗出者，此为荣弱卫强，故使汗出，欲救邪风者，宜桂枝汤"；又可以治疗无外感风邪所致的自汗出，如《伤寒论》53条"病常自汗出者，此为荣气和。荣气和者，外不谐，以卫气不共荣气谐和故尔。以荣行脉中，卫行脉外，复发其汗，荣卫和则愈。宜桂枝汤"。可见仲景的荣卫理论其适用范围已经超出了外感病的范畴。《金匮要略》则更为详细地展示了营卫理论在内伤杂病中的应用，如《金匮要略·中风历节病脉证并治》"荣气不通，卫不独行，荣卫俱微，三焦无所御，四属断绝，身体羸瘦，独足肿大"，论述了荣卫失常与历节病的关系；《金匮要略·水气病脉证并治》中"营卫不利，则腹满肠鸣相逐，气转膀胱，荣卫俱劳"，论述了荣卫失常与脾胃关系；又有论述荣气、卫气各自失调表现的条文，如《金匮要略·水气病脉证并治》篇有"寸口脉弦而紧，弦则卫气不行，即恶寒，水不沾流，走于肠间"，描述的是卫气不行导致的水泻；又《金匮要略·呕吐哕下利病脉证治》"寸口脉微而数，微则无气，无气则荣虚，荣虚则血不足，血不足则胸中冷"一条论述了荣气虚与胸中冷的关系。基于以上条文，可以推测在东汉或东汉之前，荣卫理论是一个内容丰富且应用广泛的理论。既然桂枝汤的功用为调和营卫，那我们主要找出虚劳与营卫的关系，就可以在一定程度上说明桂枝汤为什么可以被广泛应用于虚劳。

《金匮要略·中风历节病脉证并治》中"荣气不通，卫不独行，荣卫俱微，三焦无所御，四属断绝，身体羸瘦，独足肿大，黄汗出，胫冷。假令发热，便为历节也"一条从荣卫关系论述了历节发病的原因，更为准确地说荣卫运行失常导致三焦无所仰、四属断绝，出现身体羸瘦，独足肿大的情况，其实从形体来看已经是一个虚劳的状态。此条为对上条桂枝芍药知母汤的解释，如果说"身体尪羸，脚肿如脱"是由于营卫运行失常造成的，那么桂枝芍药知母汤中调和营卫的即为桂枝汤成分，所以桂枝汤在此方中主要针对的是历节病的虚损，这也就是日本医家所认为的桂枝汤为强壮药。这样再来看桂枝加龙骨牡蛎汤，其方义为用桂枝汤来治疗失精后所导致的虚劳表现，用龙骨牡蛎来收涩固精。正如徐忠可所言："桂枝汤外证得之能解肌去邪气，内证得之能补虚调阴阳。"

在《外台秘要·卷第十六虚劳梦泄精方一十首》中录有深师桂心汤、小品龙骨汤均治疗失精为主的病症，仅在用量上与《金匮要略》桂枝加龙骨牡蛎汤略有差别，现录于下，以供参考。

　　桂心汤。疗虚喜梦与女邪交接精为自出方。（一名喜汤）

　　桂心　牡蛎（熬）　芍药　龙骨　甘草（各二两炙）　大枣（三七枚一方十枚）　生姜（五两）

　　上七味　咀。以水八升煎取三升。去滓。温分三服。忌海藻菘菜生葱。（范汪同并出第三卷中）

　　小品龙骨汤。疗梦失精。诸脉浮动。心悸少急。隐处寒目眶疼。头发脱者。常七日许一剂至良方。

　　龙骨　甘草（炙各二分）　牡蛎（三分熬）　桂心　芍药（各四分）　大枣（四枚擘）　生姜（五分）

　　上七味切。以水四升。煮取一升半。分再服。虚羸浮热汗出者。除桂。加白薇三分。附子三分炮。故曰二加龙骨汤忌海藻菘菜生葱猪肉冷水。

天雄散方列于桂枝龙骨牡蛎汤之下，但于条文中未提及其所主治。有医家认为本条从"夫失精家"起，至"为清谷、亡血、失精"止，后为

"天雄散方……"之内容为一条。那么也就是说，天雄散所主治为清谷、亡血、失精，正如曹颖甫所言："……男子亡血失精，独无方治，而补阳摄阴之法，要以天雄散为最胜。天雄以温下寒，龙骨以镇浮阳，白术、桂枝以扶中气，而坎离交济矣。"在《外台秘要·卷第十六虚劳失精方虚劳梦泄精方一十首》中载："范汪疗男子虚失精，三物天雄散方：天雄三两炮、白术八分、桂心六分。右药捣，下筛，服半钱匕，日三，稍稍增之。"因此在清代莫枚士《研经言》中即论述到："范汪方较仲景止少龙骨一味，而注中引张文仲有龙骨，与仲景一味不差。此天雄散治失精之证也。"但这样的解释存在一个矛盾。在《金匮要略方论·序》中："国家诏儒臣校正医书，臣奇先核定《伤寒论》，次校定《金匮玉函经》，今又校成此书，仍以逐方次于征候之下，使仓卒之际，便于检用也。"可以显而易见地看出，孙奇等是按照"逐方次于征候之下"的方式对方进行排列的，那么如果天雄散是在"清谷、亡血、失精"之后，天雄散方应在桂枝加龙骨牡蛎汤前出现，也可以推断出孙奇所见之《金匮要略》已与现今通行版本不同。段逸山先生于 2007 年夏，在上海图书馆发现一种明洪武二十八年的抄本《金匮要略方论》，系抄自北宋绍圣三年（1096 年）刊行的小字本，此刊本对于了解宋版《金匮要略》的原貌具有重大意义和价值。在此版本中，在桂枝加龙骨牡蛎汤方后，为"天雄散亦主之"。那么也就是说，桂枝加龙骨牡蛎汤和天雄散均可以治疗第八条所见之症状，根据药物组成来看，天雄散更适合于治疗清谷，而桂枝加龙骨牡蛎汤更适用于治疗失精。

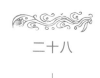

二十八

马刀侠瘿

问曰：在《金匮要略·血痹虚劳病脉证并治》与《灵枢·经脉》中均记载有"马刀侠瘿"一词，二者的解释相同吗？我们应该如何理解？

诸家医书对"马刀侠瘿"有着不同的认识，有将马刀侠瘿当作一个完整的词语来解释者，如《高注金匮要略》谓"言尖长如马刀之瘿瘤。挟于腋下之谓"，其认为此病属瘿瘤，但是是在腋下尖长像马刀的瘿瘤。有将马刀侠瘿分而论之，如《金匮要略心典》载李氏"瘿生乳腋下，曰马刀。又夹生颈之两旁者为侠瘿……马刀，蛎蛤之属，疮形似之故名马刀。瘿一作缨，发于结缨之处……故俗名病串"。其认为马刀侠瘿属于瘰疬一类的疾病，马刀此解释为蛤蛎之类，而瘰疬形如马刀者称之为马刀，侠瘿则是以部位言之，侠通"挟"，瘿通"缨"，指系在脖子上的帽带，所以侠瘿泛指颈部的瘰疬。现有解释亦多从此，但这样的解释显然有望文生义的嫌疑，除了字面意义外，很难令人信服。又有认为马刀与侠瘿是瘰疬与瘿瘤两种不同的疾病，如《类经·十四卷·疾病类十》"马刀，瘰疬也。侠瘿，侠颈之瘤属也"。瘰疬的语境下称马刀也是有其条件的，如"一曰结核连续者为瘰疬，形长如蚬哈者为马刀"。除此外"又曰胁肋下者为马刀"。

综合以上医家的观点来看，马刀无非有两个意思，一个是形容瘿的形状，一个是指代瘿的部位。无论是《金匮要略》还是《黄帝内经》，"马刀侠瘿"仅是一种表述，很难确定其具体含义。然而在《备急千金要方》中"马刀"一词在多种情形下被表述。将马刀一词作为药物的描述排除后，关于病证的具体内容举例如下。

> 此皆有溢饮在胸中。久者缺盆满，马刀肿有剧时，此为气饮
> 所致也。
>
> ——《备急千金要方·卷十八肠腑方·痰饮第六》
>
> 绝骨，主马刀腋肿……又云：支沟，章门主马刀肿……侠
> 溪、阳辅太冲，主腋下肿马刀瘘。
>
> ——《备急千金要方·卷三十·针灸下·瘿瘤第六·痔瘘病》
>
> 寒热酸颈痛，四肢不举，腋下肿瘘，马刀，喉痹，髀膝胫骨
> 摇，酸痹不仁，阳辅主之。胸中满，腋下肿，马刀瘘，善自嚼舌
> 颊，天牖中肿，寒热，胸胁、腰、膝外廉痛，临泣主之……腋下
> 肿，马刀肩肿，吻伤，太冲主之。寒热颈瘰疬，大迎主之。
>
> ——《备急千金要方·卷二十三痔漏方·九漏第一·灸法》

以上有关马刀的相关词语有"马刀肿""马刀瘘""马刀腋肿""马刀肩肿"等，现结合具体语境分别论述马刀之所指。"马刀肿"为胸中溢饮的一个症状，在"久者缺盆满，马刀肿有剧时"一句中，可以明显地发现"缺盆满"与"马刀肿"是一组具有对偶关系的词语，"满"与"肿"描述的是疾病状态，那么可以推断"马刀"则与"缺盆"一样是用来描述疾病部位的词语。相同的情况又有"侠溪、阳辅太冲，主腋下肿马刀瘘"一

句，"腋下"与"马刀"相对，皆属于部位的描述。所以对于"马刀腋肿"与"马刀肩肿"的理解，马刀应与腋、肩为并列关系，即部位在马刀、腋下、肩部的肿大，而不是把马刀理解为形状似马刀的瘰疬的一种疾病，否则对于这些词语解读完全是望文生义。另外，上文又有"马刀，喉痹"一句，马刀一词是独立的，更令人费解。在此，更倾向于断句者误把马刀当作一种疾病，不知道其本来是指身体某一部位，其本应该断为"马刀、喉痹"，指马刀的痹证。

所以综合上面的结论来看，"马刀侠瘿"字面上可以理解为在马刀这个部位长了一个瘿。至于马刀为何部位，通过以上论述可以知道，其不可能是腋、肩、喉这三个部位，如果将瘿按照《说文解字》解释为"颈瘤也"，那么马刀应该是位于颈部的一个部位，但具体为何，现在难以说明，如《研经言》所云"颈侧肉之名马刀，犹掌侧白肉之名鱼乎"，或可以参考。

《灵枢·痈疽》篇认为"其痈坚而不溃者，为马刀挟瘿"，此痈应当作肿来解释。所以坚而不溃为马刀挟瘿的一个重要特点，与之相对的就是《备急千金要方》中的马刀瘘一病。此篇是对痈疽的描写，其中对于坚而溃的称之为疽，如原文所说"疽者，上之皮夭以坚，上如牛领之皮"，所以马刀侠瘿属于疽，对于疽发病的描述为"热气淳盛，下陷肌肤，筋髓枯，内连五藏，血气竭，当其痈下，筋骨良肉皆无余"。可以知道古人将疽的病机认为是热毒下陷所致，虽然后期会出现髓枯血竭、正气亏损的情形，但在发病上皆是热毒所引起。而《金匮要略·血痹虚劳病脉证并治》描述为"人年五六十，其病脉大者，痹侠背行，苦肠鸣，马刀侠瘿者，皆为劳得之"，可以知道《金匮要略》中认为马刀侠瘿的发生是在正气亏虚的情况下发生的。基于这两种病因，其背后反映了对发病机理的认识以至于影响到治法的选择，《灵枢》中已明确描述热毒下陷耗伤身体的过程，而《金匮要略》这一条则更倾向于是阴实所导致的瘿瘤，阳气亏损是其根本。《灵枢》中认为马刀侠瘿应该是基于因热膨胀这一自然现象，那么《金匮要略》则是基于水液因寒邪而凝坚为病，所以为了消除瘿瘤必然会采取两种相反的治法。

二十九

半夏补气

问曰：《金匮要略·血痹虚劳病脉证并治》黄芪建中汤方后加减法中有"气短胸满者加生姜；腹满者去枣，加茯苓一两半；及疗肺虚损不足补气，加半夏三两"，如何理解"疗肺虚损不足，补气者加半夏三两"？

对于黄芪建中汤方后注的理解，大多从治水的角度进行解读。生姜可以解表止呕，由于水气内停，导致出现气短胸满，加用生姜以温化水饮；腹满亦是由于水邪内停所致，故而去大枣之壅滞，加茯苓淡渗利湿；而由于水邪内停，阻滞气机运行，故而加用半夏以去水，如曹颖甫在《金匮发微》中所言："补气所以加半夏者，肺为主气之脏，水湿在膈上，则气虚而喘促，故纳半夏以去水，水湿下降，则肺气自调，其理甚明。"但从"肺虚损不足，补气加半夏三两"字面意思来看，有半夏补气之意，但考历代诸家本草方书未有言半夏有补气之功用者。所以陈修园在《金匮要略浅注》时发出"补气加半夏，更为匪夷所思，今之医师，请各陈其所见"的感慨。在未能直接解释半夏补气时，后世医家又对半夏补气的机理进行了新的解释。如《金匮要略广注》云"疗肺虚补气，加半夏运枢机以行补剂也"，所以其认为半夏补气非直接补气，而是通过半夏的行气作用使脾胃健运，更好地发挥黄芪建中汤的补气作用；高学山在其《高注金匮要略》中对此做了进一步的论述"非以半夏功能补气之谓也，盖肺虚不足，下气必乘虚而上逆，不加降逆之半夏，则药气与所冲之客气，互争胸分。而胀、喘、促之候见矣"，即半夏可以通过降气的作用来防止服用黄芪建中汤后出现的咳喘、气促的症状。以上注家对于半夏补气均从病机层面进行解释，或将补气解释为去水则气自调，或将补气解释为助黄芪建中汤补气，或将补气解释为降气。

可以再详细看一遍方后注的加减法，"及疗肺虚损不足，补气加半夏三两"与前之"气短胸满者加生姜；腹满者去枣加茯苓一两半"描述方式明显不同，前面两个加减法的描述形式为"某证加减某药"，而半夏此句前面多有"及疗"二字，前面是某个症状的描述，而"肺虚损不足"更像是对病机的描述。黄芪建中汤外，《金匮要略》中还有多处加减法，如防己黄芪汤加减法就有"喘者，加麻黄半两；胃中不和者，加芍药三分；气上冲者，加桂枝三分；下有陈寒者，加细辛三分"。

这些加减法，从内容上来看都是针对具体症状的用药加减，其描述形式为"某症，加减某药"，所以"及疗肺虚损不足，补气加半夏三两"从其表述形式上与一般的加减法的表述形式并不相同。因其出现在加减法的语境下，所以理解时很容易按照加减法的方式将其解读为"肺虚损不足者，补气加半夏三两"，根据前面某症用某药的方式，半夏就被理解为了针对治疗肺气虚损的特异性药物。

可以从训诂学的角度对此进行重新考证。"及疗"，在此"及"应当解释为与、和的意思，如诸葛亮《前出师表》就有"若有作奸犯科及为忠善者"。那么既然"及"字作一连接词的话，其应该有一前后文，既然后承"疗肺虚损不足"，那么前也应该有所接。既然是出现在黄芪建中汤方下，那么更可能接在"黄芪建中汤主之"之后，那么原条文则变为"虚劳里急，诸不足，黄芪建中汤主之。及疗肺虚损不足，补气……"这样则将其解释为黄芪建中汤不仅可以治疗"虚劳里急，诸不足"还可以治疗肺气虚损不足。其实这种"补足语"的论述方式，在《金匮要略》的其他条文中也经常出现。如《金匮要略·妇人产后病脉证治》产后腹中疞痛，当归生姜羊肉汤主之，并治腹中寒疝，虚劳不足。此条文在"当归生姜羊肉汤主之"之后，又补充了"并治腹中寒疝，虚劳不足"，此处的"并"也是和、与的意思。《金匮要略·呕吐哕下利病脉证治》有"吐后渴欲得水而贪饮者，文蛤汤主之，兼主微风脉紧头痛"，"兼主"一词就是也可以治疗的意思。所以"及疗""并治""兼主"在条文中作前文方剂治疗补充之连词，取可以同时治疗之意。但我们又可以发现，经过重新调整后的条文，前半部分虽然与当归生姜羊肉汤、文蛤散的形式上相同，但"加半夏三两"的描述，是前两个条文所不具备的。而在《金匮要略·妇人妊娠病脉证并治》中，当归贝母苦参丸方后有"男子加滑石半两"，即原有当归贝母苦参丸是治疗妊娠小便难，饮食如故，若要治疗男子小便难，饮食如故则在原方中加入滑石半两，即当归贝母苦参丸加滑石可以治疗男子小便难，饮食如故。同理"及疗肺虚损不足，补气加半夏三两"，可以理解为如果治疗肺气的虚损不足，还需在黄芪建中汤的方中加入半夏三两，即黄芪建中汤加半夏可以治疗肺气虚损不足证。所以可以认为，加入半夏并不是针对气虚的对症用药，而是想说明黄芪建中汤加半夏，整个方剂可以治疗肺气虚损。

《外台秘要》中与黄芪建中汤相关有如下两个条文。

《集验》疗虚劳里急诸不足。黄芪建中汤方。

黄芪（三两）桂心（三两）甘草（三两炙）芍药（二两）生姜（四两）大枣（十二枚擘）饴糖（一斤）

上七味切，以水一斗二升，煮取六升，去滓，纳饴糖，令消。适寒温，服一升，间日可作。呕者，倍生姜；腹满者，去枣加茯苓四两。忌生葱海藻菘菜。（古今录验同，此本仲景方恐是甘草二两、芍药六两、生姜三两也。通按当以此为准与金匮方同）

（删繁）又建中汤，疗肺虚损不足，补气方。

黄芪　芍药（各三两）　甘草（炙二两）　桂心（三两）　生姜（六两）　半夏（五两洗）　大枣（十二枚擘）　饴糖（十两）

上八味切，以水八升，煮取三升，分为三服。忌羊肉饧海藻菘菜生葱。

《集验方》中所载黄芪建中汤与《金匮要略》黄芪建中汤方证相同，仅甘草、生姜、芍药剂量不同，但在方后王焘注中，认为其应当改为《金匮要略》中的剂量。另外可以发现，在方后用药加减法中，并无"及疗肺虚损不足，补气加半夏三两"十四个字，而是"忌生葱海藻菘菜"。而删繁建中汤一方，主治为"疗肺虚损不足，补气方"，方药组成为黄芪建中汤加半夏方，即是黄芪建中汤加半夏治疗肺虚损不足之明证。所以"及疗肺虚损不足，补气加半夏三两"确实是言，是指黄芪建中汤加半夏治疗肺虚损不足，具有补气之功，而非半夏有补气的作用。

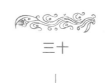

三十

缓中补虚

　　问曰:《金匮要略·血痹虚劳病脉证并治》言:"缓中补虚,大黄䗪虫丸主之。"何谓"缓中补虚"? 大黄䗪虫丸是如何体现"缓中补虚",现今临床当如何选用?

　　"缓中补虚"是《金匮要略·血痹虚劳病脉证并治》大黄䗪虫丸一条中出现的特有名词,历代医家对其含义都有着不同的解读。这些不同的解读集中于如下几个问题:①缓中补虚与大黄丸的关系。一种观点认为大黄䗪虫丸不能起到缓中补虚的作用,缓中补虚的作用是通过祛除瘀血而实现的,如《金匮要略直解》"与大黄䗪虫丸以下干血,干血去,则邪除正旺矣,是谓缓中补虚,非大黄䗪虫丸能缓中补虚也";另一种则认为缓中补虚为大黄䗪虫丸的体现,缓中补虚主要体现在峻下药中配伍大量滋阴药及丸者缓图两个方面;此外,还有医家认为缓中补虚应属于小建中汤的条文。②"缓中"的含义。"缓中"的含义基本都是从药物功效来讲,一种认为是药物中含有生地黄、甘草等甘缓之品;另一种则认为"缓中"为缓以丸药以达到补虚的目的。诸家聚讼纷纷,并未得出一个较为合理的解释,下面将以原文为基础,对"缓中补虚"一词的含义进行论证。

要想理解"缓中补虚"一词的含义，首先要搞明白其是在什么情况下说出的，即要明确其语言环境是什么。大黄䗪虫丸条文中一共描述了虚极羸瘦、腹满不能饮食、肌肤甲错、两目黯黑四个症状，从缓急程度来看，前两者则更为急迫，已经出现了脾胃之气虚弱的情况。所以可以猜测脾胃之气虚弱应该为"缓中补虚"一词被说出的背景。对《伤寒论》《金匮要略》中的相关语言从语义、构词和叙述方法三个方面对"缓中补虚"进行分析，可以得出更为合理的解释。

先论构词和语义，"缓中补虚"理解的主要难度集中在"缓中"一词，即"缓中"是用于说明方剂配伍中药物用法或功效的缓用，还是指其他。结合"脾胃之气虚弱"的语境，对《伤寒论》《金匮要略》的"中"字进行考证，发现"中"字含有中焦脾胃之意，如：

"中寒，其人下利，以里虚也，欲嚏不能，此人肚中寒。"

《金匮要略·腹满寒疝宿食病脉证治》

"虚劳里急，悸，衄，腹中痛，梦失精，四肢酸疼，手足烦热，咽干口燥，小建中汤主之。"

《金匮要略·血痹虚劳病脉证并治》

"妇人乳中虚，烦乱呕逆，安中益气，竹皮大丸主之。"

《金匮要略·妇人产后病脉证治》

"医以理中与之，利益甚。理中者，理中焦，此利在下焦，赤石脂禹余粮汤主之。"

《伤寒论》第 159 条

所以无论是中寒还是建中、安中、理中结合原文的表述，"中"确实为中焦脾胃之意。另外，从构词形式对这些词语进行分析可以发现，建中、安中、理中的构词形式皆为"动词＋名词"，与"缓中"在构词形式上有高度的相似性，如果说建中、安中、理中都是对中焦脾胃调理不同的表达方式，那么缓中也应当遵循此种形式。"缓中"应当解释为"宽中"，首先在古代汉语中"缓"确有"宽"的意思，如两汉时期《古诗十九首·行行重行行》中"相去日已远，衣带日已缓"一句，此句中的"缓"就作"宽"解。那么"缓中"即宽中之意，这样一来则与症状"腹满不能饮食"相对应，宽中以进食除满，而补虚则与虚极羸瘦相对应。

在叙述方式上，《伤寒论》《金匮要略》有方有证的条文中，其叙述形式大多为先方后证，其形式可以表述为"证 A，则方 B 主之"。在这种叙述形式中还有在方证之间有插入语者，其形式则为"证 A，治法 C，则方 B 主之"，如《金匮要略·肺痿肺痈咳嗽上气病脉证治》"大逆上气，咽喉不利，止逆下气者，麦门冬汤主之"；《金匮要略·妇人妊娠病脉证并治》"所以血不止者，其癥不去故也，当下其癥，桂枝茯苓丸主之"；《金匮要略·妇人产后病脉证治》"妇人乳中虚，烦乱呕逆，安中益气，竹皮大丸主之"等。可以发现此种叙述方式与大黄蟅虫丸条的叙述方式相同，满足这种形式，就可以根据 C 这种形式的普遍表达规律，去解释推测未知 C 的含义，即根据列举的三条中的 C 是依据什么而说，就可以推测 C 的所指，而这里我们要探讨的 C 就是"缓中补虚"。麦门冬汤中"止逆下气"的说出是依据前面"大逆上气"的症状，桂枝茯苓丸"当下其癥"则依据"其癥不去"，竹皮大丸"安中益气"则依据"乳中虚，烦乱呕逆"，所以 C 更可能是根据症状提出的一种治法。如果我们大黄蟅虫丸以那种形式表述，则为"缓中补虚"的说出是依据"虚极羸瘦，腹满不能饮食"，这也与前面依据语境语义论证的结果相同。然而我们却不能说其是对方药组成配伍的一种解释，如果不能理解大黄蟅虫丸这一条，那么可以以麦门冬汤一条来说明。如果止逆下气是为了解释麦门冬汤的方药组成特点，那就不太合理了，因为止逆下气仅是治咳嗽方剂的共有特点，而非麦门冬汤的方剂配伍特点。所以将缓中补虚解释为配伍大量滋阴药及丸者缓图配伍则是不合理的，"缓中补虚"所表明的应是大黄䗪虫丸证的治疗思路。

可以进一步挖掘"缓中补虚"的内涵。如果在治疗上需要宽中，那么证明患者的中焦脾胃被堵住了，而其症状即是条文中所言"腹满不能饮食"，即是"中满"。《素问·标本病传论》中有"……先热而后生病者治其本，先热而后生中满者治其标……先病而后先中满者治其标，先中满而后烦心者治其本"的论述，此段论述体现了"中满"宜先治的原则。因此"缓中补虚"在临床上提示我们，虚劳、瘀血互见时，如果出现"中满"的症状，宜先治"中满"，具体在药物上应当在活血化瘀同时加用建运脾胃的药物，以使脾胃建运，干血得去，新血得生。

三十一

肺痿名实辨

问曰:《金匮要略》第七篇论及了"肺痿"病,为什么称为"肺痿"? 它是现今什么病?

《灵枢·经水》中曰:"若夫八尺之士,皮肉在此,外可度量切循而得之,其死可解剖而视之。"对于大多数肺痿患者,古人并不能观察不到肺脏的形态,其对肺痿的命名也更多的是基于对患者外部症状或病因的一种推理。

关于肺痿的命名,应该有一个前提,即把肺脏到底作为了什么? 从解剖形状来看,肺在胸腔内非常像一棵倒立的树,气管为树干,肺叶类似于树木的叶子。 所以在《素问·痿论》中有"肺热叶焦"的论述,其已将今天所指肺实质与树叶相类比。 基于上述前提肺痿之"痿"应当是由"萎"假借而来。"萎"为形声字,《广韵·支韵》曰:"萎,蔫也。"《集韵·支韵》曰:"萎,草木枯死。"所以"萎"的含义为植物藤茎、枝叶等干枯萎缩垂落。 关于肺痿的成因,原文中已明言:"或从汗出,或从呕吐,或从消渴,小便利数,或从便难,又被快药下利,重亡津液故得之。"所以在肺痿的发生归因由于人体津液的枯竭。 古人因为看到人体津液流失的现象，加之肺痿的特征性表现"咳吐浊唾涎沫"，认为肺中的津液进一步流失，所以借草木之"萎"来命之为肺痿。"痿"由"禾"和"女"以上下结构组成"委"，"委"的甲骨文为👤、篆文为👤，象征妇女低头弯腰从事收割谷物的劳动。《说文解字》曰："委，随也。从女，从禾。臣铉等曰：'委，曲也，取其禾谷垂穗。委，曲之貌，故从禾'。"委，跟随之意。跟随之人低头弯腰的姿态与谷穗压弯庄稼枝头处于垂落的状态、妇女从事谷物收割时低头弯腰的姿态相似，即委含弯曲、下垂之意。"疒"，甲骨文为👤或👤或👤。《说文解字》中云："疒，倚也。人有疾病，象倚箸之形。凡疒之属皆从疒。"人体患病时，因身体虚弱需要倚靠或躺在卧具上休养。"痿"为半包围结构，"疒"限制"痿"的使用范围，即"痿"与疾病有关。形声字的声旁本身为含有意义的语词，并非单纯具有表音功能，亦具有表意功能。"痿"为形声字，其声旁为"委"，所以"痿"包含"委"的弯曲、下垂之意。所以我们从还能推出"痿"字表现了患者的一种弯曲下垂的形态，即肺痿患者口吐浊唾涎沫时需身体前倾、低头弯腰以促进病理产物的排出。这也就是《素问·脉要精微论》所说的"背者胸中之府，背曲肩随，府将坏矣"。

目前认为中医所指的肺痿更像是今天的肺间质纤维化，限制性肺功能异常是间质性肺疾病的共同特征之一。多数间质性肺疾病可导致肺容积缩小，且疾病后期常伴肺容积的进一步缩小。可见间质性肺疾病的肺脏功能减弱，且多数间质性肺疾病可表现为肺容积缩小。古人通过人体解剖得知肺脏在脏腑中居最高位，亦可以观察到肺痿患者的肺脏容积缩小，即肺脏处于萎缩状态。所以，从肺脏功能和病理形态来看，间质性肺疾病与肺痿皆可表现为肺脏功能降低、肺脏容积缩小。间质性肺疾病的主要症状为：进行性呼吸困难，表现为呼吸浅快、干咳，继发感染时有脓痰，少数患者有血痰、咯血、胸痛。可见，肺痿症状与间质性肺疾病在症状上基本相似，但不完全相同。有人或问间质性肺炎有咳脓痰、咯血的症状，而《金匮要略》关于肺痿论述中则认为其不会出现这些症状。其实这是一个断句的问题，如果按照"若口中辟辟燥，咳即胸中隐隐痛，脉反滑数，此为肺痈，咳唾脓血。脉数虚者为肺痿，数实者为肺痈"这样的断句，咳唾脓血是肺痈的表现，然而如果从"此为肺痈"与"咳唾脓血"之间断开，则变为"咳唾脓血，脉数虚者为肺痿，数实者为肺痈"，这样咳唾脓血就变为肺痿与肺痈的共有症状，脉象的虚实才是辨别肺痿与肺痈的依据，后世亦有持此观点者。

肺痿可由医生误治伤津所致，其病程可为急性过程，如误用汗、吐、下法后导致瞬间大量的津液损伤，而慢性过程更像是原文所说"热在上焦者，因咳为肺痿"，长期咳嗽耗气伤阴导致津液的损伤。多数间质性肺疾病病程长，可达数月至数年，亦存在急性（数日至数周）或亚急性（数周至数月）过程，如急性间质性肺炎，起病突然，进展迅速，病程短，大部分患者在 1~2 个月内因呼吸功能衰竭而死亡。所以，两者病程都存在急性、慢性过程，具相同性。综上，肺痿和间质性肺疾病在肺脏病理形态、功能、症状、病程、病理因素上皆存在共性，因此，肺痿和间质性肺疾病最为相似。

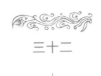

三十二

咳嗽上气与肺胀

问曰:《金匮要略·肺痿肺痈咳嗽上气病脉证治》篇名中的"咳嗽上气"值得商榷,因为该篇里咳嗽上气与肺胀常常互称,如"咳而上气,此为肺胀",如果该篇名为"肺痿肺痈肺胀"岂非更为工整?通过"肺痿肺痈肺胀"的学习,我们应该掌握什么?

《金匮要略》第七篇名为"肺痿肺痈咳嗽上气病脉证治",上气一词多解释为气机上逆,此种解释的疑问在于不能说明张仲景咳嗽后加"上气"两字的原因,更不能解释文中言"咳而上气,此为肺胀"的依据。

其中按照本书文章标题的体例来看,咳嗽上气应该为独立的一种疾病,在此篇原文中又有"咳而上气""咳逆上气"等不同的描述。《诸病源候论》认为,"夫咳嗽上气者,肺气有余也。肺感于寒,微者则成咳嗽。肺主气,气有余则喘咳上气"。咳嗽上气的意思为肺气有余,此为目前所能知道的较为合理的解释。从字义来看,"上"不仅有上面、向上的意思,还有大、丰足之意。如《汉书·枚乘传》"游曲台,临上路,不如朝夕之池",此处的"上路"即为大路之意;又有《史记·天官书》"风从南方来,大旱……北方,为中岁;东北,为上岁",此处之"上岁",解释为丰收的年份。所以无论是大还是丰足都为有余的引申意。另外《素问·调经论》中有云"帝曰：善。气有余不足奈何？岐伯曰：气有余则喘咳上气，不足则息利少气。"其中"喘咳上气"与"息利少气"相对仗，"气有余"则与"（气）不足"相对仗，如果不足用来解释"少气"，那么上气则被解释为气有余。呼吸本来就是一个呼出和吸入的过程，如果一个人只能呼出而不能被吸入，那么则表现为气上而不下。为了解释这一现象，可以将胸腔类比为一个容器，容器里将液体装满后，液体会溢出，那么胸腔内的气体满后，气体也会"溢出"。那么这样问题又来了，如何知道溢出的原因是容积满了而非容器的盖未打开。这就应有一个感官的认识以确定，即"眼见为实"。这里我们可以推测古人很可能将肺认为是一个装"气"的可以缩放的容器，当胸廓的体积增大，而人不能将气更多地注入肺中时，更可以将其称之为"气有余"。这也就是为什么张仲景常将肺胀与咳嗽上气互称的原因。本篇一共有三条提到：

　　"上气喘而躁者，属肺胀，欲作风水，发汗则愈。"

　　"肺胀，咳而上气，烦躁而喘，脉浮者，心下有水。小青龙加石膏汤主之。"

　　"咳而上气，此为肺胀，其人喘，目如脱状，脉浮大者，越婢加半夏汤主之。"

其中，"咳而上气，此为肺胀"已经明确表明了咳嗽上气病就是肺胀，有疑问的就是"上气喘而躁者，属肺胀"的"属"如何理解，如果理解为属于，那么显然两者不是并列关系，肺胀与咳而上气就不能互称。经考证"属"确实含有"是"的意思，如梁启超在《谭嗣同传》中写道："今营中枪弹火药皆在荣贼之手，而营哨各官，亦多属旧人。"那么就可以将肺胀认为是咳嗽上气之互称。为证明"气有余"（上气）的认识更可能是古人基于肉眼所见的推论，还可以寻找到症状方面的支撑。如果将"气有余"认为是西医学中的肺气肿，那么首先胸的前后径会扩大，肺胀中出现的烦躁更像是呼吸精神障碍病，而目脱、喉中水鸡声、吐浊、但坐不得眠，更像是肺气肿导致右心衰竭的症状。在这样症状高度相似的情形下，有理由相信无论是咳嗽上气还是肺胀就是现代的肺气肿类疾病。

既然上气就是肺气肿为何还前面还要言"咳嗽"二字，翻阅古代医书，除有"咳嗽上气"这样的命名之外，还有"呕吐上气""奔豚上气""脚弱上气""寒疝上气""水肿上气"等病名，但文献中未有记载这样命名的原因。其中在这些上气类疾病相关症状的描述中大多数有胸膈部症状的表现，如咳嗽、气喘、胸满。这里可以做一个更为大胆的假设，上气为气有余的意思，即特指与肺气肿类疾病相关的疾病，其出现"咳嗽上气""呕吐上气""奔豚上气""脚弱上气"的原因在于，肺气肿使右心衰竭进而导致全身发生病变，而咳嗽上气病指肺气肿的情况下出现了以肺部为主要表现的疾病。这么多上气类的疾病，更多的是因其症状表现不同而命名。以上气为纲，以其他疾病为目，反映了疾病的标本问题。这些"X上气病"是成系统存在的，一种独立的古老疾病名，将此篇名为"咳嗽上气病"而不是"肺胀"更可能是对古病名的引用。

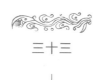

热之所过，血为之凝滞

问曰：《金匮要略·肺痿肺痈咳嗽上气病脉证治》述"热之所过，血为之凝滞，蓄结痈脓，吐如米粥。始萌可救，脓成则死"，其中"热之所过，血为之凝滞"与我们常言的"热则迫血妄行"并不一致，应当如何理解？

《金匮要略》肺痈的发病分为成脓与溃脓两个过程，发病的原因来自外感之风热。如果出现咳、口干喘满、咽燥不渴、时唾浊沫、时时振寒的症状时，则认为是"风中于卫，呼气不入"；如果在已有的症状上再出现吐脓如米粥，则认为是"热过于荣，吸而不出"，进一步解释成脓的原因为"热之所过，血为之凝滞，畜结痈脓"。即《灵枢·痈疽》所说的"大热不止，肉腐则为脓"。但仲景解释脓成的原因为热导致血的凝滞，一般我们都认为血得寒则凝、得温则行，热邪会导致血行加速，以至于出现流溢脉外的情况。那么为什么热邪也会导致血的凝滞呢？在《伤寒论》和《金匮要略》中出现了大量"热迫血行"与"热之所过血为之凝滞"的描述，我们可以从中看出端倪。

张仲景关于热迫血行的描述有以下几种，有因热吐血者，见于《金匮要略·惊悸吐衄下血胸满瘀血病脉证治》："心气不足，吐血，衄血，泻心汤主之。"有因热而出现尿血者，见于《金匮要略·五脏风寒积聚病脉证并治》："热在下焦者，则尿血。"有因于热便脓血者，见于《金匮要略·呕吐哕下利病脉证治》："下利，脉数而渴者，今自愈；设不差，必清脓血，以有热故也。"有热入血室而导致前阴下血者，如《金匮要略·妇人杂病脉证并治》："阳明病，下血谵语者，此为热入血室，但头汗出，当刺期门，随其实而泻之。濈然汗出者愈。"有外感伤寒之人因服药后因阳气过强得衄而解者，如《伤寒论》第 46 条："太阳病，脉浮紧，无汗，发热，身疼痛，八九日不解，表证仍在，此当发其汗。服药已微除，其人发烦目瞑，剧者必衄，衄乃解。所以然者，阳气重故也，麻黄汤主之。"以上条文，皆提示了由于热邪在不同部位，可以导致不同部位的出血。正常情况下，血在脉中，而火邪入营，就会导致"血气流溢，失其常度"。其实这种解释更多的是基于生活现象的体验，即火可以使液体沸腾。古人在对水进行加热的过程中，可以观察到水加热后沸腾并溢出容器。同样的，如果古人看到出血这一现象后，需要对此进行解释，如果正好症状上出现面赤、口渴、心烦等与自然界之热相似的属性时，就会将血液与水进行类比，将脉管类比为烧水的容器，客于人体的热邪蒸腾血液，则血液溢出脉外则为出血。很显然，古人是看不到热邪蒸腾脉管中的血液溢出脉外的，所以热迫血行是基于生活常识通过类比对疾病病因的一种推测。

"热之所过，血为之凝滞"其实就是说明瘀血的形成过程，在《伤寒杂病论》中论述因热致瘀主要体现在热入血室与膀胱蓄血两个方面。如《金匮要略·妇人杂病脉证并治》："妇人中风，七八日续来寒热，发作有时，经水适断，此为热入血室，其血必结，故使如疟状，发作有时，小柴胡汤主之。"此条是在讲妇人外感未解，月经又来，行经未到正常时间而出现月经停止的情况，其认为这种现象是外感之热陷入血室，血液凝结所致；又如《伤寒论》106 条："太阳病不解，热结膀胱，其人如狂，血自下，下者愈。其外不解者，尚未可攻，当先解其外；外解已，但少腹急结者，乃可攻之，宜桃核承气汤。"虽然未明言热邪导致了血的凝滞，但条文中言"热结膀胱"为其病因病机，"血自下"为其痊愈的标致，所以可以推测"少腹急结"为热邪使血液的流畅度降低所致。这其中就涉及两个方面，一是滋润的东西要比干燥的东西润滑，二是火的温度可以蒸发水液使物体变得干燥。如果再以煮饭为例，当煮的时间过长时，水液被蒸腾得越多，则粥越黏稠，倒出的速度越慢，直到煮至干锅时，粥里面的物质则会黏在锅上。所以类比于人体，以热入血室的例子来看，月经时人体的血液是需要排出人体的，就像锅里的粥需要倒出来一样，但因为热入血室后煎熬血液，血液中水分流失，最后附着于体内。在张仲景的书中也会将瘀血称之为干血，这也在一定程度上反映了"热之所过，血为之凝滞"的认识。以上的分析是基于古人生活经验的一种猜测，热入血室并不是事实，仅是古人基于日常经验对疾病状态的一种模拟，在这种模拟中寻找到治疗疾病的办法。

所以"热迫血行"与"热之所过，血为之凝滞"都是古人基于日常经验对于人体疾病状态的一种推测，是一种本体论的承诺。"热迫血行"是基于温度对液体流速的影响，"热之所过，血为之凝滞"则是基于温度对液体形态的影响。

大逆上气与麦门冬汤

问曰:《金匮要略·肺痿肺痈咳嗽上气病脉证治》言"大逆上气,咽喉不利,止逆下气者,麦门冬汤主之",在不同的版本"大逆上气"有作"火逆上气"者,我们应当如何理解这种现象? 再者,麦门冬汤是治疗肺痿的方子吗?

在现存各版本的《金匮要略》中,麦门冬汤一条原书多作"火逆上气",而唐代《外台秘要》《备急千金要方》所载相关条文皆为"大逆上气",但其中又有所不同。《外台秘要》条文与《金匮要略》原书中相同,仅"大"与"火"一字之差,并且紧接在方后注又有"此本仲景《伤寒论》方,并出第十八卷中"的文字。可以肯定的是,王焘在编写《外台秘要》时已经知道此方的位置和原文,而孙思邈《备急千金要方》所记载的条文较《外台秘要》有所不同,原文为"下气止逆,治大逆上气,咽喉不利方"。所以在《金匮要略》的各个注本中描写此条时会有"大逆"和"火逆"的不同。这里很难确定哪一个才是原文的本意,毕竟现在所流传的《金匮要略》《备急千金要方》《外台秘要》都是传抄之本,所以在传抄过程中难免会有错误,而且"大"和"火"在字形上极其相近,所以很可能是传抄的错误。既然很难确定孰真孰假，那就看看两种结果会给我们带来什么样的认识。按照"火逆"来解，那就可以与本篇第一条"热在上焦者，因咳为肺痿"相联系，逆有上的意思，所以火逆就可以解释为火热上炎，又根据麦门冬汤的药物组成，进一步解释为中焦不足，虚火上炎。另外，按照《医宗金鉴》的注解，此条火逆是与前面射干麻黄汤寒饮上逆相对。如果按照"大逆"对其解释，那么可以推测有两种，一种是从病机来解释，大在此处就理解为程度副词，有极的意思，所以大逆就解释为程度较重的气逆；另外一种则是从病因来解释，依据《伤寒论·辨不可下病脉证并治》一篇中对大逆的解释，原文为"脉浮大，应发汗，医反下之，此为大逆"，所以此处的大逆被定义为，应该用解表之法但反用了下法。那此条就解释为，应用汗法却用了下法，导致了津液的亏耗，肺气上逆，这样与前面第一条所描述的津液亏耗为肺痿的重要病机相吻合。

现多将麦门冬汤划分到治疗肺痿的方剂中去，《金匮要略》注家，如魏念庭、高学山等人即持有此观点。他们认为，原文中有甘草干姜汤一方治疗虚寒性肺痿，而因热或亡津液导致的虚热肺痿不应该未出方。而观本篇所有方剂中，仅麦门冬汤有滋阴之功，或许是因为此原因将其归到治疗肺痿一方中，如高文山所说"独肺痿一门，于寒痿之变症，反出甘草干姜一汤，而于重亡津液，娓娓言之，正经热痿，反无方治，岂以热痿为不药之症乎……始知仲景之意，以为重亡津液，有竟成肺痿者，有但大逆上气咽喉不利者，俱宜此汤。救胃以救肺，故省文互之耳。"不过，亦有文献证明，麦门冬汤确实有治疗肺痿的描述，日人丹波元简在其《金匮玉函要略辑义》中记载："《肘后方》麦门冬汤，治肺痿咳唾涎沫不止，喉燥而渴。"但从现存的《肘后备急方》中并未查到此条，但也并不能说丹波元简的言论并不可靠。因为现行的《肘后备急方》版本是否为丹波氏所见不得而知。假设《肘后方》麦门冬汤治疗肺痿一条确实存在，但也不能说《金匮要略》中的一条为治肺痿的描述，因为《肘后备急方》中并未记录方剂之来源。

虽然关于本方的症状有不同的描述，但都无外乎"咽喉不利"和"气逆"。而肺痿的最主要症状在与肺痈鉴别一条已经表述很清楚，"问曰：寸口脉数，其人咳，口中反有浊唾涎沫者何？师曰：为肺痿之病"，而且在描述用甘草干姜汤、《外台》炙甘草汤、《千金》生姜甘草汤治疗肺痿时，都明言肺痿且强调了吐涎沫一证。所以从反面来看，其描述更倾向于是针对咳嗽上气，若将其认为是肺痿则有无中生有的错误。下面再从这几个方子出现的规律来看，其前为厚朴麻黄汤和泽漆汤，其后为治疗肺痈的葶苈大枣泻肺汤和桔梗汤。其中前两个方子较为简单，只有咳嗽和脉象，因为咳嗽在肺痿肺痈中都会出现，如何证明为咳嗽上气病则成为关键，这样就形成了先论肺痿，再论咳嗽上气，最后论肺痈的编写形式，在这种语言环境中，麦门冬汤治疗咳嗽上气就得到了证明。《备急千金要方·卷十八·大肠腑方·咳嗽第五》对厚朴麻黄汤和泽漆汤有较原来更为详细的描述："厚朴麻黄汤治咳逆上气胸满，喉中不利如水鸡声，其脉浮者方。泽漆汤治上气而脉沉者方。"文中已经言是治疗咳逆上气的方剂。所以如此假设得到证明后，麦门冬汤治疗咳嗽上气使整个编写体例更加合理。

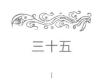

三十五

奔豚与惊怖

问曰：如何理解《金匮要略》条文"病有奔豚，有吐脓，有惊怖，有火邪，此四部病，皆从惊发得之"，其对现今哪些疾病的治疗有所启示？

本条言奔豚、吐脓、惊怖、火邪此四种疾病发生与七情中的"惊"有较为密切的关系，其中惊怖为惊恐之意，如《资治通鉴·汉纪·汉纪三十三》："明旦，阁门不开，官属逾墙而入，见宠尸，惊怖。"可以解释为因受惊而产生恐怖之感，所以条文中言受惊为惊怖病发生的原因，但在现有医籍中并未发现专有论述"惊怖病"的相关内容。吐脓一病，文中言也是由受惊所致，将受惊作为吐脓的病因，其相关关系在现有文献中较为少见，需进一步研究。火邪在《伤寒杂病论》中有两处论述，一为《伤寒论》114条："太阳病，以火熏之，不得汗，其人必躁。到经不解，必清血，名为火邪。"另一处则见于《金匮要略·惊悸吐衄下血胸满瘀血病脉证治》："火邪者，桂枝去芍药加蜀漆牡蛎龙骨救逆汤主之。"依据114条火邪的具体表现主要以躁动、便血为主。而《伤寒论》112条"伤寒脉浮，医者以火迫劫之，亡阳。必惊狂，卧起不安者，桂枝去芍药加蜀漆牡蛎龙骨救逆汤主之"，又更像是对"火邪者"的具体阐释，那么火邪则就指因应用火疗而造成惊狂、卧起不安的病证。无论是哪种解释，火邪都具有情志异常的表现，如果将其解释为因火疗过程对患者造成的惊吓也比较符合"惊发"的特点。又根据《小品方》对此条的记载，"皆从惊发得之"后又有文字："火邪者，桂枝加龙骨牡蛎汤主之。若新亡财，为县官所捕迫，从惊恐者，治用鸱头铅丹，复余物未定，所言奔豚者，病人气息逆喘迫上，如豚奔走之状，奔豚汤主之。"这些文字其实论述了火邪、惊怖、奔豚的治法，根据"从惊恐者""所言奔豚者"这样的书写方式，"火邪者"则与二者不同，若将"皆从惊发得之"从"惊发"处断开，则变为"皆从惊发，得之火邪者，桂枝加龙骨牡蛎汤主之"。与《伤寒杂病论》所不同者，此处治火邪用桂枝加龙骨牡蛎汤，因其后未出方剂组成，不能确定其方药所指。所以可以推测《金匮要略·奔豚气病脉证治》"奔豚病，从少腹起，上冲咽喉，发作欲死，复还止，皆从惊恐得之"一条恐有脱简，其完整版更应该为《小品方》所记载（《外台秘要·卷第十二·奔豚气方四首》也有相同记载）。

奔豚病是指气从少腹起，上冲咽喉直至心胸，发作欲死，复还止的一类疾病。如果根据这样的定义，可以知道奔豚气是一种反复发作的疾病，发作时有濒死感，其症状应该与腹部、心、胸、咽喉相关。依据《小品方》记载"奔豚者，病人气息逆喘迫上，如豚奔走之状，奔豚汤主之"，所谓的奔豚，是指奔跑的猪。所以奔豚气命名的方法是依据呼吸的急迫喘促，可推测奔豚气的主症就是发作性的急迫喘促，并且不经治疗可以自然停止。其现今多将奔豚病的部分划分为肝肾与冲任，并多遵陈修园所言认为李根白皮在此方中是降肝气之上冲，实不知奔豚气更多的是因肺气的上迫而命名，李根白皮应起到降肺气的作用。除此症状外，《金匮要略》中还有腹痛、往来寒热、脐下悸、气从少腹上至心等症状的描述，其中气从少腹上至心，因加桂枝二两，更可能是言心悸动不止，加桂枝以止心悸。

除此之外，结合《小品方》与《外台秘要》关于奔豚气的描述还有精神类的表现如狂痴欲走、喜怒无常、人所恐、心下烦乱、不欲闻人声等；消化系统表现如食饮辄呕、温温欲呕、少腹急痛、心下痛满、腹胀满；其他症状如乍热赤色、耳聋、目视无精光、郁冒等。

惊恐障碍是以反复出现强烈的惊恐发作，伴濒死感或失控感为特征的一种焦虑性精神障碍，惊恐发作典型的表现是，患者正在进行日常活动，突然感到心悸，好像心脏要从口腔里跳出来；胸闷、胸痛、胸前有压迫感；或呼吸困难，喉头堵塞，好像透不过气来、即将窒息。同时出现强烈的恐惧感，好像将死去，或即将失去理智。这种紧张心情使患者难以忍受，因而惊叫、呼救。有的出现过度唤气、头晕、非真实感、多汗、面部潮红或苍白、步态不稳、震颤、手脚麻木、胃肠道不适等自主神经过度兴奋症状，以及运动性不安。此种发作历时很短，一般5~20分钟，很少超过1小时。所以奔豚病其发作性与发作时描述的奄奄欲死、发作欲死与西医学所谓的惊恐障碍非常相似，并且在表现上也比较吻合，如短气、气息逆喘迫上与现今的过度换气相似；郁冒即为现在的头晕；上冲时若群豚相逐憧憧即形容心悸强烈。惊恐障碍属于神经紊乱性疾病，药物治疗时多选用抗抑郁药治疗，此类药物依赖性较强，所以可参考中医典籍中有关奔豚病相关的方药进行对症治疗。

三十六

疾病描述与动植物

问曰:《金匮要略》中记载的很多症状是以动物或植物来描述的,如"目赤如鸠眼""其脉如蛇""大便如鹜溏""小便如粟状"。请问这样的描述有何意义?我们从中又能有什么发现?

这种以动物或植物来描述症状的方式在其表达形式上来看,即用自身对动物或植物的日常感觉来描述疾病的状态。这种形式反映了隐喻认知的过程,即用一个事物去理解另一个事物,而基于前者的原因则是人类为获得生存在自然生产实践中积累了大量对于动物或植物的认识。在人类与外部世界交互的过程中,信息的输入一定要依靠人类的自身体验,而外部感觉一般又可以分为视觉、触觉、听觉、嗅觉、味觉五类。在这些以动植物为语料的病证描述中,《金匮要略》一书则体现了视觉、触觉、听觉、味觉四类。

其中关于视觉的描述最多,有"目赤如鸠眼""久久吐脓如米粥""时时鹜溏""小便如粟状""阴下湿如牛鼻上汗""色正黄如柏汁""如蚕新卧起状";关于听觉的描述有"喉中水鸡声";关于味觉的描述有"心中如啖蒜齑状";触觉的描述大都是在脉象上"按之浮而弱,或曲如蛇行者,死""按之弱如葱叶，下无根"。其中又有通感的描述，所谓的通感，简单来说就是不同感觉互相借用，将本来表示甲感觉的词语移用来表示乙感觉。如"按之浮而弱，或曲如蛇行者死"，就是用视觉来形容触觉。这样的表述方式较为形象直接，其理解的前提是读者对始源域的解读必须与言说者相同，如上文中的粟是指黍米还是小米？水鸡是青蛙还是类似于鸡的游禽？奔豚一病是指以气从少腹上冲心胸，直至咽喉，发作欲死的反复发作疾病。其是以动物特征命名的疾病。奔豚现存两种含义，一者认为是小猪，一者认为是江豚，如《医学心悟》认为"气从少腹上冲心而痛，如江豚之上窜"。从解释的相似度来说，无疑江豚的解释与奔豚发病时的从下而上更为贴合，但并不能认为解释的真就是事实的真。《小品方》有葛根奔豚汤一条，其云："所言如奔㹠者，是病人气如㹠奔走，气息喘迫上逆之状也。"其所用"㹠"字即小猪的意思，文言用猪的乱窜形容气息的急迫。另外，其葛根奔豚汤的组成中多豚汁一物为引，豚汁的取法"雄豚斗子，是先逐之，使奔之，然后杀取血及脏合药也"，即先使小猪奔跑，然后再取其血加入药中。其用豚汁的依据也是基于"病人气如㹠奔走"，古人认为药物的特征病证与疾病的特征相似即可以选择治疗。此处的豚明显指小猪而不是江豚。

现在的社会已经从农业时代过渡到了工业时代，人们的知识体系和实践经验导致对于同一词语的认识也发生了改变。另外这种描述亦是模糊的，如"其脉如蛇"到底指的是什么，是如蛇的外形还是蛇爬行时身体的强硬状态？而在西医学语言中，对脉的描述则使用了流速、强度等精确的语言。在以身体为测量工具的情形下，我们所能感受到的仅为程度差异，即强弱与快慢，而如果超越人体感知的则可以计算或用其他物体测量，则其差异较人体感觉更为精细。这就是具身认知与超越具身认知所带来的认识不同。因而在遥远的古代，对于一些描述不清的东西，只能以对身边最熟悉物体的感觉来代替。

从这些动植物的特性上，我们可以推测出与《金匮要略》成书时相关的时间和空间信息。如"水鸡"一词为南方用语，闽南方言中是青蛙的别称，在南阳则是当地一种陶瓷手工艺品的称呼，因其造型像鸡，内部中空，有哨子的功能，吹奏时灌水入其腹中。《金匮要略》中经常出现以葱来形容脉象的描述，如"脉得诸芤动微紧""按之弱如葱叶，下无根"，可以推测描述此条文的人对葱非常熟悉或生活中经常接触，根据葱喜寒畏热的一般生长习性，认为书写此条的人很可能生活在北方。而一书中出现南北方差异的现象，可能有两种可能，一为作者有在南北方生活的经历，二为作者收录了南北方医书中的相关信息，限于当时的生活条件，在没有证据说明作者有南北方游历经历的情况下，更倾向于第二种可能，也就可以在一定程度上推测《金匮要略》并非张仲景一人所写，而有引用其他医书的内容。《金匮要略》在论酒疸误下变为黑疸时有"心中如啖蒜齑状"的描述，现有专家认为蒜本非中国原产，乃为西汉张骞出使西域所带来，中国本土原有植物如蒜者，称为薤。所以《金匮要略》一书成书应是在蒜传入中国之后。以上仅举例说明可以通过《金匮要略》中所记述的动物植物推测出一些信息，如果想要推测，需要结合养殖史、种植史、饮食史等相关内容进行深入考证。

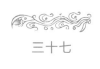

三十七

胸痹脉之沉迟与紧数

问曰:《金匮要略·胸痹心痛短气病脉证治》言"寸口脉沉而迟,关上小紧数",脉象中的"迟"与"数"脉不可能同时并见,请问应当如何理解?

《金匮要略·胸痹心痛短气病脉证治》"胸痹之病,喘息咳唾,胸背痛,短气,寸口脉沉而迟,关上小紧数"一条中,因在一脉的描述中出现了迟与数两种相反的脉象,存在着较多的争议。一种观点认为,此条出现了错简,如程林在《金匮要略直解》中言:"寸脉沉迟,关脉小紧,皆寒客上焦之脉,数字误。"其认为"数"字为误字。但在《金匮要略》现存的版本,如邓珍本、赵开美本、吴迁本来看,并不存在文献学的证据来支撑"数"为误字这样一个结论。另有认为,其迟或数,并非指频率,而是指病机或者脉数。其指代病机者,如朱丹溪在《金匮勾玄》中认为"寸口沉迟,正阳脉微之互词也。关上小紧数,正阴脉弦之互词也",也就是现代认为的沉迟指代上焦胸阳不振,小紧数指代下焦的阴寒上僭。虽然以脉来解释病机是张仲景常用的写作方式,如《金匮要略·中风历节病脉证并治》"寸口脉浮而紧,紧则为寒,浮则为虚,寒虚相搏,邪在皮肤",但在脉象描述上不会产生如此矛盾。为了解释这一矛盾，又有从脉势作解者，如《金匮要略与中医现代临床》中论述到"脉迟、脉数与今天我们对迟数脉的理解，似有矛盾，但张仲景论脉，缓急迟数则主要是侧重于脉势，未必就是脉象至数的快慢"。无证据的转换概念有过度解释之嫌。又有结合现代医学知识解释者，认为此证为阵发性室速，并推测病人心动过速未发作时，仲景正好单诊寸脉，记下了"寸迟"，而等到单诊尺脉时，此人如正好心动过速发作，仲景必然会记下"关数"。这种单寸，单尺的脉诊方法方法显然是不常见的。又有人认为迟数，并不是指脉率，而是指脉搏波经过关部与寸部的速度，虽然有其合理性，但仅能停留在计算的数据当中，如能感知到此现象，非惟有超世之才不可！

所以，从以上诸家的论述中可以发现，其问题的争论无外乎两点，其一寸口、关上到底指什么，其二紧数又是什么，弄清了此处的两点即可还原"寸口脉沉而迟，关上小紧数"的本意为何。

首先对脉的部位进行界定，即寸口脉仅指寸部，还是指寸关尺三部。通过对《金匮要略》中有关"寸口"和"寸口脉"的条文进行梳理，可以发现当张仲景在论述"寸口脉"这三个字时不会出现"关脉"或"关上脉"，也不会出现"尺脉"或"尺中脉"这样的说法，大部分都是以"寸口脉"的形式单独出现。如《金匮要略·中风历节病脉证并治》"寸口脉浮而紧，紧则为寒，浮则为虚，寒虚相搏，邪在皮肤"，《金匮要略·水气病脉证并治》"寸口脉弦而紧，弦则卫气不行，即恶寒，水不沾流，走于肠间"等。而以"寸口"这种形式在《金匮要略》原文中出现两次，且都是在《金匮要略·血痹虚劳病脉证并治》：

"夫尊荣人骨弱肌肤盛，重因疲劳汗出，卧不时动摇，加被微风，遂得之。但以脉自微涩，在寸口、关上小紧，宜针引阳气，令脉和紧去则愈。"

　　"血痹阴阳俱微，寸口关上微，尺中小紧，外证身体不仁，如风痹状，黄芪桂枝五物汤主之。"

　　可以看到，在以"寸口"这样形式出现时，其往往有"关上""尺中"，且在表达形式上也比较工整，不像"寸口脉沉而迟，关上小紧数"中出现了"寸口脉""关上"这样的对仗，所以有理由相信寸口仅指关前的部位，而寸口脉指寸关尺三部。

　　关于迟与数的问题，我们更倾向于文献学的证据来说明，在《金匮要略·腹满寒疝宿食病脉证治》中提到"其脉数而紧乃弦，状如弓弦，按之不移"，如果将数而紧解释为弦脉，则数而紧就成为弦脉的进一步解释，那么此条就变成了"寸口脉沉而迟，关上小弦"，就不存在迟数之间的矛盾。所以这条脉象的解释可以认为是寸关尺三部脉沉而迟，关上又稍有弦的感觉，先论整体再进一步解释局部的脉象描述方法在其他条文中也是存在的，如"但以脉自微涩，在寸口、关上小紧"，也是先论述整条脉是微涩，再突出强调寸口和关上又有紧的感觉。所以将"寸口脉沉而迟，关上小紧数"解释为寸关尺三部脉沉而迟，关上又稍有弦的感觉，无论对其部位、性质还是叙述方式都比较合理。

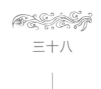

三十八

薤白用量

问曰:《金匮要略》里"瓜蒌薤白白酒汤"薤白的使用量为"半升",而"瓜蒌薤白半夏汤"薤白的剂量为"三两"。薤白的用量有"升"与"两"的差异,而且两方的服用方法又有日二、日三服之别,由此我们能够看出两方对于治疗有什么不同的临床意义?

瓜蒌薤白白酒汤是用于治疗胸痹之喘息咳唾、胸背痛、短气的方剂,瓜蒌薤白半夏汤治疗胸痹出现不得卧、心痛彻背。两方从方剂组成来看,后者比前者仅多半夏一味药,所以后世在解读此方时多认为加半夏的原因在于瓜蒌薤白半夏汤证比瓜蒌薤白白酒汤证阴寒痰浊更甚,所以在症状上由喘息咳唾、胸背痛而发展成为不得卧、心痛彻背。对于这样的解读,其前提应该是在一个认识论中,即同一医家依个人治疗经验认为"不得卧、心痛彻背"是阴寒痰浊更甚所致,所以加入半夏以祛其水。但在这两个方子中,瓜蒌薤白白酒汤薤白的使用量为"半升",而瓜蒌薤白半夏汤薤白的剂量为"三两",一个用体积单位,一个为质量单位,根据医家用药的习惯,很难说这两首方剂为一人所写,更可能是张仲景在"勤求古训,博采众方"时收录了来自不同医家的方剂。从版本记载来看,吴迁抄本和赵开美本瓜蒌薤白白酒汤中的薤白皆为"半升",但在邓珍本《金匮要略》中薤白则作"半斤",这两种不同的记载中很可能存在传抄错误,毕竟在汉字中"斤"和"升"的写法是非常近似的。在这三个版本中枳实薤白桂枝汤中的薤白皆为"半斤",可以推断薤白作"半斤"并没有用量问题。那么如果瓜蒌薤白白酒汤中的薤白作"半斤",进行一个粗略的运算,瓜蒌薤白白酒汤中一日服用薤白的量就为 8(两)× 2/7,约等于 2.29 两,而瓜蒌薤白半夏汤中薤白一日的服用量为 3(两)× 4/10,为 1.2 两,再者虽然煮取为四升,但实际仅服了三升,薤白实际量为 0.9 两,可以看出瓜蒌薤白白酒汤服用薤白的量要远远大于瓜蒌薤白半夏汤中的量,如果按照病重则用量大的用药原则,那么上述的瓜蒌薤白半夏汤证比瓜蒌薤白白酒汤证更严重的解读也就不太能成立。

仅从用量的角度看,这两个方剂可能并没有后世建构的关系,但也并不能说明这种关系是不对的,它是在现有知识理论体系下的解读,可以说是对原文本的一种认识。如果再进一步追问,既然事实上二者并没有联系,但又是什么样的东西驱动了我们为这两个条文建构联系呢?或许我们可以从格式塔心理学中找到答案。格式塔心理学又叫完形心理学,是西方现代心理学的主要学派之一,该学派主要研究直接经验(即意识)和行为,强调经验和行为的整体性,认为整体不等于并且大于部分之和,主张以整体的动力结构观来研究心理现象。所谓的整体不等于并且大于部分之和,即人的行为是一个整体,但这整体并不是部分的简单叠加,人们在观看时,眼脑并不是在一开始就区分一个形象的各个单一的组成部分,而是将各个部分组合起来,使之成为一个更易于理解的统一体。视觉只能接受少数几个不相关联的单位,如果一个场景中包含了太多的互不相关的单位,眼脑就会试图将其简化,把各个单位加以组合,使之成为一个知觉上易于处理的整体。结合这两个条文来看,为了使其成为易于处理的整体,我们的知觉结合过去的经验将症状的发展与药物的加减相联系，而忽略了药物计量单位和版本的信息。

在服用方法上，瓜蒌薤白白酒汤是白酒七升，"煮取二升，分温再服"。所谓的再服就是一天服两次，每次一升。瓜蒌薤白半夏汤则用白酒一斗，"煮取四升，温服一升，日三服"，这就出现了一个问题，既然说每次服一升，一天服三次，那剩下来多煮的一升是为何？类似的煎服方法也存在于《金匮要略》其他的条文中，如麦门冬汤方后注"以水一斗二升，煮取六升，温服一升，日三夜一服"，煮了六升的药，每次服一升，白天服三次晚上服一次，那么一天喝四升，还剩两升药；又如奔豚汤方后注"以水二斗，煮取五升，温服一升，日三夜一服"，煮了五升的药，白天喝三升，晚上喝一升，还余下一升。所以这些余量一定有其意义，在茯苓杏仁甘草汤合橘枳姜汤方后注"以水五升，温服一升，日三服。不差更服"，其按规定服后也还剩两升。与其他方后注不同的是，其后多"不差更服"四字，提示如果服用三升药后未见效果，剩下的两升药需要接着服用。依据此条的提示，可以推测瓜蒌薤白半夏汤证在服药后一定是要取得效果后才可以按常规用量服药，如果未见效果则需继续服用。也或许因为其症状难以忍受，影响到病人的正常活动，所以才多煎以备不时之需。

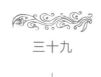

三十九

同病异方辨

问曰:《金匮要略》胸痹治疗的条文有:"胸痹心中痞,留气结在胸,胸满,胁下逆抢心,枳实薤白桂枝汤主之;人参汤亦主之。""胸痹,胸中气塞,短气,茯苓杏仁甘草汤主之,橘枳姜汤亦主之。"对于此类具相同病证而用不同方剂治疗的条文我们应当如何理解?

中医学所谓的"同病异治"是建立在"病同而证异,证异而方异"基础之上的,百余年来约定俗成似成定论,丝毫未有见疑者。然而不知人们是否意识到人们在对"病"的"证候"划分上与后面"选方"上是应用了不同的集合划分法。众所周知的一个事实是:对内科杂病的划分,我们通常采用的是脏腑"证候"划分法,而不是"方证"划分法。即我们通常会说某病是"脾虚证""肾阴虚证""肝阴虚证",而不会说"四君子汤证""六味地黄汤证""一贯煎汤证"。又因"脾虚证"我们常常应用"四君子汤","肾阴虚证"常常应用"六味地黄汤","肝阴虚证"常常应用"一贯煎",于是在不知不觉中我们将"脾虚证"等同了"四君子汤证","肾阴虚证"等同了"六味地黄汤证","肝阴虚证"等同了"一贯煎汤证"。但"脾虚证"不等同于"四君子汤证","肾阴虚证"也不等同于"六味地黄汤证"。它们之间的关系只是"相容关系",而不是"全同关系"。

传统的"同病异治"的解释依据仅仅是"病同而证异,证异而方异"。在此,解释者首先假定了"胸痹,胸中气塞,短气"这组症状可有不同的病因病机,同时还添加了辅助条件以确保这一假定的成立。在这样的解释过程中,过分强调了"证与证的不同",肯定了"方与方作用的绝对差异",进而忽视了"方剂作用的多效性"问题。它强调了方剂于体外的差异,而忽视了方剂进入人体后可能产生的与人体各系统间的相互作用。这促使我们寻求一种新的诠释,这种诠释是基于"病同证同"的,即将前面条文所言的"气塞""短气"视为同一病症,将茯苓杏仁甘草汤与橘枳姜汤解释为两方对此皆有治疗作用,这样的解释是不矛盾的,而且这一假定也不需要附加条件。众所周知,对于糖尿病的治疗存在着以下方法:清热生津、益气养阴、滋补肾阴、补益肾气、活血化瘀,很多著名学者或名老中医所使用的治疗方法多是一两张经验方,虽然难以排除在一张经验方中可以包含多法。但通过对这些经验方的比较,就会发现它们皆存在着这样那样,或多或少的差异。有重于益气养阴者,有偏补益肾阴,有以活血化瘀为主者。对这一现象我们将作何解释? 难道著名学者或名老中医所见的糖尿病都是"病同而证异"吗? 如果是"病同而证异",那些"气阴两虚"或"肾阴亏虚"的糖尿病患者怎么会如此幸运地分别找到了善用"益气养阴""滋补肾阴"法的"老中医"? 这显然是用"病同而证异"说所解释不了的。它合理的解释是:同病则有相同或相类似的病理机制,同病用异方所以能够取效乃在于"异方"中存在着作用相同的物质基础,或在"异方"中存在着成分相同的物质基础,或"异方"中不同的有效物质作用了"同病"中的不同环节。无论从理论和临床实际上来看,有关"同病异治"新的诠释均是可能的。

在疾病的诊治过程中，中医学是以"隐喻认知"作为认识基础的。一个毋庸置疑的事实是：对同一病人，不同的中医专家会开出不同的处方，而且人们亦相信这些不同的处方均能取效。此不能不令我们产生类似的疑问，为什么不同的方剂治疗同一病证均收较好的临床疗效？难道这也是"同病异治"？如果是"同病异治"，那此处之"同病异治"的解释还会是"病同而证异，证异而方异"吗？这样的解释可能更易于被人们所接受，患者表现出诸症状与体征是现象，作为发生在病人身上的症状与体征——证候是客观的，无论其有无个体差异。作为发生在同一时间同一病人身上的症状与体征——证候是同一的，是不可比较的。然而作为反映于医生头脑中所形成的"证候"概念可以是不同的，即不同主体对同一客体的反映可以不同。因为思维是一种心理现象，在形成概念、做出判断、进行推理的过程中，不能不受到兴趣、目标、情感、意志等心理因素的影响。而不同人的兴趣、目标、情感、意志是不同的，因此不同医生头脑中所形成的"证候"概念可以是不同的，由此而进行的论治也可以不同。作为已形成概念的"证候"是"意"或称为"意象"，作为主体"证候"是对客体"证候"的重构。兴趣、目标、情感、意志的影响使得对客体反映的信息有所取舍或放大。"医者，意也"，"得意而忘象"，这也就是说医生遣药组方的依据侧重的是"意象"。再通俗一点说，即不同医家形成了相异的"隐喻认知"，从而开出了不同的方剂。

证实是真理的标准，可核实是意义的标准。有关"同病异治"新的诠释的可核实性如何？或者说我们将以什么方法来核实有关"同病异治"新的诠释。根据我们前面的假设与推论，我们可以设计出以下的实验方法来证实或阐述它。①同病用异方所以能够取效乃在于"异方"中存在着成分相同的物质基础。对此我们可以选择方剂组成相近的方剂进行研究，如前言之"病溢饮者，当发其汗，大青龙汤主之；小青龙汤亦主之"。并可通过对不同方剂有效物质的分离提取，证实不同方剂中存在结构或组分相同的物质。②"异方"中存在着作用相同的物质基础。对此我们可以选择方剂作用相近的方剂进行研究，如"夫短气有微饮，当从小便去之，苓桂术甘汤主之；肾气丸亦主之"。以不同方剂相同的功效为导向，寻找功效或作用相同物质或组分，如对苓桂术甘汤与肾气丸即可寻找其"利小便"作用的物质或组分。③"异方"中不同的有效物质作用了"同病"中的不同环节。对此我们可以选择方剂组成相去甚远的方剂进行研究，如前言之"胸痹，胸中气塞，短气，茯苓杏仁甘草汤主之，橘枳姜汤亦主之。"在病种的选择上力争选择发病机制相对清楚的疾病，对不同方剂的作用机理进行观察，若发现不同方剂作用于该病证的不同环节，则可以说明不同方剂均可取效的原因在于"异方"中不同的有效物质作用于"同病"中的不同环节。

　　本论题的新颖之处在于以一种新的假定来审查"同病异治"，想表明的观点是：中医学所谓的"同病异治"究竟是因为"病同而证异，证异而方异"，抑或"病同且证同，证同而方亦异"。

四十

诸逆心悬痛

问曰：对于《金匮要略·胸痹心痛短气病脉证治》条文"心中痞，诸逆，心悬痛，桂枝生姜枳实汤主之"应当如何理解？

现根据条文中的描述，现多将桂枝生姜枳实汤认为是治疗心绞痛的方子，其将条文中的"心"理解为心脏的心。其实不然，《伤寒杂病论》中的"心"固然指代现今之心脏部位恒多，但指现今之胃亦复不少。如治疗疟母的鳖甲煎丸方后注中，有"空心服七丸，日三服"，此处空心为空服之意，空心即胃中空虚；又有"心中风者，翕翕发热，不能起，心中饥，食即呕吐"，心中饥饿即胃中饥饿，绝非心脏部位的症状，因胃中饥饿所以后文才有"食即呕吐"，与之相同者还有《伤寒论》第165条大柴胡汤证"伤寒发热，汗出不解，心中痞硬，呕吐而下利者"，第324条"少阴病，饮食入口则吐，心中温温欲吐，复不能吐"等，在此不一一举例。所以在无法排除任何一种含义的情况下，不能以我们现有的习惯去限定一种含义。

首先来看《金匮要略·胸痹心痛短气病脉证治》到底说了什么？此篇前两条为提纲，主要描写胸痹、心痛、短气的发病机理。后面的论述可以分为胸痹、心痛病论治两大类而无短气病。且条文的对仗较为工整，胸痹病论治以"胸痹"开头，心痛病论治以"心痛"起首。而有关胸痹病的条文中又有关于短气、心痛的描述，可以知道胸痹、心痛、短气是三种不同的疾病，心痛、短气因是以症状命名的疾病所以胸痹包含了心痛与短气两种症状。胸痹的提纲证为"胸痹之为病，喘息咳唾，胸背痛，短气，寸口脉沉而迟，关上小紧数，栝蒌薤白白酒汤主之"，后面一条紧接着"胸痹不得卧，心痛彻背者，栝蒌薤白半夏汤主之"。提纲证中已言胸痛为胸痹的主要症状，而此处之心痛若指心脏，则有重复之嫌疑，另外如果已有心痛的划分，那么胸痹中为何不言肺痛与之区分？另外在心痛条"心痛彻背，背痛彻心"一条，现多将其理解为治疗冠心病心绞痛，但唯独赤石脂一味难以理解。若要解决以上两个疑问，即将此篇之心痛理解为胃痛即可。那么栝蒌薤白半夏汤应该理解为在栝蒌薤白白酒汤证上出现了胃痛彻背的症状，而乌头赤石脂丸则是专主胃痛彻背、背痛彻胃。既然以乌头、赤石脂为方名，那就能在一定程度上体现方剂的功效，以乌头为主药的大乌头煎在《金匮要略·腹满寒疝宿食病脉证治》篇中治疗寒疝绕脐痛，而赤石脂在其他方剂中多时取其涩肠止泻的作用，所以将乌头赤石脂丸认为是治疗寒邪客胃的疼痛也是合理的，除胃痛彻背、背痛彻胃的症状外还可以有寒泻不止的症状。

在这样一个大背景下，再来看桂枝生姜枳实汤一条："心中痞，诸逆，心悬痛，桂枝生姜枳实汤主之。""心中痞"的"心中"在《伤寒杂病论》的条文里更多的是指胃中，心悬痛与心痛有何差异，需要进一步考证。心悬痛一般有以下几种解释：伊泽信恬认为悬痛，"谓牵急而痛"；尤在泾认为"心悬痛，谓如悬物动摇而痛，逆气使然也"；冯兆张认为"古无怔忡之名，曰：心掣，心悬者是也"。前两种解释将心与悬痛分开作解，而在古书中心悬其实为古代的一种症状名。如在《素问·玉机真脏论》中有

"其不及，则令人心悬如病饥"，心悬与饥饿时的表现相似，《洞天奥旨》中又有"其症多心悬若饥，饥不欲食"，进一步描述心悬与饥饿虽感觉相同，但心悬则不欲饮食。所以或可以将心悬理解为胃中类似饥饿时的拘紧感，但又不欲饮食。用悬字者，取前面症状所描述的上而不下的状态，这就与"诸逆"一词相对应。那么就可以推测桂枝生姜枳实汤所治疗的是胃脘部的胀闷，并伴有呕吐、饥饿、疼痛、不能食的症状。

综上所述，将此处的心解释为胃更合文义。而若将心解释为与心脏相关，在诠释学上可以认为是"前理解"的原因。所谓前理解即在具体的理解开始之前已有的的某种观点、看法或信息，它主要表现为成见或偏见。海德格尔认为"只要某事物被解释为某事物，解释就将本质地建立在前有、前见和前设的基础上。一个解释从来不是无预设地把握呈现在我们面前的东西"。（《存在与时间》191页）"前有""前见"和"前设"是海德格尔对"前理解"的结构划分。所谓前有，即人特定的社会和思想文化背景，特定的民族的心理结构等。任何在"前有"中已被理解的东西，我们都会事先不由自主地把自己的"见解"加在上面，这种"见解"并不是在"前有"基础上的再思考，而是与"前有"同时存在的，这就是"前见"。所谓"前设"，是指当我们理解一个文本时，总是对它预先有一个假设，任何理解其实都含有某种假设。在古代的文化中，心具有胃与心两种概念，而我们的"前有"决定了我们将"心"习惯地理解为心脏之心的"前见"，进一步在读文章前进行了心的"前设"，但并没有依据原文或其他文献所提供的信息对前设进行验证。

四十一

心痛与胃痛

问曰：在《金匮要略》中，桂枝生姜枳实汤和乌头赤石脂丸均用于心痛的治疗，此处的心痛是指现今的什么病？

古人已经明确人体有五脏六腑及奇恒之腑，但在叙述疼痛时很少言及具体脏腑。在《黄帝内经》中，以"脏腑名称"加"痛"字的表达，只有心痛、胃脘痛、骨痛三种，其他都由人体的自然分区部位来命名，如头痛、胸痛、胁痛、背痛、腰痛、腹痛等，而从未见到过脑痛、肺痛、肝胆痛、肾痛、肠痛等。由此可见，包括心、胃脘、骨在内，其均应指的是部位而非具体的脏腑。这种表达方式并非《黄帝内经》独有，包括《伤寒杂病论》在内的其他著作也是如此，这与古人对痛症的认识方式有关。

那么《金匮要略》中的心痛也应当表述的是身体的部位而不是具体的脏器，古时"心"这个部位亦不是现今说的"心前区"。现今的"心前区"大概是指胸骨及其左侧的部分，是心脏在体表的投影区。如果是这个部位，在古代称为胸痛。按照《说文解字》的解释，"人心……在身之中，象形"，认为心处在人体的中部。《康熙字典》中有"凡言中央曰心""日出当心，谓日中也"等，因此心有"中"的含义。《医宗金鉴·卷四十三》

心腹诸痛总括有云："歧骨陷处痛，名心痛。横满连胸，名肺心痛。下连胃脘，名胃心痛。"可见"心"当位于剑突部位，即俗称的心窝处，位置在胃脘之上，而胃脘部也可以用"心下"代指，如《金匮要略·五脏风寒积聚病脉证并治》有："寸口积在胸中；微出寸口，积在喉中；关上，积在脐旁，上关上，积在心下；微下关，积在少腹。"这里的"心下"应当是指胸中与脐之间的一段部位，可以认为大致等同于胃脘部。类似的表达还有"心下悸""心下痞""心下坚"等，这里指的都应当是胃脘部的症状。

回到桂枝生姜枳实汤与乌头赤石脂丸，其对应的条文分别是"心中痞，诸逆心悬痛，桂枝生姜枳实汤主之"与"心痛彻背，背痛彻心，乌头赤石脂丸主之"。这里的"心中""心"应当都是指剑突附近、胃脘之上的部位。"心悬痛"之悬，在《说文解字》中为"繫也"，有牵引之意，从"心"部对应的内部脏器结构来看，也具备牵引痛的条件。而"心痛彻背"之"彻"，有通透之意，痛感由身体的前部贯穿至身体的后部，方能体现"彻"的含义。

此处的"心痛"只指部位，并没有明确是由哪个脏器的病变所导致。而从解剖学看来，此处与胃部最为相近，胃痛可以导致"心痛"；心绞痛有时也可牵涉到胃部，除非有现代的辅助检查，否则难以与胃痛区分，因此心绞痛也可能产生牵涉"心"部的疼痛。桂枝生姜枳实汤与乌头赤石脂丸既可温脾胃，亦可通心阳。若病机符合寒饮上冲则用桂枝生姜枳实汤；若属于阴寒痼结则用乌头赤石脂丸。因此用方时除了辨证准确之外，只需要判断疼痛的部位即可，无论心绞痛或是胃痛均可使用。

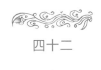

四十二

按之不痛为虚与上下痛而不可触近

问曰:《金匮要略·腹满寒疝宿食病脉证治》言"病者腹满,按之不痛为虚,痛者为实,可下之",同篇又言"上下痛而不可触近,大建中汤主之",那么我们应该如何理解大建中汤方证?

在《金匮要略·腹满寒疝宿食病脉证治》中,"病腹满、按之痛"者,被认为是有实邪在中焦,须用下法。而后文中又有"心胸中大寒痛"的症状,却不是用下法来治疗,而是使用了大建中汤这样一个偏温偏补的方剂。那么这两条原则是否有冲突呢?大建中汤证究竟是虚是实?

以上所述两条条文虽在同一篇,但却分属于不同小节。从标题来看,此篇可分为三节,即腹满、寒疝与宿食。这两条条文,前一条应属于腹满,后一条应属于寒疝。前者首先强调"病者腹满",并未言及疼痛,即便是实证也只有在按时才痛。之所以要按,是因为患者只呈现出腹满的状态,一般要通过触按才能辨明虚实,进而考虑用下法还是补益脾胃,而按之后痛与不痛则是判断实证与虚证的标准之一。在大建中汤条文中,患者的表现并不是"腹满",而是"心胸中大寒痛",与前文所述前提条件已经不同。后文又说"痛不可触近",这时一定不能用按的方式去确定虚实。

那此时的问题就转变成了这样的痛是虚是实，应当如何鉴别的问题。我们都知道腹痛诊断原则是"疼痛喜按为虚，拒按为实"，那此时的大建中汤症状是"痛不可触近"，一定是拒按的；并且腹部"上冲皮起，出见有头足"，也是实邪内阻所致。那么应该可以判断出，这是一个里实证。

既然是里实证，为何不像腹满一样使用下法？因为实邪除了有形实邪之外，也有无形实邪，比如寒邪，寒邪过盛则会使气阻滞于肠腑，出现"有头足"的情况。而治疗这种较为严重的实寒证应当用大辛大热之物，如蜀椒、干姜等。大建中汤中除这两种药物之外，还有人参和饴糖，其性味为甘温，偏补。此时为何要加入这样的药物呢？寒为阴邪，易伤阳气，寒邪越重，则人体阳气越易受损，而阳气越虚，则更易受寒邪侵袭，受寒后症状越重。并且大辛大热之药是以祛邪为主，而辛散太过亦会发越阳气而使阳气更加不足。因此在驱寒的同时，也要注意温补阳气，不仅要祛邪，亦要扶正。味辛者能散能行，而味甘者则能补益和中，因此在用辛温之品时也要酌加甘温之药。由于病变部位在中焦肠腑，与脾胃相关，因此更应补益中焦脾胃之阳。另外，由于寒主收引而引起的腹部拘急而痛，也需要甘味药缓急止痛。而人参、饴糖均属甘温之品且能补益中焦脾胃，亦能缓急止痛，与椒姜配伍能够相得益彰。

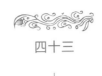

四十三

服后如人行四五里，进一服

问曰：《金匮要略》中有不同的服药方法，如"服后如人行四五里，进一服"这样的服药方法。服药间隔时间为什么会有"长短"之异？这有什么临床意义？

《金匮要略》中对服药间隔时间的不同描述，基本可以分为以下几种情况：

1．"分"服

在书中有"分温三服""分温再服""分温服""顿服"的说法，这几种描述在文中占大多数，其对服药时间的限定性较弱，只是笼统地写道须将煎好的药物趁热饮下，或分为两等分或三等分服下。而服用完这一剂药的时间应该是一整天，24小时之内。但由于大多数患者不会在晚上休息的时候再专门起来服药，因此一定会在睡前将一剂药服完。那么对于服2次和服3次，每次服药间隔的时间就可以根据每个人的情况而定。

2．"日"服

除去上面的分类方法外，还有限定昼夜的服法，如"日一服""日二（再）服""日三服""日再夜一服""日三夜一服""日三夜二服"。现如今医生开处方时，会写"每日1剂""每日2次"这样的医嘱，其中"每日"基本指从醒来到入睡的这段时间，这里的"日"并不表示与"夜"相对的含义，如果需要限定具体的时间，则会用"早""晚"这样的词。但在《金匮要略》中首先是有"日"服和"分"服的区别，可以初步判断这两种说法所表达的意思应该有所不同。"日再夜一服""日三夜一服""日三夜二服"的说法更加证明了《金匮要略》中的"日"应该是与"夜"相对的概念，而不是笼统地指"天"。这种说法除了对服药时间有所限定之外，也间接限定了服药的间隔时间。"日服"的意思，应该是指从起床到日落的这段时间内，将煎好的药分三次服下，那么除了"顿服""分温服""日一服"的间隔时间都为一天之外，"日"二、三服的间隔时间就比单纯地说"分"二、三服要短一些。《金匮要略》中大部分方剂的服法是"日三服"；柴胡去半夏加栝蒌汤、肾气丸、当归散、排脓汤、蜘蛛散要求"日二服"；侯氏黑散、大乌头煎、十枣汤、排脓散、当归芍药散、干姜人参半夏丸、葵子茯苓散、桂枝茯苓丸要求"日一服"；赤丸与黄芩加半夏生姜汤要求"日再夜一服"；皂荚丸、麦门冬汤、奔豚汤、白术散、半夏厚朴汤、生姜半夏汤要求"日三夜一服"；竹皮大丸要求"日三夜二服"；还有泽漆汤的描述比较特别，是"煮取五升，温服五合，至夜尽"，也就是到晚上的时候要将1剂药分10次喝完，其服药的间隔时间应该要短很多。

3.特殊的时间描述

《金匮要略》中还能看到一些比较特别的对于服药时间的描述，如大建中汤"分温再服，如一炊顷，可饮粥二升，后更服"，防己黄芪汤"温服，良久再服"，大黄附子汤"分温三服，服后如人行四五里，进一服"等。这里的"良久"不能明确到底是多久，其他两种说法倒是有迹可循。"一炊顷"是指做完一顿饭的时间，大约一小时。而人行四五里，按照汉代的度量衡，一里大约相当于现在的 415.8 米，如果走四五里就相当于 2 公里，一个成人大约需要 20 分钟。这些较之于"分服"和"日服"，对服药间隔时间有了明确又模糊的限定。"明确"是指对于什么时候吃下一顿药给出了一定的间隔范围；"模糊"是指这个范围并不是精确的，只能凭借常识去估计。与"一炊倾""如人行四五里""良久"类似的表达，还有我们常见的"一袋烟""一盏茶""一炷香"等对时间长度的描述。出现这样描述的原因在于，在古代虽然已经有日晷、漏刻等较为精确的计时工具，但普通百姓只能靠对日常生活的观察估计时间。

4. 根据患者的反应决定

仲景认为，服药应是中病即止。而前文所述的这些服药方法，都是对起效之前做出的规定，即先按照一定的规律服药，这样服一段时间之后病才会好，如果在还没服完就好转的情况下则停后服。还有一些条文，则并没有规定服药的间隔时间，而是以患者的反应为标准，如果患者没有好转的反应，则继续服用。如甘草麻黄汤、桂枝加黄芪汤、续命汤，服后按照一定的方法助汗，如果不出汗，则再服。白头翁汤治热利下重，服药一半之后不愈，更服。红蓝花酒治腹中血气刺痛，顿服一半药后痛未止，就再服另一半。而乌头汤治脚气疼痛，不可屈伸。先服一多半，如果"不知"则尽服之。同样在赤丸、天雄散、乌头桂枝汤、乌头赤石脂丸、麻子仁丸、栝楼瞿麦丸、桂枝茯苓丸等方后注中，都提到"不知"则增加每次服用的药量，并且以知为度。至于何为知，根据方剂成分的不同而不同，栝楼瞿麦丸中"以小便利，腹中温为知"；而与乌头桂枝汤类似的含有乌头、附子的方剂则有"其知者，如醉状，得吐者，为中病"。这里乌头汤和乌头桂枝汤这类方剂通过增加服药频率而增加疗效，其他丸剂则是在既定的每日服药频率上增加每次的用量。

由此可以看出以是否取效或"知否"而定服药频率的这些汤剂，其起效速度或者患者对其的反应速度应该较快。而对于其他规定了服法的药物，其间隔时间之所以有长短之分，应该是由于每次服药的浓度不同，以及药物代谢的速度不同。如果药液浓度较低，或药物代谢的速度较快，则服药频率应该会增加，因为最终目的是为了起效，而起效的前提是维持一定的血药浓度。

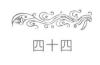

附子与半夏

　　问曰:《金匮要略》方剂配伍中拥有很多现今所谓的"相反"药物,如附子粳米汤炮附子与半夏同用,应如何理解应用?

　　凡学过本草者,大都熟知十八反的歌诀,但《金匮要略》中的赤丸、附子粳米汤、甘遂半夏汤组方用药明显违反了这十八反的原则,出现了附子、半夏同用,或甘遂、甘草同用的情况。

　　那我们现今看到的十八反歌诀是何时出现的呢? 在五代后蜀韩保昇所著的《蜀本草》中就认为《神农本草经》中所载药物"相反"者有十八种,这大概是十八反歌诀名称的由来。 现存文献中最早列举"十八反"完整内容的为《太平圣惠方》,卷二"药相反"中有"乌头反半夏、瓜蒌、贝母、白蔹;甘草反大戟、芫花、甘遂、海藻;藜芦反五参、细辛、芍药"共十八种,但其中不包括白及,也未说明五参是指哪些药物。 至金元时期,才逐渐形成了"十八反"歌诀。 张子和《儒门事亲》中首先编撰了"十八反"歌诀,即"本草名言十八反,半蒌贝蔹及攻乌,藻戟遂芫俱战草,诸参辛芍叛藜芦"。 李东垣《珍珠囊补遗药性赋》中所载十八反歌诀中又将"本草名言十八反"的"名"改为"明"。 后世在此基础上又对

"十八反"内容做了很多补充，但仍以金元时期的"十八反"歌诀流传最广并沿用至今。

由此可知，现今"十八反"的内容大概是在宋代才明确的。虽然《神农本草经》中已经认为药物之间存在相反关系，但我们可以推测，在张仲景时代并无现今"十八反"的准则，或者至少没有附子、半夏相反，甘遂、甘草相反的认识。

那"十八反"到底是怎样一种原则，又是如何形成的？可能是医家将某些药物同用的时候，在大部分患者身上出现了某种不良反应。在找不到其他原因的时候，只能归结为药物之间性味作用相冲突。但治疗过程也存在很多不可控的因素，究竟是否是真正由于药物之间性味相互冲突而导致的不良反应，还有待进一步研究。现代已经有很多实验证实，一些药物同煎的确会使毒性物质的溶出增加，或是抑制其有效性。但这样的研究只是针对了部分药物，且并没有考虑到进入人体或患者体内后进行的二次作用。因此就出现了有些方剂使用了"相反"的药物却有好的疗效的情况，在研究尚不明确时，临床应暂时规避"十八反"药物的应用，但也不应将其奉若圭臬。

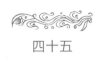

四十五

白汗、自汗与迫汗

问曰:《金匮要略·腹满寒疝宿食病脉证治》中有"绕脐痛，若发则白汗出，手足厥冷"，此处的"白汗"指的是什么?

本条文的"白汗"目前比较流行的有两种解释，一种当作名词，另一种当作动宾词组。

如果是名词，字面上理解就是白色的汗，相同的说法在《黄帝内经》中也存在，在《素问·经脉别论》有"一阴至，厥阴之治也，真虚痟心，厥气留薄，发为白汗，调食和药，治在下俞"。另外在非医学著作中也有相似的记载，如《战国策·楚策四》:"夫骥之齿至矣，服盐车而上太行，蹄申膝折，尾湛胕溃，漉汁洒地，白汗交流，中阪迁延，负辕不能上。"鲍彪注:"白汗，不缘暑而汗也。"《淮南子·修务训》:"此五圣者，天下之盛主，劳形尽虑，为民兴利除害而不懈。奉一爵酒，不知于色，挈一石之尊，则白汗交流。"《晋书·夏统传》:"统勃然作色曰:'……闻君之谈，不觉寒毛尽戴，白汗四匝。'"《汉语大词典》将其解释为因劳累、惶恐、紧张而流的汗或虚汗。

如果将"白汗"视作动宾结构短语，则认为"白"通"迫"，此时应当将"白汗出"连起来解释，意为疼痛发作时迫汗而出。但"白"通"迫"的用法并未在字典中找到相关证据，不能确定这是古时一种常见的用法，还是为了对中医经典进行解释而做出的权宜之举。

除了以上两种解释之外，还有学者认为此处的"白"与"自"是古今字的关系。其指出，此处的"白"应当是"自"字中间去掉一横，字形偏瘦，其与现今意义中"白"字的关系，类似于"日"与"曰"的关系。"自"的本意是鼻，其甲骨文形象有两种，其中一种转化瘦形的"白"，另一种转化为"自"。但瘦形的"白"之后逐渐废弃不用，而只保留下来了"自"。因此瘦形的"白"则为"自"的古字，"自"为瘦形"白"的今字。可以假设在《黄帝内经》及《伤寒杂病论》成书的时代，这两个字还是同时存在的，用法相同，并且含义早已经不是或不仅仅是"鼻"，那么"白汗"就是"自汗"的意思。但后世将当时存在的瘦形的"白"与"黑白"之"白"混淆了，因此将"白汗"作为一个单独的用法进行了诠释。

以上的观点在《说文解字》中也可以找到佐证："白，此亦自字也。"并且这样的观点无论从文理或是医理上都讲得通，将其用于解释《战国策》《淮南子》《晋书》中的"白汗"时，同样能够解释得通。其实鲍彪所注之"白汗，不缘暑而汗也"也正是现今我们对于"自汗"的理解，且与《汉语大词典》的解释并不冲突。

综上所述，此处的"白汗"解释为"自汗"更为妥当。

四十六

其知者如醉状

问曰：我们发现《金匮要略》一些含有附子、乌头的方剂后面常有"其知者如醉状"等类似用语，这样的描述古人有何依据？现今我们应如何认识？

在《金匮要略》方后，有时会看到"不知，稍增之""以知为度"等说法。比如在赤丸、天雄散、乌头桂枝汤、乌头赤石脂丸、麻子仁丸、栝楼瞿麦丸、桂枝茯苓丸等方后注中，都提到如果"不知"则增加每次服用的药量，并且以知为度。"知"应该指的是患者服药后有某种感觉、反应，或是药物起效的一种标志。至于何为"知"，根据方剂成分的不同而不同，栝楼瞿麦丸中"以小便利，腹中温为知"；麻子仁丸，其"知"应当是指大便畅通；对于桂枝茯苓丸，其"知"应为血止；而其他含有乌头、附子的方剂则有"其知者，如醉状，得吐者，为中病"。

那么对服用乌头、附子之后的反应又当如何认识呢？《神农本草经》认为乌头"其汁煎之，名射罔，杀禽兽"，被列为下品，以后历代医家及本草著作称乌头"有毒"，用之不当，易出现严重的毒副作用。《本草纲目》中记载："草乌头、射罔，乃至毒之药。非若川乌头、附子人所栽种，加以酿制，杀其毒性之比。自非风顽急疾，不可轻投。"通过现代药理学研究表明，川乌、草乌、附子中含有二萜类双酯型生物碱，即乌头碱，生品毒性较大，误服或过量服用极易导致中毒。其毒性作用主要是影响中枢神经系统、心脏和肌肉组织。表现为唇、舌、颜面、四肢麻木及流涎、呕吐、眩晕、烦躁、心慌、心率减慢或心动过速、呼吸痉挛、窒息，进而危及生命。这里的感觉麻木、眩晕、呕吐，与条文中描述的"如醉状""得吐者"是类似的。但古人并未将这些反应视作中毒，而是视为药物起效的标志，这种认识与现代研究证实的"乌头碱即是乌头、附子的毒性物质，又是其有效成分"这一点不谋而合，也就是说其治疗量与有效量会非常接近，当出现轻微的中毒反应时，也就达到了治疗的目的，类似的还有西药常用的洋地黄。《尚书·说命》曰："药不瞑眩，厥疾弗瘳。"服用乌头、附子后出现的反应应当是这句话较好的例证，古人能得出这样的结论，应当是建立在反复实践的基础上的。如果能够严格控制摄入量及摄入方式，如久煎、煎时加生姜或与桂枝汤同煎等，应用附子应当是安全有效的。但目前，对于中药的用量并没有达到像西医般精准，不同批次或不同炮制方法的附子或乌头所含成分并不完全相同，而且患者对于药物的敏感程度也不同，很多情况下患者并不在医生的监视下服用药物，有很多因素不可控，在这种情况下明确这种接近中毒剂量的有效剂量似乎并不可能。因此现代在应用乌头、附子之类的药物时，首先是选用制品，其次将处方量控制在国家规定的剂量范围内，是较为稳妥的办法。

四十七

五脏中风与中寒

问曰:《金匮要略·五脏风寒积聚病脉证并治》有"肺中风""肺中寒""肝中风""肝中寒",这里的"中风"和"中寒"是感受风寒邪气吗?

《金匮要略·五脏风寒积聚病脉证并治》中的五脏风寒病原文里中风、中寒皆有描述者,仅肺、肝、心三脏,脾脏只有中风,肾脏关于中风中寒的论述皆无。林亿在其后作注云"以古文简乱极多,去古既远,无它可以补缀也",就是说并没有见到相关书籍对此进行补正,所以对于五脏风寒的内容更难以理解。

肝心脾肺肾五脏在此处并无争议,应该就是指脏腑。其难以理解者就是五脏配属中风、中寒的这种描述到底是在说什么。首先对张仲景《金匮要略》和《伤寒论》里中风和中寒的不同意向加以总结,然后再从已知推导未知。中风之意有三,一指太阳病中出现发热、汗出、恶风、脉缓的症状,如《伤寒论》第2条"太阳病,发热,汗出,恶风,脉缓者,名为中风";二是一种分类符号,如《伤寒论》第190条"阳明病,若能食,名中风;不能食,名中寒",很显然这是一种指派,此将能食划分到中风,不能食划分为中寒；三特指中风病，如《金匮要略·中风历节病脉证并治》"夫风之为病，当半身不遂，或但臂不遂者，此为痹。脉微而数，中风使然"。中寒之意有二，一指一种分类符号，与中风相对，前文已有论述；二指中焦脾胃虚寒，如《金匮要略·腹满寒疝宿食病脉证治》"中寒，其人下利，以里虚也，欲嚏不能，此人肚中寒。"需要特别指明的是，作为分类符号的中风与中寒，其重点在风与寒二字上，即除可以作中风中寒外，又可以作中风与伤寒。如《伤寒论》第38条与第39条：

> 太阳中风，脉浮紧，发热恶寒，身疼痛，不汗出而烦躁者，大青龙汤主之。若脉微弱，汗出恶风者，不可服之。服之则厥逆，筋惕肉瞤，此为逆也。
>
> 伤寒，脉浮缓，身不痛，但重，乍有轻时，无少阴证者，大青龙汤发之。

38条名为太阳中风，但是所描述的症状则是脉浮紧、发热恶寒、身疼痛、无汗，与《伤寒论》之开始将中风定义为发热、汗出、恶风、脉缓的症状完全相反，而39条的伤寒也未出现前面所定义的体痛、脉紧的症状。在未出现文献证明其是错误的情况下，我们仅能推测这样描述的含义是什么。从其症状来看，有一个明显的对比：脉浮紧与脉浮缓，身疼痛与身不痛但重，烦躁与无烦躁，对比之下前者明显比后者在表现上更为盛实。用"风""寒"对不同的症状进行划分最根本的是基于古人对风与寒特点的观察与把握，如五脏中风、中寒是将风性主动、寒性主静、风为阳、寒为阴的特征提取为抽象的概念进行赋予，来作为不同症状划分的纲领。与此相反的，将发热、汗出、脉缓命名为中风和恶寒、体痛、无汗命名为伤寒则是基于症状与风邪或者寒邪在另一方面的相似，将人体发热汗出命名为中风则是基于风的疏泄性质；恶寒与无汗指派于伤寒，则是基于天地间寒气收引的特性。进一步看太阳中风、中风病都是以一组相关症状与自然界风的某一特性相关联而建构的，所以从广义上来说，中风、中寒既是疾病的命名，也是一种分类符号，并不是本体论的事实，而是一种基于相似性的本体论承诺。

　　本篇中的五脏风寒具体是基于人类对风与寒的哪些具身感知而建构的呢？先看肺中风与肺中寒两条："肺中风者，口燥而喘，身运而重，冒而肿胀，肺中寒，吐浊涕。"肺中风的肿胀与肺中寒的浊涕应该是一个对子，此肿胀更应该解作水肿，为肺通调水道功能失常，水液代谢障碍而成，如《金匮要略·肺痿肺痈咳嗽上气病脉证治》："上气喘而躁者，属肺胀，欲作风水，发汗则愈。"所以如果是身体水肿，那么这种感觉应该是光亮清澈的，与吐出的浊涕相对，那就是清。如果说"寒气生浊"，所以将浊涕认为在"寒类"之下，那么清为何在"风类"下，因为风本来就是气体流动产生的，是无色透明的，所以清可以取此义，就如我们经常形容廉洁的人"两袖清风"，就是形容一个人品格高尚纯洁。肝中风与肝中寒两条也比较明确："肝中风者，头目瞤，两胁痛，行带伛，令人嗜甘。肝中寒者，两臂不举，舌本燥，喜太息，胸中痛，不得转侧，食则吐而汗出也。"头目瞤与两臂不举是一个相对的概念，瞤有颤动的意思，颤动的症状经常与自然界的风联系起来，因风能使万物摆动，与人体颤动相似，所以将其归于风。而寒的特点就是"蛰虫将伏"，万物一片寂静，所以有"寒性主静"，进而将两臂不举的症状归于"寒类"。

　　可以发现，中风证与中寒证是依据风邪或寒邪的某一特点的相似来划分的，因风与邪本身有不同的特点，所以划分可以有不同的依据。

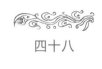

四十八

三焦竭部

问曰:《金匮要略·五脏风寒积聚病脉证并治》言"三焦竭部,上焦竭善噫","上焦受中焦气未和,不能消谷,故能噫耳。下焦竭,即遗溺失便,其气不和,不能自禁制",此处的"三焦竭部"应如何理解?

三焦的问题历来争议颇多,有"部位说""网膜说""淋巴说"等,下将在《伤寒杂病论》上焦、中焦、下焦白背景下,讨论"三焦竭部"之"竭"为何意。

关于"三焦竭部"的解释历来有三种观点。一作三焦功能虚竭来解释,如清代医家李彣在《金匮要略广注》中言:"惟三焦各有虚竭之部分,是谓三焦竭部,而各失其常矣。竭,气尽无余也。"同样是作虚竭来解。高学山因其文后有"不须治,久则愈"数字,故将其解释为一时虚竭,如《高注金匮要略》中说"竭者,非竭尽之谓,盖指一时虚乏而言,观下文未和,及不须治自见"。二作三焦功能之间的相互影响,那么竭就解释为"迭",如金寿山在《金匮诠释》中有"竭……有更迭之意"。三作三焦阻遏来解,如李今庸在《金匮要略讲解》言:"三焦因阻遏而不能各归其部,不能各司其事,且不能相互为用。"

第一种观点将"竭"解释为虚竭，在诠释学中是一种前理解。如果下焦虚竭，为何会有"不须治，久则愈"的说法？因此又将其解释为一时虚竭。第二种观点将"竭"解释为"更迭"则似有迹可循。《说文解字》谓"竭，负举也"，引申为"更始"。《礼记·礼运》有"五行之动，叠相竭也"，郑玄注"竭，犹负载也，言五行运转，更相为始也"，若将"竭"解释为"更始"，那么其含义为，上、中、下三焦在病理情况下是相互影响的，病邪可以互传。其上焦之噫，缘出中焦，如《灵枢·营卫生会》所云"谷入于胃，以传于肺"。而今中焦已病，不能化水谷精微传与上焦，反将陈腐之气传之，所以善噫气，故仲景言"受中焦气未和"。中焦病久，必及下焦，下焦不制，则失便遗尿，如此"不须治"是在言不须治上、下二焦，因病不在上、下而在中，治中则上下自已，乃治病求本之意也。第三种解释将竭解释为阻遏之意，在古代确实也有这样的用法。《墨子·修身》"藏于心者无以竭爱"，于鬯在《香草续校书》中注此句说"竭当读为遏，《诗·文王篇》：'无遏尔躬。'陆释云：'遏或作竭。'明'遏''竭'二字通用。《书·汤誓》云：'率遏众力'，彼'遏'当读为'竭'，说见前校。'竭'之读为'遏'，尤'遏'读为'竭'矣……下文云'动于身者无以竭，恭，出于口者无以竭驯'，两'竭'字并当一例读为'遏'。"《素问·汤液醪醴论》之"五脏阳以竭"之竭就解释为五脏阳气的不通。虽然竭可以解释为阻遏，那么"三焦阻遏"到底是指什么，三焦之间又为何不能相互为用，其生理关系又是什么？在原文中并未言及。

我们再仔细审查此条，前言三焦竭部，后文中只提到上焦竭，下焦竭，未有中焦竭部的论述。又因为此条所在的《金匮要略·五脏风寒积聚病脉证并治》篇漏简较多，所以此条很可能有所阙疑。又观《伤寒论·平脉法》一篇，有与其论述内容相似但文字不同者，"三焦不归其部。上焦不归者，噫而酢吞；中焦不归者，不能消谷引食；下焦不归者，则遗溲"。

彼为"上焦竭善噫"，此为"上焦不归者，噫而酢吞"；彼为"下焦竭，即遗溺失便"，此为"下焦不归者，则遗溲"，虽然在文字的表述上略有不同，但在内容上并无二出，据此推测中焦竭部的内容与"不能消谷引食"相似。如果两段条文都是说的一件事情，除了症状的对应外，那么也可以用"不归"来理解"竭"字。对于"三焦不归其部"的理解要结合前文来看，其前有"寸口脉微而涩，微者卫气不行，涩者荣气不逮，荣卫不能相将，三焦无所仰，身体痹不仁。荣气不足，则烦疼口难言。卫气虚者，则恶寒数欠"数语，讲的是寸口脉微而涩，原因在于荣卫的不行与荣卫的不足，"微者卫气不行，涩者荣气不逮"是一种互文的写作手法，其实际为"荣卫微者卫气不行，荣卫涩者荣气不逮"，不逮有不足之意，紧接其后论述荣卫不足的症状为"荣气不足，则烦疼口难言。卫气虚者，则恶寒数欠"，这是一种顶真的写作手法，在《伤寒论》《金匮要略》中经常使用，那么按照常例，就应该接着论述"微者荣卫气不行"，那么"三焦不归其部"后的数语就应该是对前者的进一步论述，进一步看"微者荣卫气不行"与"三焦不归其部"有互义的关系，三焦作为一个部位不可能再归到所属的部位，并且这一段条文都是在论述荣卫，可以推测"三焦不归其部"实际为"三焦荣卫不归其部"的省文，这样就与"微者荣卫气不行"相对，不归就是不运行之意。那么就可以解释为荣卫之气不运行到上焦，则噫而吞酸，荣卫之气不运行到中焦，则出现不能消谷引食，荣卫之气不运行到下焦，则出现遗尿的症状。那么三焦竭部的"竭"字就同"遏"，应解释为不通，三焦竭部释为三焦荣卫不通。

后世我们很少用荣卫理论来解释脏腑病，但可以发现，荣卫理论在《内经》或张仲景时代一定是一种主流的理论。将三焦与荣卫一起来论述，可以推测在当时的荣卫理论中，三焦为荣卫运行的通道，如在前所举《伤寒论·伤寒例》中条文有"荣卫不能相将，三焦无所仰"，《金匮要略·中风历节病脉证并治》有"荣气不通，卫不独行，荣卫俱微；三焦无所御，四属断绝"，皆揭示了荣卫与三焦的关系。另外，如果将上焦竭的"上焦受中焦气未和"解释为《灵枢·营卫生会》所云"谷入于胃，以传于肺"，那么其实也指的是营卫之气的相传，故其后有"五脏六腑皆以受气。其清者为营，浊者为卫"。所以"上焦受中焦气未和"的气是指营卫之气，并且在《灵枢·营卫生会》论述了上、中、下三焦的走向，以上更说明了荣卫与三焦的密切关系。

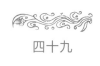

脉出左，积在左；脉出右，积在右

问曰：《金匮要略·五脏风寒积聚病脉证并治》说："脉出左，积在左；脉出右，积在右；脉两出，积在中央。"论述了脉象所处部位与积聚所在部位的对应。那通过诊脉是如何得知疾病的所在部位呢？

《伤寒论》原序中有云："乃勤求古训，博采众方，撰用《素问》《九卷》《八十一难》《阴阳大论》《胎胪药录》，并《平脉辨证》，为《伤寒杂病论》合十六卷。"其中此条所用的寸口、关上、尺中即是《难经》所言寸口脉法的三部。《难经·二难》言："从关至尺是尺内，阴之所治也；从关至鱼际是寸内，阳之所治也……故阴得尺内一寸，阳得寸内九分也。"从手太阴脉的鱼际为起始，九分为寸口，九分末为关上，关后一寸为尺中，这就是寸关尺的具体划分。

积和聚每常连称。聚病呈发作性，时聚时散，且常伴有疼痛；积病常固定在一部位，很难自己消除，这就是原文所说的"积者，脏病也，终不移；聚者，腑病也，发作有时，展转痛移，为可治"。因为积病固定不移的特性，所以可更准确地用脉诊来确定。脉诊主要从性质与部位两个方面来诊断积病。首先，积病的脉象是细而附骨的，细指气血的不流通或衰少，附骨言病位较深。细而附骨确定疾病的性质后，则通过寸、关、尺的部位来确定积病的位置。寸口细而附骨积在胸中；在寸口之前差不多鱼际部位摸到附骨脉则积在喉中；脉象在关部则积在脐旁；关部偏上积在心下；关部偏下积在少腹；尺部出现细而附骨的脉象，则积在气冲，气冲指的是气冲穴的位置，即在腹股沟稍上方，当脐中下5寸，距前正中线2寸。如果将人体以横纵坐标来划分，以上的内容仅确定了纵坐标，如果在二维空间内确定一个点的位置，则还需要横坐标。而"脉出左，积在左；脉出右，积在右"即是积病的横坐标，细而附骨的脉仅出现在病人的左手脉，那么积在身体左侧，仅在右手脉出现则积在右侧，如果两手脉皆细而附骨，那么积病则出现在人体正中。通过以上内容我们可以发现，积之部位与寸口脉部位之间存在着映射关系，将双手掌朝内面向身体，前臂与地面垂直，寸口脉上下就像人身体的缩影，胸部与寸口相应，寸口之上为头项部，肚脐的水平线与关部相对应，关部稍上则对应的胃部，稍下对应的腹部，关下的尺脉则应该是腹部以下的部分。这种映射关系在本质上来说就是部位上的一个类比推理，既然是类比就有其不确定性。如《难经·十八难》言："上部法天，主胸上至头之有疾也；中部法人，主膈以下至脐之有疾也；下部法地，主脐以下至足之有疾也。"其仅将寸口脉这一寸九分进行映射，寸口部主从胸到头的疾病，关部主膈以下脐以上的疾病，尺部则主脐以下至双足的疾病。《难经》这种诊脉部位与形体的对应与《金匮要略》中的对应并不完全相同。

　　中医的生理是以五脏形体观为基础建构的，上文所论的都是关于形体的诊法。在此基础上，五脏病应如何诊断呢？如果说寸、关、尺是形体的一种映射方向，那么在《难经》中浮、中、沉则是五脏部位的映射。如《难经·五难》所言："初持脉，如三菽之重，与皮毛相得者，肺部也。如六菽之重，与血脉相得者，心部也。如九菽之重，与肌肉相得者，脾部也。如十二菽之重，与筋平者，肝部也。按之至骨，举指来疾者，肾部也。"即将持脉的轻重分别对应不同的脏腑，三菽之重应肺，六菽之重应心，九菽之重应脾，十二菽之重应肝，最重至骨则与肾相对应，可以发现五脏在身体内部基本是按照肺、心、脾、肝、肾高到低来排列的，这种按轻重切五脏脉法的建构则是基于五脏高低部位的意向图式。这虽然与现在我们所熟知的以五脏分属寸、关、尺的脉法有形式上不同，但其建构的本质是相同的，都是以五脏的相对部位的意象图式进行建构的。寸、关、尺分属五脏的脉法最早见于王叔和《脉经·两手六脉所主五脏六腑阴阳逆顺》："心部，在左手关前寸口是也……肝部，在左手关上是也……肾部，在左手关后尺中是也……肺部在右手关前寸口是也……脾部在右手关上是也……肾部，在右手关后尺中是也。"其明确提出左、右手，寸、关、尺三部分别配属心肝肾、肺脾肾，两寸主心肺，两关主肝脾，两尺主肾是按照部位上下来分配的，但其中有疑问的是肝脾实际部位与脉象部位不符，即肝的解剖部位在右，脾的解剖部位在左，脉象上肝却在左，脾在右。为了给其一个合理的解释，古人会说："肝体居于右，而其气化之用实先行于左，故肝脉见于左关。脾之体居左，而其气化之用实先行于右，故脾脉见于右关。"这其中已经不完全是一种实体部位的对应，还掺入了气化学说的认识。

五十

四饮

问曰:《金匮要略·痰饮咳嗽病脉证并治》篇名中的痰饮是什么? 条文"夫饮有四……有痰饮,有悬饮,有溢饮,有支饮",这四饮之间有何关联?

《金匮要略》中的"痰饮"作"淡饮",指水饮之邪所导致的疾病,与现今所说的痰病明显不同。《脉经》中有"平肺痿肺痈咳逆上气淡饮脉证"专篇,但详查其内容,实质上是对张仲景《金匮要略·痰饮咳嗽病脉证并治》所论饮证的进一步阐释。 从其用"淡饮"二字来看,《金匮要略》中所谓"痰饮"更倾向于"淡饮",而"浊唾"可能与现今意义上的"痰"更为接近。 在隋以前,"痰"与"淡"存在表意上的混淆,"淡"包含了现今的痰义。 如王羲之病中写给友人之《干呕贴》云:"足下各如常,昨还殊顿,胸中淡闷,干呕转剧,食不可强,疾高难下治,乃甚忧之。 力不具。"清代《别雅·卷二》注:"淡闷,痰闷也。"直到《诸病源候论》中痰、饮首次明确分立,并且全书无"淡"字,只有"痰"字,并在"诸痰证候方论"中大量地使用。 为什么在隋代"突然"出现"痰"字的大量使用? 结合当时的社会文化背景来看,这与佛教医学文化在此时期对中医学的影响和渗透有关。佛教自西汉末由印度传入中国，到东汉时已有学者翻译佛经，但信佛者不多。魏晋南北朝时期，印度和西域僧人陆续来到中国，随着佛经翻译增加和佛寺兴建盛行，佛教得以迅速传播，印度佛教医学也随之传入中国。有学者考证，佛教医药学随佛教一起传入中国，也是布教的需要。另一方面，僧、尼四海为家，到处飘泊，亦需要医药保健知识。也就是说，印度佛教医学在中国的传播有其明确的宗教目的和自觉动力，因而可以想见，其流传的广度和深度一定是相当可观。也因此，才有可能对传统中医学进行影响和渗透。隋代开国皇帝隋文帝是一位著名的信奉佛教的皇帝，因其对佛教的虔诚和热情，掀起了隋朝举国信奉佛教的潮流。在隋代，佛教文化在社会文化中当处于极重要地位。因此，印度佛教医学文化对中医文化的渗透也就成为必然。佛教戒律书《十诵律》是早期传至中国的佛教四部广律中被最早翻译并广泛传播者。《十诵律·卷二十三》云："嚼杨枝有五利益，口不苦、口不臭、除风、除热病、除痰。"唐代慧琳《一切经音义》保存了大量异体字资料，《一切经音义》云："痰廦，胸鬲（膈）中气病也，津液因气凝结不散如筋胶，引挽不断，名为痰癖。"隋代慧苑《华严经音义》在注解《华严经》中佛教医学名词"风黄淡热"时，引用隋代注解西汉扬雄《方言》之权威骞师注云："淡，字又作痰也。"可见，隋代时痰字与痰义已经在学术界得以明确，淡字正逐步被痰字所取代。《华严经音义》又引用南朝梁阮孝绪《文字集略》云："淡，谓胸中液也。"可见，淡字与淡义在南北朝时期已被明确为饮义，到了隋代，"痰"字的出现进一步将"淡"与"痰"明确划分。综上所述，可以得出一个比较确切的推论："痰"字的出现，在南北朝时期已经出现及使用，到了隋代，痰字及痰义已经由盛行的佛教典籍及佛教医学的传播而为当时人们所认知，这也是巢元方得以在此时期集中整理并系统阐明痰病的社会文化基础。

　　狭义的痰饮有痰饮、悬饮、溢饮、支饮四种，一般从水饮的停留部位来将其划分。将水饮停留在胃肠的称为痰饮，停留在胸胁的称之为悬饮，停留在四肢皮肤的称之为溢饮，停留在肺部的称之为支饮。可以从水动态发展的物理特性重新构造四者的关系。如果将痰饮定义为饮水所导致的疾病，那么水饮所到的第一站为胃肠，这就是原文所说的"其人素盛今瘦，水走肠间，沥沥有声，谓之痰饮"；如果将胃肠比作一个容器，容器满溢，则水会流向两侧，而肠胃两侧就是胁下，这就是所说的"饮后水流在胁下，咳唾引痛，谓之悬饮"；如果水饮增多继续溢出，则会灌注于四肢，这就是所说的"饮水流行，归于四肢，当汗出而不汗出，身体疼重，谓之溢饮"；当水饮将下部及两旁填满之后，则会向上泛滥，则出现"咳逆倚息，短气不得卧，其形如肿"的情形，已经出现肺气升降不利的症状，又与悬饮因咳而导致两胁下痛有明显不同。

五十一

病痰饮者，当以温药和之

问曰：为什么《金匮要略》说"病痰饮者，当以温药和之"？那《金匮要略》治疗痰饮病的用药特点是什么？

《素问·经脉别论》曰："饮入于胃，游溢精气，上输于脾；脾气散精，上归于肺；通调水道，下输膀胱。水精四布，五经并行，合于四时五脏阴阳，《揆度》以为常也。"这段文字总结了人体水液代谢的基本过程，并指出人体的水液代谢与肺、脾、膀胱密切相关，为后世水液代谢失常性疾病的生理、病理及治疗提供了基础。如果这些脏腑的气化功能失常，则会造成水液的堆积，因此"病机十九条"中有"诸病水液，澄澈清冷，皆属于寒"的论述，这也许是张仲景"病痰饮者，当以温药和之"的理论基础。

虽然痰饮常连用，但痰应当是对饮的一种形容。后世研究《金匮要略》的很多学者对此已有共识，那就是《金匮要略》中关于痰饮病的记载主要指水饮为患，并不涉及现今所言之痰证。对于通篇论述为"饮证"，篇名却以"痰饮"冠之的现象，也已经有多学者对其进行过考证，认为汉晋唐时期，"痰"本作"淡"。《神农本草经》中有"留饮、淡癖"记载，距《金匮要略》年代最近的西晋《针灸甲乙经》中有"心下淡淡""溢饮""留饮"记载，无"痰饮"之说，也可以反证《金匮要略》中"痰饮"实为"淡饮"。其后西晋《脉经》与唐《千金翼方》中均作"淡饮"。东汉《说文解字》中载："淡，薄味也。从水炎声。"唐《一切经音义》："淡饮，谓膈上液也。"北宋《广韵》《集韵》均认为："淡，或作澹，水波荡貌。"三国曹操《观沧海》诗中即有"水何澹澹"语。总之，"淡"与"澹"相通，意指"水液动摇貌"无疑。

那么"病痰饮者，当以温药和之"中的痰饮，是狭义还是广义？或者说这条原则是适用于痰饮病还是狭义的痰饮？关于狭义痰饮的定义是"其人素盛今瘦，水走肠间，沥沥有声，谓之痰饮"。而通篇论述肠间有水气的只有己椒苈黄丸所主之"腹满，口舌干燥，此肠间有水气"，其余饮邪所在之处还有心下、膈间、胸中、胁下。后文中苓桂术甘汤历来被视为是"温药和之"的代表方剂，而其所治之"心下有痰饮，胸胁支满，目眩"，明显其饮邪的位置不在肠间，且后文其又可治"微饮"，因此其治疗的着重点则在于饮，即"病痰饮者，当以温药和之"是治疗广义痰饮的大法。

"当以温药和之"的含义在于方药的组成当以"温"与"和"为总原则，但也会根据饮邪所停留的位置及严重程度进行辨证选方。篇中所用方剂有温阳化气利水的苓桂术甘汤、肾气丸、五苓散、泽泻汤、小半夏汤、小半夏加茯苓汤等；有辛温发汗的大、小青龙汤；有泻水逐饮的甘遂半夏汤、十枣汤、木防己汤、木防己去石膏加茯苓芒硝汤、厚朴大黄汤、葶苈大枣泻肺汤等。其用温药之类，一是性味辛温者，可发越阳气，且能散能行，开腠理、通水；二是性味苦温者，可燥脾土，助阳以胜湿；三是性味甘温者，可补脾、肾以治本虚。即便使用了性味寒凉的峻下逐水药，也必会以大枣甘温之性顾护脾胃，足以体现"温药和之"的治疗准则。

五十二

木防己汤石膏十二枚

问曰:《金匮要略·痰饮咳嗽病脉证并治》木防己汤中的石膏剂量是
十二枚吗?

　　《金匮要略·痰饮咳嗽病脉证并治》中有载:"膈间支饮,其人喘满,
心下痞坚,面色黧黑,其脉沉紧,得之数十日,医吐下之不愈,木防己
汤主之。"其组成为"木防己三两,石膏十二枚鸡子大,桂枝二两,人参
四两"。其中关于石膏的用量多有争议,如在《外台秘要》中记载为如鸡
子大三枚,而《金匮要略心典》《金匮要略浅注》均记载为"石膏如鸡子
大二枚",《金匮玉函要略述义》中有"本草引深师:石膏二枚,鸡子大,
绵裹"。

　　讨论此处石膏用量究竟是多少? 可以回顾一下仲景是如何运用石膏的。
《伤寒论》中用石膏者计有 7 方,《金匮要略》计有 13 方,其中大青龙汤、
厚朴麻黄汤用石膏如鸡子大;麻黄升麻汤用石膏六铢;桂枝二越婢一汤用
石膏二十四铢;竹叶石膏汤中石膏为半两;小青龙加石膏汤、《古今录验》
续命汤中石膏用量为三两;风引汤中石膏为六两;麻杏甘石汤、越婢汤、
越婢加半夏汤、越婢加术汤中石膏为半斤;白虎汤、白虎加人参汤、白虎

加桂枝汤，石膏用量为一斤。

据汉代度量衡，二十四铢为一两，十六两为一斤，换算为现代重量，一斤为250g，一两为15.625g，一铢为0.65g，如鸡子大的石膏一枚重70~100g，那以上方剂中，石膏的用量在4~250g不等。木防己汤中石膏为如鸡子大十二枚，则为1200g，似乎不符合仲景的用药规律。《神农本草经》云："石膏，味辛，微寒。"《名医别录》曰："味甘，大寒。"在木防己汤中，石膏清郁热、佐防己利水，使饮邪从小便而出。但仲景治疗痰饮病的原则为"以温药和之"，如果石膏用量过大，一则违反了"用温药"为主进行治疗的策略，二则不符合"和"的原则，过多的生石膏还会损伤脾胃，使水饮进一步加重。

1200g的石膏按照西医学的分析，应用HPCE测定法测定其中钙离子的含量应为4.8g左右，如果这些钙离子全部被一个体重为60kg、拥有4800mL血液的成年人通过消化道吸收入血，则血钙离子浓度可达到100mg/dL，当血钙离子浓度超过14.4mg/dL时则可出现为多饮、多尿、严重脱水、循环衰竭、氮质血症。如不及时抢救，患者可死于肾衰竭和循环衰竭。少数严重者还可有神经系统的表现，包括嗜睡、乏力和反射减弱。当然这只是一种在极端状态下的假设，首先，石膏中的钙离子不一定全部溶解于煎煮药物的水中，其次，溶液中的钙离子也不一定能够被人体完全吸收。这样的假设只是强调，过多服用石膏水煎剂会有很严重的不良反应。

通过结合各家注本及中、西医理论的解释，认为此处的石膏应当为二枚较为适宜。

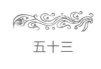

五十三

厚朴、大黄、枳实不同剂量

问曰:《金匮要略》厚朴三物汤、小承气汤与厚朴大黄汤三者药味相同,唯剂量不等,应当如何看待这一问题?

厚朴三物汤出现在《金匮要略·腹满寒疝宿食病脉证治》中,厚朴大黄汤出现在《金匮要略·痰饮咳嗽病脉证并治》中,小承气汤出现在《金匮要略·呕吐哕下利病脉证治》中。三方用药相同,但药量及煎煮方式不尽相同。厚朴三物汤治疗"痛而闭者",用"厚朴八两,大黄四两,枳实五枚。上三味,以水一斗二升,先煮二味,取五升,内大黄,煮取三升,温服一升,以利为度"。厚朴大黄汤治疗"支饮胸满",用"厚朴一尺,大黄六两,枳实四枚,上三味,以水五升,煮取二升,分温再服"。小承气汤治疗"下利谵语者,有燥屎",用"大黄四两,厚朴二两(炙),枳实大者三枚(炙),上三味,以水四升,煮取一升二合,去滓,分温二服,得利则止"。

按照常识来讲,《金匮要略》中出现的方子为仲景一人所书,其用药量与煎煮方式的不同,来源于仲景对药物作用的认识及其用药经验,那么此时就可以从三方的药量变化及煎煮方式的不同中推断出方剂及药物作用的侧重。如小承气汤与厚朴三物汤都重在通下,但厚朴三物汤中厚朴的用量是小承气汤中厚朴用量的四倍，因此其所对应的腹胀、腹痛的程度应当都较小承气汤证重；并且由于后下大黄，其攻下的力度也应强于小承气汤。如果这三味药用于治疗支饮胸满时，则应使用厚朴大黄汤，要加重大黄的用量，但并不需要后下。此处虽不能确定厚朴一尺的重量，但由于其主治上焦病症，支饮除胸闷外应当还有喘、短气等症状，仿照"喘家作桂枝汤，加厚朴杏子"的经验，这里的厚朴重量也应当为二两左右，那么这里大黄与厚朴的比值就大于小承气汤中的比值。厚朴大黄汤中厚朴偏重平喘，而大黄此时则更偏重利水，与枳实配合可共同治疗支饮。

　　以上是对于三方的一般认识，前提是认为这三方出自同一人的经验，也就是说《金匮要略》是仲景一人所写，因此在这其中存在加减变化的思路。但通过仔细观察，可以发现这三个方剂存在表述及体例上的差别。如小承气汤中厚朴、枳实都注明要炙用，而其余两方没有；并且在服用方法上其注明分温二服，而在《金匮要略》中其他方剂看到的也多为"再服"而非"二服"。另外厚朴大黄汤中用厚朴为一尺，是长度单位，而非常见的重量单位。试想，一位作者应当会有自己固定的写作风格和表达方式，且在同一本书中，为了避免混乱，一般情况至少应该做到前后风格及表达形式的统一。如果出现了以上这些差异，我们是否可以认为这些方子并非出自仲景一人之手，而是其将所见到的方剂或别人的经验原样记录了下来，只是恰好这三个方剂所用的药物相同而已，因此会有三方治疗三种病证，方名不同、用药量不同、表述方式也不同的情况发生。这样的质疑应当是合理的，从《伤寒杂病论·序》"乃勤求古训，博采众方，撰用《素问》《九卷》《八十一难》《阴阳大论》《胎胪药录》并平脉辨证，为《伤寒杂病论》合十六卷"的论述中，可以猜到《伤寒杂病论》中的方剂并不一定是仲景独创的，他应当是参考了众家之说。那么对于以上三个方剂，不必过分追求其间的加减变化方式，只要能在准确把握其症状的基础上，灵活掌握用药思路即可。

小青龙汤及服用之后

问曰：《金匮要略·痰饮咳嗽病脉证并治》篇记载了小青龙汤治疗支饮及服用小青龙汤之后变证的处理方法，这样的陈述对临床使用小青龙汤有何帮助？

《金匮要略·痰饮咳嗽病脉证并治》中，第35~40条记录了服用小青龙汤之后的一系列症状及治疗方法，可以看作是一个较为完整的病案记录。

第35条："咳逆，倚息不得卧，小青龙汤主之。"除此之外，小青龙汤的证治还出现过5次，分别为《伤寒论》第40、41条，《金匮要略》第七篇第15条、第十二篇第23条、第二十二篇第7条。总结起来，应用小青龙汤的主要指征为有水饮及咳喘的症状，而小青龙汤的作用有发汗解表退热、止咳平喘、利水消肿等。

第36条："青龙汤下已，多唾口燥，寸脉沉，尺脉微，手足厥逆，气从小腹上冲胸咽，手足痹，其面翕热如醉状，因复下流阴股，小便难，时复冒者，与茯苓桂枝五味甘草汤，治其气冲。"在服小青龙汤后，"咳逆，倚息不得卧"的症状应该有所好转。而新出现的各种症状，其机理可能为，小青龙汤发散阳气太过而水饮之邪未去。体内阳气不足，故多唾口燥；不能制约水气故而上冲；阳气发散于上，体内则不能温煦、气化不利，故面赤、手足厥逆而痹，时复冒，小便不利；寸沉尺微亦是下焦阳虚水饮上犯之征。虽然有如此多的症状，但仲景在最后却只选择"治其气冲"。可以认为"气冲"是目前患者最为所苦的症状，也可以认为很多症状与"气冲"相关，只要治好气冲，很多症状也会随之缓解。

第37条："冲气即低，而反更咳、胸满者，用桂苓五味甘草汤去桂加干姜、细辛，以治其咳满。"在前一条对冲气进行针对性治疗后，症状好转，但又出现了"反更咳""胸满"的症状。"更"字说明之前的咳嗽经治疗已减轻，但现在又复发。至于复发的原因应当不是服前药之后产生的副作用，而可能是由于前方中只保留了用于治疗咳逆的小青龙汤中的三味药，药效药力有所减弱而导致的。因此仲景在此次治疗时，加入与小青龙汤原方中剂量相同的干姜、细辛，主要针对重新出现的咳嗽、胸闷的症状进行治疗。

第38条："咳满即止，而更复渴，冲气复发者，以细辛、干姜为热药也。服之当遂渴，而渴反止者，为支饮也。支饮者，法当冒，冒者必呕，呕者复内半夏，以去其水。"干姜、细辛会导致冲气复发，这一点与服用小青龙汤后出现气冲也相吻合，在条文中的解释是由于干姜、细辛是热药的原故。36条在服用小青龙汤之后出现气上冲，仲景选用苓桂味甘汤去治其气冲，而此次出现气冲之后，仲景并未"复内桂枝"，而是将干姜、细辛的量各减去一两，这与其认为的"干姜、细辛为热药"刚好相呼应，而新加入的半夏本身具有祛水化痰的作用，且不似干姜、细辛之温燥。

第39条："水去呕止，其人形肿者，加杏仁主之。其证应内麻黄，以其人遂痹，故不内之。若逆而内之者，必厥。所以然者，以其人血虚，麻黄发其阳故也。"《金匮要略·水气病脉证并治》曰："水之为病，其脉沉小，属少阴；浮者为风；无水虚胀者，为气。水，发其汗即已，脉沉者，宜麻黄附子汤；浮者，宜杏子汤。"由此可见，麻黄和杏仁均可用来治水。由于血虚而不能用麻黄的情况下，仲景选择用杏仁治肿。

第40条："若面热如醉，此为胃热上冲，熏其面，加大黄以利之。"此处用大黄，表明其应当是有阳明实热；而前文"其面翕热如醉状"依据脉证当时下焦有寒，上焦有饮，此时面热应当为虚证。但"其面翕热如醉状"并非像少阴病之阴寒格拒那样出现的，而是在服用小青龙汤后出现的，前文已经解释过，是由于用了麻黄、细辛、干姜等辛热之品导致阳气过于发散，由此导致内部阳气空虚，不能制约寒饮而上冲，但并不能排除同时有胃热的存在，因此并不能认为这样的"面热"就是虚证。至于为何此处用了大黄而前面没有用，可以这样解释：从前面的证治来看，仲景每次治疗时只针对一个比较主要的症状，如首先用小青龙汤治疗咳逆倚息不得卧，其次用苓桂味甘汤治疗气冲，后加干姜细辛治其咳满，后复加半夏止呕，后又加杏仁治肿，最后加大黄治疗面热如醉。前面分析过，咳满、呕、肿等症状在36条中并未提及，因此猜想可能是在用苓桂味甘汤替换了小青龙汤之后出现的。但这些症状的出现可能是同时出现而不是逐步显现的，但是仲景却明确选择了分步治疗。从这个角度又可以证明此处的"面热如醉"完全可能是之前的"面翕热如醉状"，而这个症状相较于其他症状而言并非最主要的，因此在一开始仲景并未选择针对其进行治疗，但由于其他症状逐渐好转之后面热仍在，因此加大黄以利之。

从以上对于《金匮要略》中服用小青龙汤后的一系列证治可以看出，仲景的治疗原则是"观其脉证，知犯何逆，随证治之"，其所采取的是"分步治疗"的策略。以上对小青龙汤的用药加减，虽然在名称上变化很大，但最终其实质也并未偏离小青龙汤本身，只是将其中的麻黄、桂枝去掉后新加入了茯苓、杏仁、大黄。支饮咳喘用小青龙汤原方治疗则无可争议，在临床中我们能学会的应当是用药中病即止，并随症加减的治疗思路。

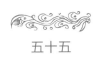

五十五

瘀血与小便不利

问曰:《金匮要略·消渴小便不利淋病脉证并治》言:"小便不利,蒲灰散主之;滑石白鱼散、茯苓戎盐汤并主之。"蒲灰散与滑石白鱼散两方皆有活血化瘀之药,为什么小便不利要用活血化瘀之法?《伤寒论》所言的蓄血证一般不导致小便的异常,那么为什么此则条文会出现小便的异常?

此处的小便不利,可以有两种解释,一种是小便不通,即没有小便;另一种是小便不畅快,类似淋证。

如果是后者,那么以方测证,此处应该是由瘀血所致血淋一类,兼有小便疼痛、少腹疼痛或胀满。滑石白鱼散中的白鱼、乱发都有消瘀之功,而《备急千金要方》中载蒲黄、滑石二药组方治疗"小便不利,茎中疼痛、小腹急痛",因此推断此处蒲灰散中的蒲灰很可能是蒲黄,可凉血、化瘀、消肿。

如果此处是指小便不通,那应用上方治疗则属于《素问·汤液醪醴论》中"去菀陈莝"的一种体现。在《金匮要略·水气病脉证并治》即有"少阳脉卑,少阴脉细,男子则小便不利,妇人则经水不通"且有"厥而皮水者，蒲灰散主之"。赵以德指出："小便不利因水者，不独由于气，亦或有因血所致，如前用蒲灰散等方治血，盖可见也。"

由此又引出另一个问题。《伤寒论》有"太阳病，身黄，脉沉结，少腹硬；小便不利者，为无血也；小便自利，其人如狂者，血证谛也，抵当汤主之"和"伤寒有热，少腹满，应小便不利，今反利者，为有血也，当下之，不可余药，宜抵当丸"两条条文。这两条意欲鉴别蓄血之有无，如果少腹满，小便不利则无血，小便利则为血证。也就是说，少腹满是由于小便不利造成的，但如果小便自利，少腹满的原因是有血结于内。这似乎就与小便不利用蒲灰散与滑石白鱼散治疗相矛盾，即小便不利本应与血无关。

那这两处是否矛盾呢？"小便不利者，为无血也"这句话的提出应当是有条件的，即前所述之"身黄，脉沉结，少腹硬"或"伤寒有热，少腹满"，造成这样的现象，其病机很可能是湿热蕴结于内，而湿热蕴结的另一个表现即是小便不通，湿热之邪无路可出。但若是小便正常，最可能的致病原因就是瘀热在里。那么瘀热郁结的部位是哪里呢？从少腹硬满可知，下焦少腹应当是瘀血所结之处。而从治法、用药及结局来看，应当是有瘀血结在肠中。其治法为"当下之"；所用之物除活血药外，还有大黄三两；服药后"当下血"。此下法之意，应当是通大便，使蓄血瘀热从大便而出，不难推断原本病位在肠中。但由于一般将此蓄血证放在太阳病中论述，并接于太阳蓄水证之后，称为太阳蓄血证，众多医家在解释时，会称蓄血皆于太阳之腑——膀胱中。关于这个问题，钱天来有其论述："注家有血蓄膀胱之说，恐尤为不经。愚谓仲景之意，盖以太阳在经之表邪未解，故热邪随经，内入于腑，而瘀热结于膀胱，则热在下焦，血受煎迫，故溢入回肠，其所不能自下者，蓄积于少腹而急结也。"正是因为蓄血结于肠中这个原因，患者的小便并未受影响。

　　相较而言，《金匮要略》中的小便不利，则是由瘀血导致的，瘀血阻碍了膀胱的气化功能，即可能阻碍了尿液的生成，或是阻碍了尿液的排出，因此在治疗时需要运用活血利尿药去解决这一问题。

　　通过以上的分析比较可知，小便利或不利，病因都可能为瘀血，并无矛盾之处。

五十六

水气病原型

问曰:《金匮要略·水气病脉证并治》篇名的"水气病"是什么病?

水气病现在多被定义为水液代谢障碍以水肿为主要表现的病证。除将水气病定义为水肿之外,又有将水气病划分为痰饮病,如钱天来认为"水气,水饮之属也";成无己则认为水气病乃为水之寒气病,在注水气上冲时有"水寒相搏,肺寒气逆"的论述;刘渡舟先生则认为广义的水气病包含了水肿、水饮、水之寒气为病。以上关于水气病的四种认识皆有合理性,但也都存在一些问题。如将水气病认为是以水肿为主要表现的疾病,其忽略了整部《伤寒杂病论》对于水气的认识;如《伤寒论》40条、41条小青龙汤证,157条生姜泻心汤证与《金匮要略·痰饮病脉证并治》己椒苈黄丸证中的病机分别描述为心下有水气、胁下有水气、肠间有水气,但皆无肿的表现,故将水气病等同于水肿病并不恰当。而将水气病划分为水饮的概念之下是没有依据的,否定了水气病与痰饮病的差异性,即为什么不将《金匮要略·水气病脉证并治》篇的内容归到《金匮要略·痰饮病脉证并治》篇,张仲景又为什么大量使用"水气"一词?成无己将水气理解为水寒之气更有随文敷衍之嫌,并不能说明水气到底为何物,为什么这样命名，其仅抓住了水气具有寒性的特征。而刘渡舟先生虽然将以上几种认识综合起来，展现了水气病的多个方面，但还是没能论述水气病的本质是什么。

气在《说文解字》中被解释为"云气也"，象形文字的气**三**为云气上腾的样子，而小篆中的气**乞**则在象形文字基础上进行变化，还表示了云形成的过程。这提示我们关于水气病的命名与认识很可能是源于古人对云的认识，以下将从两个方面来分析"云是水气病的认知原型"这一假设。

其一，水气的动态转变。《金匮要略·水气病脉证并治》第2条："风气相搏，风强则为隐疹，身体为痒，痒为泄风，气强则为水，难以俯仰。""气强则为水"为水气病病机的关键，如果将人体之气认为是自然界的云，那么"气强则为水"的认识无疑与"天气下为雨"有着密切的联系。现代将云定义为大气中水汽凝结（凝华）成的水滴、过冷水滴、冰晶或者它们混合组成的漂浮在空中的可见聚合物。当水汽过多超过了空气中的饱和度时，多余的水分就会析出。当大气里的温度高于0℃时，会形成降雨；当温度低于0℃时，则会形成降雪。这可以看作"气强则为水"的具体过程，古人并不知道饱和度的概念，但在降雨或降雪之前，一定会观察到大片的乌云，所以"气强则为水"很可能是借用自然界的乌云多则降水的过程来解释水气病的水邪的形成。

其二，云气与水气致病的流动性。前面已提到可以从整部《伤寒论》来认识水气病，水气致病的流动性在《金匮要略·水气病脉证并治》很少能体现，可借助《伤寒论》中的相关条文来认识，如40条："伤寒，表不解，心下有水气，干呕、发热而咳，或渴，或利，或噎，或小便不利、少腹满，或喘者，小青龙汤主之。"此条文的流动性体现在停留于心下的水气可以再流向大肠、膀胱、咽喉等部位。又如316条："少阴病，二三日不已，至四五日，腹痛，小便不利，四肢沉重疼痛，自下利者，此为有水气，其人或咳，或小便利，或下利，或呕者，真武汤主之。"此条之主证水气已停留在四肢、膀胱、大肠，在此基础上又可以流向肺或胃。水气病的这种流动性又与云的流动性比较相似，如果说云移动到哪个地方哪里就会降雨，那么水气在哪儿，哪里就会有水的停聚。所以说《金匮要略·水气病脉证并治》中的水肿仅为水气停留在皮肤的一种特殊表现。假设古人是通过云来认识水气病的，那么水存在于云中的情况一定要比降下来的水更为典型，水气留于皮肤导致的水肿显然是与前者进行类比的，所以会以水肿作为主要论述对象。这从认知来源层面为水气找到了一个更为合理的解释。

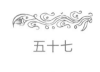

四水与五脏水

问曰：在《金匮要略·水气病脉证并治》中有"四水"，又有"五脏水"？他们之间的关系如何辨析？

风水原文描述为"其脉自浮，外证骨节疼痛，恶风"。可以推测风水以浮肿、恶风、骨节疼痛、脉浮为主要表现，其病机如原文所述"风气相击，身体洪肿"，即外感风邪，影响了肺气的宣降功能，导致肺"通调水道，下输膀胱，水精四布，五经并行"的功能受到影响。如果按照《黄帝内经》对风水的理解，则有两种解释，一如《素问·大奇论》所说，"（肾肝）并浮为风水"则与肝肾相关；又如《素问·水热穴论》所述，"勇而劳甚，则肾汗出，肾汗出逢于风，内不得入于脏腑，外不得越于皮肤，客于玄府，行于皮里，传为胕肿，本之于肾，名曰风水"，则肾和外邪又为风水成因的两个重要因素。皮水与风水相比较，也有脉浮、外证浮肿的表现，但与风水相比，原文中提出"不恶风"的鉴别要点。正水原文描述较为简单，"其脉沉迟，外证自喘"，但关于正水为何，历来有不同的认识。有认为正水是某一类水饮病的总称，如《活人事证方后集·卷之十一·肿满门》中有"以短气不得卧为心水，两胁疼痛为肝水，大便鸭溏为肺水，四肢苦重为脾水，腰痛足冷为肾水，口苦咽干为胆水，乍虚乍实为大肠水，腹急肢瘦为膀胱水，大小便闭涩为胃水，小腹急满为小肠水，惟兹十水，谓之正水"。有将某一脏腑之水认为是正水，高学山认为胃肠中水为正水，如《高注金匮要略》中所云："正水者，水在正路，如肠中胃中是也。"而尤在泾认为肾脏之水为正水，如其在《金匮要略心典》所云："正水，肾脏之水自盛也。"又有认为正水与风水目窠肿、颈脉动、时咳诸症状相同，所不同者风水按之陷而不起，正水按之随手而起，持此观点者如莫枚士在《研经言·正水风水诊法论》所云："目窠肿、颈脉动、时咳诸症，正水与风水同。但有此诸症，而按其肿上随手起者正水，不起者风水，以此为别。"石水原文描述为"其脉自沉，外证腹满不喘"，与正水相比以不喘为其特点。关于石水为什么称之为石水，则可以参考《诸病源候论·水肿病诸候·石水候》一节："肾主水，肾虚即水气妄行，不依经络，停聚结在脐间，少腹肿大硬如石。故云石水。"石水之石是言少腹之肿硬。

按照《金匮要略》原文，风水、皮水、正水、石水四水的描述是以症状为线索进行的，而后世的解释则多从脏腑观来解就会造成对原有体系的一种分裂。这里所说的原有体系，实际指的是形体观，即将四水病从表里来认识，而不是像脏腑观围绕一个中心来开展。风水病变部位应位于身体的最外侧；皮水与风水相似，也有身体浮肿的表现，但与风水相比，并没有恶风外邪的表现，更倾向于自己发病，虽然病变部位与风水相同，但因其病因较之风水偏于里，所以皮水较之风水更偏于里；如果水进一步向内从体表入里，发于人体上焦，则会出现喘的症状，这就是正水；再进一步，水气由上焦到下焦则不喘，而变为水饮凝聚于腹部，压力过大，所以会出现凝坚如石的感觉。可以看出风水——皮水——正水——石水的排列顺序，体现了发病部位由外而内的转变。可以认为风水、皮水、正水和石水是水气病形体观的构造，而五脏水则是以五脏为中心而构造的，其顺序不同于形体观由外而内的某一特定部位，而是先找出中心，继而以这个中心为起点进行辐射，所以在五脏水的描述中，其症状很难有如同四水症状由外而内的一般规律。所以根据藏象理论，心水的中心症状为烦而躁；肝水的中心症状为胁下腹痛；肺水的中心症状为其身肿；脾水的中心症状为腹大四肢苦重；肾水的中心症状为腰痛，不得溺，阴下湿如牛鼻上汗。中心症状确立后，其他的症状则需要以藏象理论或依据邪气的性质进行诠释，才能使理论建构得以融贯，如心水出现的阴肿，我们可以从心肾的关系进行解释，阴部本为肾所主，而肾中之水有赖心阳的温煦，今心火不足所以导致肾水停聚，所以会出现阴肿，而少气身重则源于水气的弥漫。其他水亦如是。

所以，四水是以形体观为基础进行认识的，而五脏水是以五脏中心观为基础进行建构的。虽然其本质都是对水气病的论述，但展现了两个不同的视角对同一事物的不同认识。

五十八

黄汗病与汗出色黄

问曰：《金匮要略·水气病脉证并治》原文描述了黄汗病"身体肿，发热汗出而渴，状如风水，汗沾衣，色正黄如柏汁，脉自沉"的症状。那么黄汗病究竟是什么病呢？

《金匮要略·水气病脉证并治》中第28条论述道：依据上述条文，不难看出仲景认为黄汗是由于"汗出入水中浴，水从汗孔入"而导致的一种病证。从病因与发病来看，这样的解释会让我们提出一些疑问。首先，并没有严格的统计学证据证明所有的黄汗病人都是出汗后去沐浴导致发病的；其次，古人认为由于自身的汗出，汗孔一定是张开的，水就会通过这样的空隙进入身体而导致黄汗病。但现在我们知道，即使水真的可以进入汗腺、毛囊，也只能造成局部的感染，并不会进入体内导致水肿的发生。

仲景对黄汗病病因病机的解释中蕴含了概念隐喻中常见的"容器隐喻"和"管道隐喻"，即把容器概念和管道这两种具体的实体概念投射到其他抽象概念。在古代，人们会有意或无意地认为疾病是由于人体容器之外的致病因素侵犯人体内部而导致的。皮肤的汗孔则可看作人体容器的进出管道，能够让各种物质和能量进出，在疾病状态下就成为致病因素侵入的途径。当人体出汗的时候，皮肤的腠理会变得疏松，毛孔被打开，管道失于控制，容器之外的病邪因素容易乘机进入到机体内部，从而导致黄汗病发生。因此，"以汗出入水中浴，水从汗孔入得之"这句话蕴含了"人体是一个容器，汗孔是管道"的概念隐喻。

从黄汗病的表现来看，并不能找出与其完全对应的现今疾病。但有些疾病与其有相似之处，如急慢性肝炎、急慢性胆囊炎、肝胆结石、肝硬化及肝癌、胰头癌等，引起肝功能减退或胆汁淤积堵塞、胆红素在血液中浓度增高，随汗液排出体外时可出现黄汗；另外，自身免疫性溶血性贫血以及蚕豆病患者，因红细胞大量破坏、间接胆红素在血中滞留而致黄汗；疟疾、伤寒及副伤寒、钩端螺旋体病、败血症的病人，也可由于红细胞破坏加快、肝脏功能受到损害而出现黄汗。

也有学者发现，重金属如铅、汞、砷等中毒，可以完整解释文中黄汗中出现的一系列表现。其皮肤损害为砷中毒的突出表现，皮肤干燥粗糙，可见丘疹、疱疹及脓疱，少数有剥脱性皮炎，指甲失去光泽、变脆而厚；铅、汞、砷中毒均有食欲不振、唾液增多、口腔溃疡等，与黄汗病"不能食，其口多涎"相类似；铅中毒有心律失常、心力衰竭的报道，类似黄汗病的"胸满""胸中窒"；另外，铅、汞、砷中毒均有复杂的神经系统表现，如四肢麻木、感觉减退、感觉障碍、感觉异常（如蚁行感）等；"腰髋弛痛"是说腰腿部酸疼无力，与铅中毒神经炎的表现，如四肢乏力、严重可影响近端肢体相类似；铅中毒可发生关节痛，可视为"黄汗痛在骨节"；"久久必身𤺊"与神经炎肌束颤动之表现类似，初为手指、舌尖的颤动，严重者可累及手臂、两脚甚至小腿；烦躁不安，睡眠障碍，易紧张、脸红、燥热、发怒，不能自控，与黄汗"暮躁不得眠"，砷中毒时有人可发生中毒性肝炎，甚至黄疸，其多汗时汗液黏稠发黄，即所谓"汗出色黄如柏汁"；神经炎亦有黄汗所特有的多汗表现。

之所以会将黄汗与重金属中毒联系起来，是因为东汉、魏晋时期崇尚服食药石散剂，而这些金石散剂中含有大量的铅、汞、砷等重金属。《金匮要略》中记载了宜冷食的"侯氏黑散"和最早直呼寒食的"紫石寒食散"。"寒食散"中多燥热剧毒之药，服食后常引起中毒，甚至死亡。皇甫谧《针灸甲乙经·序》有王仲宣服五石散的记载：魏晋时期"服散"之风更盛。因凡服石需寒衣、寒饮、寒食、寒卧，故将此类方药都称之为"寒食散"。后世医家注意到服散石的反应，将其称为"寒食散发候"。《诸病源候论》还记述了服散的节度方法："须臾，以寒水洗手足，药力行者，当小痹，便自脱衣，以冷水极浴。"对照黄汗的病因，即"以汗出入水中浴，水从汗孔入得之"，可以看出"汗出入水"很可能就是"服石"后"行散"的办法。服石的风气在唐代后逐渐衰落，"黄汗"也很少发生了，宋代以后的医家对"黄汗"更是少有论述。

通过以上的分析，可知黄汗在仲景时代可能主要与重金属中毒有关，而现代则可考虑与一些肝胆疾病、自身免疫性疾病或感染性疾病有关。

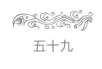

五十九

发汗与利小便

问曰：《金匮要略·水气病脉证并治》中水气病的治疗原则为什么是腰以上肿当发汗，腰以下肿当利小便？

"师曰：诸有水者，腰以下肿，当利小便；腰以上肿，当发汗乃愈。"从中可以看出发汗、利小便是治疗水肿的基本法则。此处并没有像前文按照表里阴阳分类，而是按照水肿的上下位置来定其治法。肿在上者发汗，在下者利小便，正符合《素问·阴阳应象大论》中"其高者，因而越之；其下者，引而竭之"因势利导的治疗方法。当水肿在腰以上时，会自然地认为水邪聚于上，而发汗通常使用辛温的药物发越阳气于上，因此可使水从汗孔而出，达到消肿的目的，代表方剂为以麻黄、甘草为主的越婢汤、越婢加术汤、甘草麻黄汤、麻黄附子汤。而腰以下肿，则水邪聚于下，按照"水往低处走"的重力原则，似乎利小便比发汗更容易使水邪排出，因此治疗上是用以防己、黄芪、甘草为主药的防己黄芪汤和防己茯苓汤。

但有医家也持不同意见，认为肿在上者按照水性趋下的规律，则应该利小便。若下身肿，水已经位于膀胱之下，如果向下利水，水又该从何而出？况且大凡下身肿都是劳倦内伤、生育不节或脾肾素虚及水肿失治、误治而迁延不愈，以致正气日衰、脾肾日虚而水停于下，病情甚为缠绵。多正虚邪实、虚实夹杂。而利小便治法也偏通利而损伤正气，此时再用则易犯"虚虚实实"之误。

这些解释都有一定的合理之处，只是"腰以上肿发汗，腰以下肿利小便"只是一种临床的思路，切不可将其完全割裂理解。水肿的病因为肺、脾、肾、三焦对水液的代谢能力失常，只要能够增强这些脏腑功能，治疗水肿时均可使用。如在下肢肿甚而同时伴有咳喘等症状时，可以加入宣肺平喘药物，而在水肿日久，阳气不足时，可以加入温阳健脾之药，以获良效。从另一个角度讲，当选用发汗的方法时，难道不是通过宣通肺气达到提壶揭盖的目的，而使小便的排出更为顺畅吗？在发汗的同时真的只是水液以汗这一种形式排出了体外，此时一定没有小便吗？以麻黄为主药治疗"腰以上肿"的方剂，不能忽视其起到的良好的利小便作用。另外，当用利小便的方法治疗下肢水肿时，有些在临床上同时使用一些宣肺的药物，也比单纯利小便消肿的效果更好。因此不能单纯执着于水之部位而选择发汗或是利小便，关键还是要"观其脉证，知犯何逆，随证治之"。

六十

气、血、水

问曰：如何从《金匮要略·水气病脉证并治》篇的原文理解气、血、水三者之间的关系？

在讨论气、血、水关系之前，首先应当明晰此处所述之水应当为病理之水，而病理之水是由于正常津液代谢失常而导致的。气、血与津液的关系密不可分，三者的组成均离不开脾胃的运化，存在相互依存、相互制约、相互为用的关系。如果气血失常，则津液代谢就会失常，成为病理之水。《金匮要略·水气病脉证并治》篇就论述了气、血与水的关系。

1. 血与水的关系

"少阳脉卑，少阴脉细，男子则小便不利，妇人则经水不通，经为血，血不利则为水，名曰血分。"

"经水前断，后病水，名曰血分，此病难治；先病水，后经水断，名曰水分，此病易治，何以故？去水，其经自下。"

尤在泾《金匮要略心典》云："血分者，因血而病为水也。"条文中虽未明确阐述病水有何具体症状，但根据其条文所处的位置可以推断是出现了水肿之类的表现。在女子，其病机是由于经血瘀阻不通，以致津液运行障碍，蓄积成水，泛滥肌肤而发为水肿，正所谓"血停则水停"。而文中男子亦有与女子血分病相同的脉象，因此男子如果出现水肿、小便不利等症状也可责之瘀血，可以认为此是男子的血分病。文中亦有"厥而皮水者，蒲灰散主之"，同样在《金匮要略·消渴小便不利淋病脉证并治》篇有"小便不利，蒲灰散主之"。用活血化瘀利水的蒲黄配清热利尿的滑石，可化瘀行水，治疗血分病证。

2. 气与水的关系

"脉浮而洪，浮则为风，洪则为气，风气相搏，风强则为隐疹，身体为痒，痒为泄风，久为痂癞。气强则为水，难以俯仰。"

"气分，心下坚大如盘，边如旋杯，水饮所作，桂枝去芍药加麻辛附子汤主之。"

"心下坚大如盘，边如旋盘，水饮所作，枳术汤主之。"

以上几段条文论述了气与水的关系。"气强则为水"之"强"可理解为"僵"，即气郁壅滞而导致水停于内。气分病的发生在于营卫之气不通利，阴阳不能相得。营卫之气的不通，可导致水饮内停，出现心下坚而有形的表现。方用桂枝去芍药加麻辛附子汤或枳术汤，以通阳利水。

六十一

水气病篇的方剂

问曰:《金匮要略·水气病脉证并治》中治疗"水气病"的方剂是比较繁杂的,应当如何学习掌握?

《金匮要略·水气病脉证并治》中第 1 条即对水气病进行了分类,说明了水气病的形成不外肺失宣降,通调失职;脾失健运,转输不能;肾失开阖,蒸化失职。并提出了水气病临证时要注意分辨水的在上、在下、在表、在里。本篇中以四水为纲,分别提出其症状表现及治疗方剂,结合对四水的症状分类,兹总结如下。

风水,其主要症状有面目肿大、腰以下肿或一身悉肿,汗出恶风或有热,骨节疼痛或身体重而酸,脉浮或沉滑。方用防己黄芪汤、越婢汤或杏子汤。

皮水,其主要症状有浮肿按之没指、四肢肿或聂聂动或一身面目黄肿,小便不利,不恶风寒,其腹如鼓,不渴,脉浮或沉。方用防己茯苓汤、越婢加术汤、甘草麻黄汤或蒲灰散。

正水,其主要症状有身肿或胸膈有水,喘,脉沉迟。方用麻黄附子汤。

石水，腹满不喘，脉沉。方药无。

以上方剂除蒲灰散之外，其余方剂基本可以概括为两大阵营，一是以防己黄芪汤为代表，包括防己黄芪汤，防己茯苓汤；一是以越婢汤为代表，包括越婢汤、越婢加术汤、甘草麻黄汤、杏子汤、麻黄附子汤。以下将对两个以方剂为代表的体系做一说明。

防己黄芪汤在《金匮要略》一书中共出现3次。其对应症状可以概括为身重，腰以下肿，汗出恶风，脉浮。此为水湿内停，卫阳不足之证。防己黄芪汤组成为：防己一两、甘草半两（炒）、白术七钱半、黄芪一两一分（去芦）、生姜四片、大枣一枚。由方证对应可知防己黄芪汤有利水敛汗实表的作用，通过补益脾胃，可以健运中焦的脾胃之气，固护肌表以抵抗邪气内侵，健运脾胃使水湿得以运化通利。防己茯苓汤主治"水气在皮肤中，四肢聂聂动者"，其组成为防己三两，黄芪三两，桂枝三两，茯苓六两，甘草二两。此方与防己黄芪汤相比，加大了药量，用桂枝与茯苓替换了白术。《神农本草经》言："术，味苦，温。主风寒湿痹……止汗。"由于皮水"不恶风寒"，且无汗出，故在此方中将其替换。皮水者为水气在皮肤中，外证胕肿，按之没指，四肢肿盛，壅遏卫气，气水相击则四肢聂聂动，此意在说明水湿较甚。从药物用量来看，防己、黄芪的用量增加了近乎3倍，更合以茯苓六两、桂枝三两，亦说明皮水较风水肿势为重，故重用防己、黄芪以利水除湿，使水从外解；桂枝、茯苓通阳化气利水，使水从下而去；甘草调和诸药，补益脾土而祛水。上两方均以防己、黄芪、甘草为基础，针对症状的程度与新出现的症状进行药味与剂量的改变，其主要目的为补其不足而利其有余。通过用黄芪、白术、茯苓等药补脾之气，健运中焦而达到固护营卫，通利水湿的功效。因此，这个体系可以认为是从脾进行论治的。

越婢汤治疗"风水恶风，一身悉肿，脉浮不渴，续自汗出，无大热"

其组成为麻黄六两，石膏半斤，生姜三两，大枣十五枚，甘草二两。本条论述风水夹热的证治，治以越婢汤发越水气，兼清郁热。风水是由风邪犯表，肺气不宣，通调失职，津液停聚泛溢于肌表而致，故一身悉肿。风邪袭表则恶风，其病在表故脉浮，里无大热则不渴，风为阳邪，其性疏散，故续自汗出，诸证皆由风水搏结于表，郁而化热所致。方中麻黄配生姜宣散肌表水湿以消肿，与石膏同伍辛凉透达发越水气，又能清解肺胃郁热以止渴，甘草与大枣同用补脾和中，大枣配生姜暖脾和胃，且防石膏之寒伤胃。《金匮要略论注》认为："前证身重则湿多，此独一身悉肿，则风多气强矣。风为阳邪，脉浮为热，又汗非骤出，续自汗出，若有气蒸之者然；又外无大热，则外表少而内热多，故以越婢汤主之。麻黄发其阳，石膏清其热，甘草和其中，姜、枣以通营卫而宣阳气也。"越婢加术汤治疗"里水者，一身面目黄肿，其脉沉，小便不利"。本方用越婢汤发越水气，开宣腠理，兼清郁热，再加白术四两健脾除湿，使毛窍开张、水湿之邪从汗而解，表气透则肺气利，肺气利则小便自利，水湿得去。甘草麻黄汤其组成为甘草二两，麻黄四两。若皮水无郁热，属风寒束表，表实无汗者当用甘草麻黄汤，发汗宣肺利水。麻黄附子汤治疗少阴正水而设，病机为肾阳虚不能化气为水，阴寒水气泛溢肌肤而为水肿，其组成为麻黄三两，甘草二两，附子一枚（炮）。然其总属水病在表者，故可用发汗的方法治疗。因杏子汤方药未见，后世疑为麻杏甘石汤或前条甘草麻黄汤加杏子，故本文不做具体论述。以上四方中，每方必用麻黄与甘草，因此将其归为一类，可以认为此二药在水病的治疗中，尤其是对于邪气相对较盛的水肿病来说是至关重要的。此类水病都偏于在表，通过宣发肺气可达到理想效果，因此可以认为此类方剂是从肺来进行论治的。

按照格式塔心理学的相似性原理，如果点与点之间的距离相同，人们倾向于将颜色相同的点归为一组。从本篇可以看出，在方剂的运用方面存在着明显的相似性。如果从治疗的角度考虑，按照方剂进行系统归类似乎更合乎人们认识事物的习惯。将本篇治疗水气病的方剂分为防己黄芪类和麻黄类后，可以明显地看出，水气病的治疗在进行药物加减变换的时候，都是随着病情的进展而用药。因此可以初步认为，四水在病性上其实是属于递进关系，是水肿病的不同发展阶段。

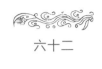

六十二

煎药用水

问曰：《金匮要略》煎煮药物煎时有不同的煎药用水，如矾石汤用"浆水"，风引汤用"井花水"，炙甘草汤用"酒、水相掺"，苓桂枣甘汤用"甘澜水"，黄芪芍药桂枝苦酒汤用"苦酒与水相和"，这样不同的的煎药用水有什么意义？

通览《金匮要略》全书，张仲景所采用的煎药用水大致可分为以下几类。

1. 泉水

以泉水煎药见于百合知母汤、滑石代赭汤、百合鸡子汤、百合地黄汤等4首方剂。

《嘉祐本草》载："泉水，味甘，平，无毒。主消渴反胃，热痢热淋，小便赤涩，兼洗漆疮，射痈肿令散。久服却温，调中，下热气，利小便，并多饮之。"由此可知，泉水具有清热利尿、引热下行的功效，这与百合病的主症"小便赤"相应，后世医家亦多从其意，如刘渡舟在《金匮要略诠解》中针对百合知母汤、滑石代赭汤、百合鸡子汤、百合地黄汤等四方泉水的功效分次释义为"配泉水清热利尿，导热下行""引热下行""养阴泄热"及"利小便，泄虚热"；杨百弗《金匮集释》则言："泉水甘平，解热，调中，以之煎药，更能下热利尿。"亦有医家认为泉水具有清热、泻火、养阴之效，如徐忠可在《金匮要略论注》中对百合知母汤、滑石代赭汤、百合鸡子汤三方泉水的功效依次释义为"清其热""泻阴火""滋元阴"；谭日强在《金匮要略浅述》中云："三方（百合知母汤、滑石代赭汤、百合鸡子汤）均用泉水煮药，取其澄澈清冷，共奏清热养阴之效。"

《本草纲目》云："山岩泉水，气味甘，平，无毒。主治霍乱烦闷，呕吐腹空，转筋恐入腹，宜多服之，名曰洗肠，勿令腹空，空则更服。人皆惧此，然尝试有效。但身冷力弱者，防致脏寒，当以意消息之。"由"主治霍乱烦闷，呕吐腹空"可知泉水有止吐的功效，这又恰好对应于百合病"诸药不能治，得药则剧吐利"的论述。

故由此可以得出结论，泉水煎药具有清热利尿、泻火养阴、止吐的功效。

2. 浆水

浆水的服药方法见于赤豆当归散和蜀漆散，两者均以浆水服药；煎药方法则见于半夏干姜散和矾石汤，前者以浆水煮散顿服，后者则以浆水煎煮矾石浸脚。在药物的加减方法上，白术散方后注有"心烦吐痛，不能食饮，加细辛一两，半夏大者二十枚。服之后，更以醋浆水服之。若呕，以醋浆水服之"。

2.1 浆水的制法

由于时代的久远，浆水到底是什么，现已实难考证。历代医家亦众说纷纭。宋本《伤寒论》第393条枳实栀子豉汤用的是"以清浆水七升"，而在《千金翼方》第十卷，枳实栀子豉汤用的是"以酢浆七升"。据钱超尘主编的《千金翼方诠译》注解所载："宋本、成本、《玉函》'酢浆'作'清浆水'，《外台》作以'酢浆'一斗。"东汉时期的《四民月会》中记载有醋的酿造时间："四月四日可做酢，五月五日也可作酢。"许慎在《说文解字》中将醯解释为酸，也称酢。北魏农学要著《齐民要术》对醋的酿制方法进行了详细记载，有专门的"作酢法"一篇。宋陈鼓年《广韵》说："酢浆也，醋也。"自此之后"醋"字便被广泛使用。因此"酢"同"醋"，实为酸之意。笔者认为，"清"表示浓度，"醋"指代味道，浆水味酸，故又称酸浆、醋浆水，清浆水应当为浆水上层澄清的部分。

据《嘉祐本草》所载："浆水，味甘、酸，微温，无毒。主调中，引气宣和，强力通关，开胃止渴，霍乱泄痢，消宿食，宜作粥薄暮啜之，解烦去睡，调理腑脏，粟米新熟白花者佳，煎令醋，止呕哕，白人肤体，如缯帛，为其常用，故人不齿其功。冰浆至冷，妇人怀妊不可食之，食谱所忌也。"《本草纲目》中对浆水的记载亦多从其说，其功效除增"利小便"外，皆引《嘉祐本草》。清代的吴仪洛在《伤寒分经》中曰："清浆水，一名酸浆水，炊粟米熟，投冷水中，浸五六日，味酢生花，色类浆，故名。若浸至败者，害人。其性凉善走，能调中气，通关开胃，解烦渴，化滞物。"吴氏对浆水功效的认识，其实是来源于朱丹溪《本草衍义补遗》中"浆水，味甘酸而性凉，善走，化滞物，解消烦渴，宜作粥，薄暮啜之，解烦去睡，调理腑脏"的记载。

刘渡舟的《伤寒论诠解》在枳实栀子豉汤的解析中说："清浆水又名酸浆水，即米饭用清水浸泡七日以上，待味变酸，水面起白花即成。用清浆水煎药，有清热、除烦、理气、宽中、助消化的作用。"此外，亦有医家认为浆水为他物所成，如徐大椿在《伤寒论类方》中言"浆水即淘米之泔水，久贮味酸为佳"；陈修园在《伤寒论浅注》亦言"清浆水是淘米水，二三日外味微酸者，取其安胃兼清肝火"；近代医家聂惠民教授在其著作《聂氏伤寒学》中亦认为清浆水是淘米泔水。

程知的《伤寒经注》言"清浆水乃泥浆水之清者，盖欲借土气以入胃耳"。中医研究院（现为中国中医科学院）研究生班编著的《〈金匮要略〉注评》亦认为"浆水为地浆水，在黄土地上挖一坑，深约二尺许，然后灌水，搅混，使之沉淀，上面的清水即为地浆水"。

2.2 浆水的功效

《金匮要略·妇人妊娠病脉证并治》白术散方后有"心烦吐痛，不能食饮，加细辛一两，半夏大者二十枚。服之后，更以醋浆水服之。若呕，以醋浆水服之"。依仲景原意，浆水具有止呕的功效，同样适用于半夏干姜散证，"干呕，吐逆，吐涎沫，半夏干姜散主之"。在这里以浆水煮散，同样是取其止呕的功效。正如《金匮要略心典》所云："故以半夏止逆消涎，干姜温中和胃，浆水甘酸，调中引气止呕哕也。"这两条原文均符合《嘉祐本草》浆水"止呕哕"的记载。

《金匮要略·百合狐惑阴阳毒病证治》第 13 条赤豆当归散证，主要论述狐惑病成脓的证治，此方以浆水来冲服散剂。刘渡舟教授认为，浆水在这里具有"清凉解热"的作用，杨百茀在《金匮集释》解析本条时言"浆水清热解毒"，结合第五篇中风历节病脉证并治"矾石汤治脚气冲心"，以浆水煎矾石浸脚的记载，笔者认为浆水的功效为"清热解毒"似乎更为恰当。浆水实物的考证始于《嘉祐本草》，详于《本草蒙筌》，其功效繁多，在不同的方剂配伍中效亦不同。或清热解毒，或催吐，或止呕，或调中和胃，或清热、除烦、理气、宽中、助消化，无出《嘉祐本草》之右。

3. 井花水

井花水的应用见于《金匮要略·中风历节病脉证并治》风引汤方中，"井花水三升，煮三沸，温服一升"。

因"花"通"华"，故井花水又名井华水。《嘉祐本草》曰："井华水，味甘，平，无毒。主人九窍大惊出血，以水噀面。亦主口臭，正朝含之，吐弃厕下，数度即差。又令好颜色，和朱砂服之。又堪炼诸药石，投酒醋令不腐，洗目肤翳，及酒后热痢，与诸水有异，其功极广。此水井中平旦第一汲者。《本经》注井苔条中，略言之，今此重细解也。新补。"《本草纲目》谓："平旦第一汲，为井华水，其功极广，又与诸水不同。""井华水……嘉祐宜煎补阴之药。虞抟宜煎一切痰火气血药。"

风引汤主治除热瘫痫，方后注有"治大人风引，少小惊痫瘛疭，日数十发，医所不疗，除热方"。本方的病机是由于热盛生风，肝风内动所致，治宜风引汤重镇潜阳，清热息风。井华水为平旦最先汲者，以井华水煎药，取其澄澈清冷之意，以收镇惊安神、清热滋阴之功，正如《本草纲目》所载"亦煎补阴之药"及"一切痰火气血药"。

4. 甘澜水

甘澜水见于《金匮要略·奔豚气病脉证治》第4条茯苓桂枝甘草大枣汤方，以甘澜水一斗煎药，且详注甘澜水法："取水二斗，置大盆内，以杓扬之，水上有珠子五六千颗相逐，取用之。"《本草纲目》云："劳水即扬泛水，张仲景谓之甘烂水，用流水二斗，置大盆中，以杓高扬之千万遍，有沸珠相逐，乃取煎药。盖水性本咸而体重，劳之则甘而轻，取其不助肾气而益脾胃也。"程林的《金匮要略直解》载："甘烂水者，扬之则甘而轻，取其不助肾邪也。"

5. 酒，清酒，白酒，苦酒

《金匮要略》一书中，张仲景除了用"酒"外，还有"清酒""白酒""苦酒"。

用酒煎药者有下瘀血汤方、炙甘草汤、红蓝花酒三方。两汉时期的酒为质地混浊、颜色杂乱的低度酒，在品种上应当包含有黄酒和米酒。陶弘景《本草经集注》中说："主行药势。"《本草拾遗》曰："通血脉，厚肠胃，润皮肤，散湿气，消忧发怒，宣言畅意。"下瘀血汤与红蓝花酒均主瘀血腹痛，两方皆以酒煎药，是取其"行药势""通血脉"之性，可以引药入血分，具有温行血脉、活血化瘀的疗效。炙甘草汤主虚劳不足，气血阴阳亏虚之证，本方酒水合煎，以收温阳行血之功。

药物以清酒煎煮者，胶艾汤为其代表。该方以"水五升，清酒三升"煎药。《周礼·酒正》载："辨三酒之物，一曰事酒，二曰昔酒，三曰清酒。"郑玄注云："事酒，有事而饮也；昔酒，无事而饮也；清酒，祭祀之酒。""沈（沉）者，成而滓沈，如今造清酒矣。"这里的事酒指一般的酒或浊醪，昔酒指贮存一定时间的酒，清酒指经沉清分离的净酒。若依郑氏所注，祭祀用的酒即是清酒，是经沉淀过滤后的净酒无疑。故其性较酒醇和，轻清上行，功效与酒相似，胶艾汤与鳖甲煎丸是取其引药入血分，"行药势""通血脉"之功；麻黄醇酒汤方，据其方后注"冬月用酒，春月用水煮之"之言，是取清酒的"辛热""散湿气""轻清上行"之性，故用清酒煎药不仅可以温阳又可助麻黄发汗。

栝蒌薤白白酒汤与栝蒌薤白半夏汤两方均以白酒煎药。此处的"白酒"应当具备以下四个特征：①其色当白；②酒度较弱，用量甚多；③不仅是方中药味组成之一，且作煎煮溶剂，有煮后饮用的性质；④有辛温通行之性，方可用治胸痹。俱此四者为是，否则非也。成都中医药大学《金匮要略讲稿》言："米酒，色白味甘，酒度不高，热饮之甚良，其性辛温轻扬，有行药势，通血脉，厚肠胃，散湿气，宣通气机的作用，与胸痹病机证相吻合，凡《金匮要略》二方中的'白酒'之用所寓四条要求，无不俱备。由此观之，方中'白酒'似应指'米酒'较为合理。"

芪芍桂酒汤方"以苦酒一升，水七升"相合煮药。陶弘景《本草经集注》载："酢（醋）酒为用，无所不入，愈久愈良，亦谓之醯，以有苦味，俗呼苦酒。"又："酢（醋）酒，味酸，温，无毒。主消痈肿，散水气，杀邪毒。"陶氏在《名医别录》言："醋，味酸，温，无毒。主消痈肿，散水气，杀邪毒。"这里的"醋"与"酢酒"的功效完全一样，由此可知"酢酒"和"苦酒"即为"醋"。正如魏荔彤《金匮要略方论本义》所言:"古人称醋曰苦酒,非另有所谓苦酒也。"唐《新修本草》承陶氏之言,并有"醋有数种,此言米醋。若蜜醋、麦醋……亦极酸烈,止可啖之,不可入药用也"之说《本草拾遗》:"然药中用之,当取二三年米酢良。"《本草衍义》曰:"然有米醋、麦醋、枣醋。米醋最酽,入药多用。谷气全也,故胜糟醋。"由此可知该方中的"苦酒"即指"米醋"。芪芍桂酒汤方主治黄汗,此方合用苦酒煎药意在取其"散水气",散水除湿;《伤寒论》第312条"少阴病,咽中伤,生疮,不能言语,省不出者,苦酒汤主之",这里的苦酒是取其"消痈肿",消肿敛疮之意。另,刘渡舟的《金匮要略诠解》和陈纪藩主编的《金匮要略第二版》认为苦酒泄营中郁热,成都中医药大学《金匮要略讲稿》认为苦酒能入营血分,消肿、泄热、散滞,此三家之说可参。

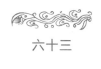

六十三

胆汁外溢与脾色必黄

问曰：现今解释黄疸病的发生都会说"肝胆郁热，胆汁外溢"，张仲景为什么说"脾色必黄，瘀热以行"？

《金匮要略·黄疸病脉证并治》第 1 条："寸口脉浮而缓，浮则为风，缓则为痹。痹非中风，四肢苦烦，脾色必黄，瘀热以行。"本条是论述黄疸病的发病机理。寸口脉浮指寸、关、尺三部脉皆浮，因"风"为阳邪，易从热化，故浮脉主风热邪气；"缓"主湿，湿性重着、黏滞，则脉道不利而为缓，这里的"痹"当为湿邪闭阻之意，"痹非中风"为插笔，强调"浮缓脉"非太阳中风表证。湿为阴邪，易伤太阴脾土，脾主四肢肌肉，湿热互结郁闭于脾，脾失转输，肢体失却濡养，则烦热不舒，病苦不堪，故曰"四肢苦烦"。黄属土，为脾脏之本色，湿热郁滞于脾，转输不利，则湿热泛溢于周身而发黄，故曰："脾色必黄，瘀热以行。"此说是将"瘀热"的"瘀"字作"郁"解，如徐忠可认为，"此言黄疸之病，概由热郁而外正也"，即热邪郁滞在脾，在气分。

也有医家认为"瘀热"应当作热邪郁滞在血分解，即"瘀"为瘀血，如硝石矾石散。因脾主统血，湿热郁滞于脾，久则陷于血分，如《张氏医通·九卷》"以诸黄虽多湿热，然经脉久病，不无瘀血阻滞也"。唐宗海《金匮要略浅注补正》载："瘀热以行，一瘀字，便见黄皆发于血分，凡气分之热不得称瘀。小便黄赤短涩而不发黄者多矣。脾为太阴湿土，主统血，热陷血分，脾湿遏郁，乃发为黄。"关幼波认为："实践亦证明，如果湿热稽留在气分，并不一定出现黄疸，只有湿热瘀阻入于血脉才能产生黄疸。"其在治疗上认为："阳黄的治疗仍以清热利湿为常法，重视疏肝利水之惯例，以治中焦为要害，突出活血、解毒、化痰。即：治黄必活血，血行黄易却；治黄需解毒，毒解黄易除；治黄要化痰，痰化黄易散。"

以上这两种说法无论是湿热在气分还是血分，均不能否认张仲景更重视脾胃在黄疸病发生和发展中的作用。如宋·朱肱《活人书·疸病证治》云："病人寒湿在里不散，热蓄于脾胃，腠理不开，瘀热与宿谷相搏，郁蒸不消化，故发黄。"刘渡舟教授在其《肝病证治概要》总结为："肝病黄疸初伤在气，久必入血，病在气分较少，在血分者尤多。"

"肝胆郁热，胆汁外溢"这一理论最早出现于明代，张景岳在其《景岳全书·杂证谟》中首提"胆黄"这一病名，认为"胆伤则胆气败，而胆液泄，故为此证"，明确提出了胆汁外溢，不循常道为黄疸发病的机理。喻嘉言《寓意草》云："胆之热汁满而溢出于外，以渐渗于经络，则身目俱黄，为酒疸之病。"叶天士进一步发挥了张氏的理论，其在《临证指南医案·疸》言："阳黄之作，湿从火化，瘀热在里，胆热液泄，与胃之浊气共并，上不得越，下不得泄，熏蒸遏郁，浸于肺则身目俱黄，热流膀胱，溺色为之变赤，黄如橘子色，阳主明，治在胃。阴黄之作，湿从寒化，脾阳不能化热，胆液为湿所阻，渍于脾，浸淫肌肉，溢于皮肤，色如熏黄，阴主晦，治在脾。"此说论述精辟，将黄疸与胆的关系、治在脾胃结合起来，切中病机和治疗的关键。

西医学认为黄疸是高胆红素血症的临床表现，即血中胆红素浓度增高使巩膜、皮肤、黏膜及其他组织和体液发生黄染的现象。这些观点亦对中医理论产生了影响，使得"中西医汇通"派的医家们不再论述"脾"在黄疸发病中的重要作用。正如陆渊雷所云："古人昧于病理实验，直以胆汁色素为所瘀之热，故曰瘀热以行，然行字暗含循环之义，瘀字又暗含郁滞之义，胆汁郁滞，入于血循环以发生黄疸，谓之瘀热以行，乃恰合事实。"

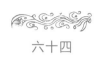

谷疸、酒疸、女劳疸、黑疸的启示

问曰:《金匮要略·黄疸病脉证并治》将黄疸分为谷疸、酒疸、女劳疸、黑疸,这样的分类对现今黄疸病的治疗有何启示?

张仲景将黄疸主要分为谷疸、酒疸和女劳疸,并分述其成因和主治方证。分析本篇原文,谷疸的主症是寒热不食、食即头眩、心胸不安和小便不利,病因为饮食内伤,脾胃湿热互结、郁蒸所致,治以茵陈蒿汤,清热利湿。女劳疸的主症为额上黑、手足中热、日晡发热而反恶寒、膀胱急、小便自利,是由房劳太过伤肾所致,证属肾虚夹瘀的,宜益肾祛瘀,方选硝石矾石散治之。酒疸的主症为心中懊恼或热痛,是由饮酒过度,湿热内蕴所致,当清热除烦,治以栀子大黄汤。

病毒性肝炎在急性期通常可引发黄疸,其中以甲型肝炎和乙型肝炎最为常见。甲型肝炎主要是经由粪-口途径传播,食用受污染的水和食物是其主要的传播方式,那么从致病途径的角度来看,可以将甲型肝炎与饮食内伤导致的谷疸相联系。乙型肝炎则主要是经过血液、性和母婴垂直传播,在尚未有血制品的古代,对比黄疸病篇的论述,乙型肝炎则与女劳疸相类似,亦即是房劳所得,故可将乙型肝炎与女劳疸相对应。酒疸则可以直接对应于长期大量饮酒，所引起的以黄疸为主要表现的酒精性肝病。通过中西医之间，疾病相互间的对应，寻找其存在的相似性，不仅有助于学科的发展，更有利于指导临床，特别是酒疸与酒精性肝炎的对应，即为临床提供很好的范例。

黑疸的描述主要在第7条"酒疸下之，久久为黑疸，目青面黑，心中如啖蒜齑状，大便正黑，皮肤爪之不仁，其脉浮弱，虽黑微黄，故知之"，第14条"因作黑疸。其腹胀如水状，大便必黑，时溏"。通过原文可以总结出，黑疸的症状有面目青黑，胃中灼热，大便色黑稀溏，皮肤瘙痒，以及腹胀如水。在症状的相似性上，此条所描述的黑疸则类似于肝硬化并伴有上消化道出血的情况。

首先从面色上看，"目青面黑""虽黑微黄"类似于慢性肝硬化所出现的肝病面容，患者面部和其他暴露部位的皮肤色素沉着，面色黑黄，晦暗无光。"皮肤爪之不仁"亦可由毒素不能清除，胆汁酸刺激皮肤所导致。也有研究认为，淤胆时皮肤瘙痒可能与肝细胞胞质膜被高浓度毒性胆汁酸损伤后释放出致痒原物质有关。肝硬化门静脉高压，导致食管胃底静脉曲张，胃底黏膜血管扩张充血、黏膜水肿糜烂，进而引起上消化道出血，则产生黑便。一方面，上消化道出血，血液刺激胃黏膜，胃中会产生灼热感；另一方面，由于肝门静脉高压，导致体内毒素清除减少，毒素刺激胃黏膜亦出现胃中不适，引起胃肠道功能的紊乱，就会出现胃中灼热，大便色黑稀溏的症状表现。腹水是肝功能减退和门静脉高压的共同结果，是肝硬化失代偿期最突出的临床表现。

"因作黑疸"的"因"是因循、因袭、沿袭之意，在这里作"接下来"解，"因作黑疸"即为女劳疸进一步发展的结果。巢元方《诸病源候论》曰："黑疸之状，苦小腹满，身体尽黄，额上反黑，足下热，大便黑是也。夫黄疸、酒疸、女劳疸，久久多变为黑疸。"巢氏之说将黑疸作为谷疸、酒疸、女劳疸的转归，这与肝硬化是众多肝病的终末期，同样具有对比类似性。

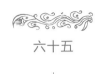

六十五

"黄疸"与"黄家"

问曰：《金匮要略·黄疸病脉证并治》有"黄疸"与"黄家"两个名称，那么"黄疸"与"黄家"有什么关联和区别？

"黄疸"与"黄家"在《金匮要略》一书中出现多次，但在同一条文中共同出现者并不常见。在本篇第8条中说道："师曰：病黄疸，发热烦喘，胸满口燥者，以病发时火劫其汗，两热所得。然黄家所得，从湿得之。"此条中先论述黄疸的发病，认为其病机在"两热所得"，而后以"然"字作转折，认为黄家的病机更多在于"从湿得之"。所以依据此条文，我们或许可以得出这样一个结论，黄疸多与热邪有关，而黄家则多与湿邪有关。

一般对于"黄疸"，通常认为其含义为发黄的病，并且多将"疸"依据《说文解字》解释为黄病。这样的解释忽略了"疸"还可以解释为"热"的方面，如《黄帝内经太素》就有"疸音旦，内热病也"。"疸"作热解，在中医疾病的命名中也非常多见。如《素问·平人气象论》有"已食如饥者，胃疸也"，可解为因胃热而导致的消谷善饥；另有《诸病源候论》记载胞疸一病"小肠有热，流于胞内，故大小便皆如柏汁，此为胞疸"。以上疾病都有热证，但都未提到发黄一证，若将疸强解为黄，则不甚合理。既然言"黄疸病"之黄与热邪关系比较密切，所以仲景在论述谷疸、酒疸、女劳疸、黑疸时多从热来立论。并且在预后一条提到："疸而渴者，其疸可治，疸而不可者，其疸难治。"可治与不可治其实就是病的顺逆，古人在说明病情顺逆时的一大原则就是病证的相合与否，如果将疸解为热，那么此条就解为，疸病出现了口渴为顺，反不渴为逆，这样就从另一方面印证了黄疸病与热邪的关系。但也存在特殊情况，如"黄疸病，小便色不变，欲自利，腹满而喘，不可除热，热除必哕"，虽然此条说的是黄疸病不可除热，但从"小便色不变"的阴性症状的描述与"不可除热"治法的强调中可以看出，其目的在于提示除热不当会导致"哕"的出现。

"黄家"一词在《金匮要略》中仅出现4次，且都见于《金匮要略·黄疸病脉证并治》篇，那么这些"黄家"是不是与湿邪有关呢？"腹满，身痿黄，燥不得睡，属黄家"中的典型症状为"痿黄"，所谓"痿黄"应当与"湿家之为病，一身尽疼，发热，身色如熏黄也"中的"熏黄"相类似，而"黄家的日晡所发热"，则与麻杏苡甘汤证条文中的"病者一身尽疼，发热，日晡所剧者"湿邪发病的特征相似。"诸病黄家，但利其小便。假令脉浮，当以汗解之"提及了对"黄家"的治法，无论发汗与利小便都是祛除湿邪的途径。所以有理由相信，"黄家"一词的提出与湿邪致病有密切的联系。

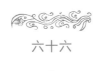

疾病何时能愈

问曰：《金匮要略》中的某些疾病，会有一个疾病愈期的判断，如"病疟，以月一日发，当以十五日愈""黄疸之病，当以十八日为期，治之十日以上瘥，反剧为难治"，对这样的愈期当如何理解？

《医宗金鉴》云："病疟者，以月计之，如一日发者，当以十五日愈，以十五日更一气也。人受气于天，天气更则人身之气亦更，更气旺，则不受疟邪，故愈也；设若不差，当月尽解，是又更一旺气也。"尤怡《金匮要略·心典》曰："天气十五日一更，人之气亦十五日一更，气更则邪当解也。否则十五日天人之气再更，而邪自不能留矣。"根据以上的认识，古人以五日为一候，三候（即十五日）为一节气。而以十五日（即一节气）为一更，人与自然相应，人体的营卫气血也随之旺盛，正气盛则能胜邪，故曰病当十五日愈，若不愈则须到下个节气（即再过十五日），人之气再更时才能胜邪，疾病随之好转，故曰当月尽解。

虽然对于此疟病转归的结果都归因于正气的强盛，但论证的过程却是值得商榷，如果以五日为一候，三候为一节（或气）认为是十五日的含义，那么到十五日是处于节气转变的时候，按照古人的认识，此时应该是人体正气最弱的时候。从原文来看，"病疟，以月一日发，当以十五日愈"后有"设不瘥，当月尽解"数字，尤其是当月尽解，可以推论出前面所论述的"月一日"更应该是月初第一天，那么十五日则为每月的第十五天左右。下一步则要解决的是每月第十五天与正气之强弱的关系。《素问·八正神明论》有"月郭满，则血气实，肌肉坚；月郭空，则肌肉减，经络虚，卫气去，形独居"，又有《素问·至真要大论》"遇月之空，则邪甚也"，可以知道古人将月亮的盈满映射到人体正气强，月亮的缺匮认为是邪气胜，而月亮的盈满一般就在每月的十五日左右，所以"以月一日发，当以十五日愈"的假设是以月亮盈缺之时有密切关系。

"黄疸之病，当以十八日为期，治之十日以上瘥，反剧为难治"，注家约有四种解释。

1. 十八日为土旺之期。因黄疸与脾胃湿热有关，"脾色必黄，瘀热以行"，如尤怡言："土无定位，寄旺于四季之末各十八日。黄者土气也，内伤于脾，故即以土旺之数，为黄病之期，盖谓十八日脾气至而虚者当复，即实者亦当通也。治之十日以上瘥者，邪浅而正胜之，则易治，否则邪反胜正而增剧，所谓病胜脏者也，故难治。"

2. 以十八日为阴数之期，病易愈。据沈明宗《金匮要略编注》："此取阳病阴和，阴病阳和之大纲也，十八乃三六，阴数之期也，十日二五，阳土之数也，黄疸乃湿热郁蒸，阳邪亢极，脾阴大衰，故治之需候一六、二六、三六，阴气来复，制火之期，而为定期。"

3. 以十八日为一气有余，病易愈。据徐忠可《金匮要略论注》："黄疸之病过三候而气一变，五日为一候，十五日为一气，若十五日又加三日，则为十八日，一气有余，未满四候，愈则竟愈，故日为期。"

4. 以十八日为三候，当愈。据曹颖甫氏，黄家湿郁生热，乃传阳明，仲景以发于阴者，以六日为一候（以水之成数为六）。当愈，见《伤寒论》第7条"发于阴者六日愈"，而黄疸三候为十八日，故"始病十八日内可发汗及利小便，可清热而去湿……若过十八日，湿尽化热，欲攻不得，故仲师言反剧为难治也"。

得到"当以十八日为期"这样的结论，背后必定存在着基于人体生理、病理观察的依据。如果说谷疸类似于甲型肝炎，那么本条所论述的就是由甲型肝炎病毒引起的急性黄疸型肝炎。中医诊治的开始于可被人观察到的症状——发黄的出现。急性黄疸型肝炎从出现黄疸开始，在1~3周内黄疸达到峰值，后开始消退。本条中十日、十八日正好处于这一期间内，我们也可以这样解读原文：张仲景认为这样的疾病十天就应当不加重了，"瘥"与后文"反剧"相对应，并非是说疾病痊愈了，此处只是说明疾病不再进展了。对"期"的理解应"期待、盼望"，因为到了十八日疾病就可以减轻了。

六十七

吐血不止

问曰:《金匮要略·惊悸吐血下血胸满瘀血病脉证治》云:"吐血不止者,柏叶汤主之。"此处的"吐血不止"应作何解释?柏叶汤治疗的出血是由于寒证还是热证?

"吐血不止"非势如涌泉的吐血,应当是少量日久,顽固不愈的吐血,或用寒凉止血药而仍不止者,如《金匮要略论注》所说:"此重'不止'二字,是诸寒凉止血药,皆不应矣。"

此条大多医家从中气虚寒,气不摄血,血不归经作解。治以柏叶汤,取柏叶之清降,折其逆上之势,而又能收敛以止血;干姜、艾叶温阳守中,使阳气振奋而能摄血;马通微温,引血下行以止血,四味合用,共奏温中止血之效。如徐忠可说:"吐血本由阳虚,不能导血归经,然血亡而阴亏,故以柏叶之最养阴者为君,艾叶走经为臣,而以干姜温胃为佐,马通导火使下为使。愚意无马通,童便亦得。"《仁斋直指方》云:"血遇热则宣行,故止血多用凉药。然亦有气虚夹寒,阴阳不相为守,荣气虚散,血亦错行者,此干姜、艾叶之所以用也。而血既上溢,其浮盛之势,又非温药所能御者,故以柏叶抑之使降,马通引之使下,则妄行之血顺而能下，下而能守矣。"

吴谦、陈修园等人认为是热伏阴分。《医宗金鉴》曰："吐血之病，热伤阳络，当清其热；劳伤阳络，当理其损。今以柏叶汤温散之品，而治吐血不止者，则必是热伏阴分，用此宣发，使热行阳分，血不为热所迫，则自止亦。"陈修园在借鉴吴氏的理论上，又提出了"瘀"的概念和"导其归经"的治法，如《金匮要略浅注》载："吐血无止法，强止之，则停瘀而变证百出，惟导其归经，是第一法。"唐容川《金匮要略浅注补正》言："热气伏藏于阴分，逼血妄行不止，马属火，取其通之同气以导之；姜艾二味温散，宣发其热，使行阳分，则阴分之血无所逼，而守其经矣。柏叶逆之使降，合马通导之使下，则余烬之瘀，一概出矣。"唐氏补注，尽吴谦、陈修园未尽之义，其义颇详，然其又补曰："柏叶汤与泻心汤，是治血证两大法门，因章节间隔，人遂未能合堵，不知仲景明明示人一寒一热，以见气寒血脱当温其气，气逆热而当清其血。"由此可知，唐容川较为认可的却是柏叶汤主虚寒吐血。

现代医家陈达理认为柏叶汤应属寒热并用，阴阳兼顾之方，故能共奏止血之功。其认为柏叶汤在方剂配伍中属寒热并用，即寒热势均力敌，据其对马通性味功效的质疑，如缪希雍在《本草经疏》中曰："马通，《本经》虽云微温，然必是苦而凉者也，惟其苦凉，所以能疗诸血热证。"马通既疗血热出血，其性应凉，后世用童便代马通汁，乃因两药性味功用相近。因此，马通汁或童便与柏艾姜配伍，其方不应为温，而应近于平。以方药推柏叶汤证之病机：吐血日久不止，血耗气亦随之而伤，气血两虚。若单用温热，恐灼伤阴血而迫血外溢；独用寒凉，又惧损及阳气而气不摄血。故寒热并用，阴阳兼顾，共成止血之功。其说见解新颖，有很大的临床参考价值，更宜于吐血证寒热错杂，无明显寒热倾向者。

六十八

如何治疗下利

问曰：如何从《金匮要略·呕吐哕下利病脉证并治》中提炼出张仲景治疗腹泻的规律？

呕吐、哕、下利三病的病位皆在肠胃，且常互相影响，合并发病，在辨证方法和治疗原则上可以互相借鉴和提示，故合为一篇讨论。笔者以为呕吐、哕、下利这三个疾病在东汉时期是常见多发病，为了彰显胃肠疾病的重要性，张仲景将所有有关症状汇聚在一起，组成呕吐哕下利病篇。

本篇腹泻（除痢疾外）张仲景治疗下利病的方剂，有四逆汤，大、小承气汤，通脉四逆汤和诃梨勒散方。

本篇第 36 条："下利腹胀满，身体疼痛者，先温其里，乃攻其表。温里宜四逆汤，攻表宜桂枝汤。"此条论述了虚寒下利兼表证而分缓急之先后治法，其下利病机为中阳虚寒，脾失健运，治宜四逆汤温中散寒。第45 条："下利清谷，里寒外热，汗出而厥者，通脉四逆汤主之。"本条论述虚寒下利，阴盛格阳的证治，其病机为脾肾阳虚，阴寒内生，格阳于外，治宜通脉四逆汤回阳救急。通脉四逆汤即四逆汤倍干姜，以增强其温经回阳之力，如尤怡所说："加干姜一倍，所谓进而求阳，以收散亡阳之气也。"

第47条："气利，诃梨勒散主之。"气利指下利滑脱，大便随矢气排出之证。本条论述虚寒滑脱，大便失禁的证治，其病机为中气虚寒，气机下陷，不能固摄所致，治宜诃梨勒散温涩固脱，涩肠止利。第37至38条均论述实热下利，大小承气汤的证治，其病机为实热积滞内停脏腑，或有宿食积滞，或燥屎内结，热结旁流。治宜大、小承气汤通腑泄热，属"通因通用"的用法。

根据以上原文分析，大致可总结出仲景治疗腹泻的以下几条规律：

1. 温涩并用。对于阳气不足，虚寒内盛所致的下利，仲景多用温阳散寒止利法，如四逆汤、通脉四逆汤；若为久病下利，滑脱不禁者，则用涩肠固脱之品，如诃梨勒散。

2. 通因通用。对于实热积滞肠胃的下利，应顺应病势，仲景用大、小承气汤攻下积滞，通腑泄热，既有利于祛邪，又避免正气的损伤。尤其对于每年特定时节发作的下利，仲景提出了用下法治疗的原则，一般对于迁延不愈的泄泻多从脾肾虚弱来治疗，此处提示对于此种泄泻也应该认识到病邪留恋的情况。

3. 利小便实大便。本篇第31条："下利气者，当利其小便。"下利气是指下利时伴随有频频的矢气，由脾虚湿困，湿滞气阻，蕴郁肠道所致，故治当利小便，以分利肠中湿邪，使湿去气行而泄利自止，即喻嘉言所说"急开支河"是也，仲景虽未给出具体的方剂，但其理蕴含"利小便实大便"的思想。

4. 腹泻有表证，以桂枝汤为主。本篇36条："下利腹胀满，身体疼痛者，先温其里，乃攻其表。温里宜四逆汤，攻表宜桂枝汤。"此条可以看作是治疗表里同病的方剂，暗示在表里同病且在内之阳气较为虚弱时，不能发表，应先以四逆汤急回其阳，再用桂枝汤祛除在表邪气，桂枝汤一方在解表剂中为扶正祛邪之剂，所以虽然阳气已回，但不能重用解表剂消耗正气。另外在《伤寒论》中有关腹泻与表证并存的条文有第 32 条："太阳与阳明合病者，必自下利，葛根汤主之。"葛根汤可以看作是由桂枝汤加葛根、麻黄所组成。在以上条文中，可以看出桂枝汤在其中都发挥了重要作用，是由于在腹泻有表证的情形中，脾胃之气受到了一定的损伤，所以用桂枝汤调脾胃以达营卫。

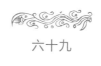

六十九

蜀漆还是蜀黍

问曰:《金匮要略·惊悸吐血下血胸满瘀血病脉证治》中"桂枝去芍药加蜀漆牡蛎龙骨救逆汤"中用的是"蜀漆"还是"蜀黍"?

本篇第 12 条"火邪者,桂枝去芍药加蜀漆牡蛎龙骨救逆汤主之",可与《伤寒论》第 112 条"伤寒脉浮,医以火迫劫之,亡阳,必惊狂,卧起不安者,桂枝去芍药加蜀漆牡蛎龙骨救逆汤主之"互参,这两条论述了火劫致惊的证治。

对于"蜀漆"的认识,历代医家众说纷纭,莫衷一是。《神农本草经》谓:"蜀漆,味辛,平。主疟及咳逆寒热;腹中癥坚,痞结积聚;邪气蛊毒、鬼注。生川谷。"《名医别录》曰:"蜀漆,微温,有毒。主治胸中邪结气,吐出之。生江林山及蜀汉中,恒山苗也。五月采叶,阴干。瓜蒌为之使,恶贯众。"这里的"恒山"即是常山,蜀漆为常山的嫩枝叶。

《金匮要略·疟病脉证并论》篇中有蜀漆散一方,主治牝疟,是以"蜀漆(洗去腥),云母(烧二日夜),龙骨等分。上三味,杵为散,未发前以浆水服半钱。湿疟加蜀漆半分,临发时服一钱匕。"此方显然是取蜀漆"主疟"之功。然桂枝去芍药加蜀漆牡蛎龙骨救逆汤主治火劫致惊,非疟也。

赵以德《金匮方论衍义》认为"火邪错逆,加蜀漆之辛以散之"。尤怡《伤寒贯珠集》言:"蜀漆,即常山苗,味辛,能去胸中邪结气,此证火气内迫心胞,故须之以逐邪而安正耳。"徐忠可《金匮要略论注》曰:"惊则必有瘀结,故加常山苗蜀漆破血,疗胸中结邪。"以上三家皆本《神农本草经》《名医别录》之说,而现代的《金匮要略》教材则多从蜀漆"涤痰逐邪"作解。吉益东洞在《药征续编》中言:"据此诸方(桂枝去芍药加蜀漆龙骨牡蛎救逆汤、牡蛎汤、牡蛎泽泻散、蜀漆散),则蜀漆之功,古来未尝谓治动矣。然疟疾及惊狂、火逆诸证,必有胸腹、脐下动剧者,故见其有动者而用之,则法证无不治者。然则蜀漆,治胸腹及脐下动剧者,明矣。"

然而亦有部分医家认为"蜀漆"乃"蜀黍"之误,柯韵伯在《伤寒来苏集》中提出疑误,如"蜀漆不见本草,未详何物,诸云常山苗则谬"。薛福《瘦吟医赘》认为,"蜀漆乃蜀黍之误……黍为水谷,用以救惊狂起卧不安者,取其温中而涩肠,协龙骨牡蛎成宁神镇脱之功也"。亦有医家认为,"常山涌吐之力颇壮,特易耗散上焦清阳,非痰饮顽癖之实证,不敢轻易用之。本证惊狂诸证,并非痰饮所为,乃亡阳神脱之征兆,所以用蜀漆甚不恰当"。古代"漆"字没有"水"旁,写作"桼",与"黍"颇相似,易为笔误。蜀黍,今之高粱。《本草纲目》:"种始自蜀,故谓之蜀黍……米气味甘,涩,温,无毒。主治温中,涩肠胃,止霍乱。"然据笔者考证,高粱在我国的历史尚无确切定论,现存的考古挖掘虽多次出土疑似高粱的谷物,但无一确切证据可以证明,更有学者提出高粱是由印度传来;笔者以为在《伤寒论》与《金匮要略》中,蜀漆后面均注有"洗去腥"三字,这反倒更符合蜀漆的特性,因蜀漆可引起恶心、呕吐,"洗去腥"和入汤剂先煎亦可大大降低其副作用。若"蜀漆"是"蜀黍"之误,那么显然是不需要"洗去腥"的,故"蜀漆"乃"蜀黍"之误之说并不可信。

七十

胃反与脾伤则不磨

问曰：《金匮要略·呕吐哕下利病脉证治》言："趺阳脉浮而涩，浮则为虚，涩则伤脾，脾伤则不磨，朝食暮吐，暮食朝吐，宿谷不化，名曰胃反。""胃反"与"脾伤不磨"这样的词语是如何被说出的？

本条论述了胃反的病机和脉症。趺阳脉候脾胃之气，脾主升，胃主降；脾主运，胃主纳，故趺阳脉宜和缓有神，不当浮而涩。不当浮而浮，说明胃阳虚浮，胃失和降，故曰浮则为虚；不当涩而涩，说明脾阴受损，脾失健运，故曰涩则伤脾。由于脾胃两虚，不能腐熟消化水谷，运输精微，反逆而上出，形成以朝食暮吐，暮食朝吐，宿谷不化为特征的胃反病。正如《金匮要略心典》所说："此因胃气无余，变为胃反，而推言其病之并在于脾也。夫胃为阳，脾为阴，浮则为虚者，胃之阳虚也；涩则伤脾者，脾之阴伤也。谷入于胃而运于脾，脾伤则不能磨，脾不磨则谷不化，而朝食者暮当下，暮食者朝当下。若谷不化则不得下，不得下必反而上出也。"

由"脾伤则不磨"一句可知，古人将脾映射为石磨，将石磨碾磨粮食的功能赋予脾，以此来认识脾主运化的生理机能。这是古人根据观察谷物粮食被石磨碾压磨碎后，更有利于人体食用和吸收这一实践经验所得，这显然是隐喻认知的方法，即是人类将其某一领域的经验用来说明或理解另一领域的认知活动。胃反，又称"反胃"或"翻胃"，以朝食暮吐，暮食朝吐，吐出不消化食物为主要表现，其主要症状即是呕吐。胃主受纳腐熟水谷，饮食物从口而入，经过食道，进入胃中，经过初步的腐熟作用后，在胃的通降作用下进入小肠，进一步消化和吸收，其浊者下移大肠，形成大便，排出体外，所以说胃主通降，以降为和。若脾胃虚弱，或脾胃虚寒，脾失运化，胃失通降，则饮食物无力下行，反逆而为上，即朝食暮吐，暮食朝吐。胃反是脾胃生理功能失常的表现，其主要病位在胃，饮食物本该下行，反逆而上出，故曰胃反。至于胃反的原因，从此条文中可以知道，并不单纯是胃的问题，而是由于"脾伤则不磨"所致，这背后反应了脾与胃之间的关系。尤其是"不磨"二字，可以推测出仲景对于脾胃关系是以石磨为原型的认识，更准确的应该为片型石磨，这种石磨分为两层，上下层的接合处有纹理，粮食从上方的孔进入两层中间，沿着纹理向外运移，在滚动过两层面时被磨碎。而此条文所言的胃反，是在此语境下说出的，即将胃比作石磨的口，主受纳，将脾比作两片石磨，主运化食物，此处胃反的机理就如同石磨不能将粮食磨碎，导致上口的粮食无法下行，所以就没法再添入新的粮食进行研磨，这就是"胃反"与"脾伤则不磨"说出的语境。

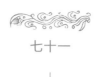

七十一

膈气虚的解读

问曰："以发其汗，令阳微，膈气虚，脉乃数"中的"膈气虚"如何
理解？

成无己在《注解伤寒论》中对于此条的注解如下："阳受气于胸中，发
汗外虚阳气，是令阳气微、膈气虚也。数为热本，热则合消谷，客热则
不能消谷，因发汗外损阳气，致胃中虚冷，故吐也。"可以发现成无己仅
是将原文复述了一遍，并未对"膈气虚"的含义进一步深究。在以后的
注家中对于"膈气虚"一词一般存在着两种解释：一是从胃气的角度，如
曹颖甫在《伤寒发微》中认为，"今乃饮食入而反吐，以发汗太过，损其
胃中之阳。膈上承受胃气，气乃不虚，今胃阳微而膈气虚，由是虚阳上
浮而脉反动数"。认为膈气虚乃胃气受损不能上承所致，将胃气受损当作
是膈气虚的一个原因。近代更有医家在这种解释的基础上继续延伸，认为
胃气虚即是"膈气虚"，"膈气虚"实为胃气虚之互词。另一种则是将其
解为宗气虚或胸中大气的不足。如《伤寒溯源集》在解释这一条文的时候
写道："误汗而卫外之阳气败亡，则膈间之宗气，胃中之阳气，悉随汗出
之精液而外泄矣……膈间之宗气大虚，故虚阳浮动而脉乃数也。"至于宗

气虚为什么会使脉数，李克绍老先生引用了《灵枢·邪客》"宗气积于胸中，出于喉咙，以贯心脉，而行呼吸焉"这句话来论述其机理，认为"宗气能调节脉行的速度，积于胸中的宗气充实，便能处于喉咙、贯心脉以应呼吸之数，使一呼脉行三寸，一吸脉行三寸，呼吸定息，恰好不迟不数，脉行六寸。可是发汗令膈气大虚，不能调节脉行速度，那么脉搏自然就数起来了"。换一种表述方法就是宗气贯于心脉之中，对心脉的搏动节律起到固摄制约的作用，当宗气亏虚时，其失于固摄不能制约脉的搏动而脉率加快。将"膈气"释为"胃气"在其相应注解中是未能找出原因的，或可以推测其是因为膈与胃位置相近的缘故，如果把"膈气"作"胃气"来解，背后实际是将"膈"与"胃"相等同，但在《伤寒论》中我们可以发现"膈"是不能与"胃"互义的。例如，我们不可能把"胃家实"解释为"膈家实"，把"膈间支饮"说成"胃间支饮"，膈与胃在《伤寒论》中是有独立概念的。另外将"膈气"称为"宗气"可能是受到宗气积于胸膈这种思想的影响，但"宗气"一词未被张仲景在《伤寒论》中使用，其他条文也未有证据能表明宗气与膈气之间的联系，所以这样的解释显然是不充分的。因此，无论是将"膈气"解释为"宗气"还是解释为"胃气"都有偷换概念的嫌疑。

既然借助《伤寒论》《金匮要略》之外的著作未能对"膈气虚"有一个很合理的解释，只能希望在原文中能找到一些蛛丝马迹。在整部《伤寒论》《金匮要略》中，"膈气虚"仅出现过一次，想从正面去分析是有难度的，所以可以采用逆向思维的方法，去发现"膈气实"的含义，将会有助于对"膈气虚"含义的解读。《伤寒论》第134条云："太阳病，脉浮而动数，浮则为风，数则为热，动则为痛，数则为虚，头痛发热，微盗汗出，而反恶寒者，表未解也。医反下之，动数变迟，膈内拒痛，胃中空虚。客气动膈，短气躁烦，心中懊恼，阳气内陷，心下因硬，则为结胸，大陷胸汤主之。"此条论述了太阳病误用下法之后而成水热互结的大结胸病。水热互结的部位如文中所说是客气动膈，所表现出的症状有膈内剧痛，短气躁烦，心中懊侬，体征为脉迟、心下硬。既然是水热互结，而且部位在膈，定义其是"膈气实"是没有疑问的。但这里还有两个问题没有解决，一是水、热之邪从何而来，二如果是"膈气实"，那"胃中空虚"又是什么意思？

首先解决水热之邪的来源问题。关于热邪的来源，文中已有表述，张仲景认为在于"阳气内陷"，即表热误用下法以后表热入里，客于膈间。再看水邪的来源，在张仲景对于人体病理的认识体系中，膈是很容易生水邪的一个部位，如果把这样一种状态称为"膈饮"，与其相关的描述有"膈上病痰""膈上有寒饮""膈间有水"。在治法上仲景也对其"膈饮"有过论述，如《伤寒论》第324条："少阴病，饮食入口则吐，心中温温欲吐，复不能吐。始得之，手足寒，脉弦迟者，此胸中实，不可下也，当吐之。若膈上有寒饮，干呕者，不可吐也，当温之，宜四逆汤。"此条突出了膈上寒饮与其他胸中实证不同，可采用因势利导的吐法来治疗，可见张仲景对膈饮治法有着特殊区分。基于以上表述可以知道，水热互结的病机符合张仲景的认识，"膈气实"的说法也合情合理。

而"胃中空虚"则应当与"膈气实"相对来看。首先应当认识到，"胃中空虚"并不是胃气虚的意思，因为在用药法则中，胃气虚是不可能使用大黄、芒硝、甘遂等峻下药物的。从《伤寒论》第137条可以看出，仲景除描述了结胸的症状外，更在一开始强调了"不大便五六日，舌上燥而渴，日晡所小有潮热"等胃家实的症状，所以此处"胃中空虚"应理解为未出现"胃中燥屎"的症状更为合理。

因此，将大结胸病归属于"膈气实"的范畴，下一步就是将不太清晰的"膈气虚"这个概念，置于相对比较熟悉的"膈气实"的概念中反向推论。《伤寒论》144 条将大结胸病的病因病机归结为太阳病误用下法，阳气内陷，与膈间水饮内结；第 122 条的病因病机可以归结为太阳病发汗太过，令（胃）阳气微，客热，膈气虚。需要补充一点的是，虽然 122 条未提"太阳病"三字，但结合上下语境可以知道，自 120 条起到 123 条都是对太阳病误治的论述，所以将太阳病作为发汗前的疾病状态是符合原文语境的。再从膈气虚与大结胸病的病因病机叙述结构上来看，二者具有高度一致性。首先两者均由太阳表病误治所致，其次在误治之后二者均发生邪热内陷的过程，结胸病称作阳气内陷。"膈气虚"一条称为客热，阳气内陷是表热从外陷于内之意，而客的本意就是从外到内，所以客热实与阳气内陷的意思相同，随后，内陷的阳气与水相结，便成了"心下因硬"的结胸。"膈气虚"一条，条文所描述的症状有过汗后损伤胃阳所致的胃中虚寒、呕吐不能食和因为客热导致的脉数。其中脉数这一症状与大结胸病的脉象是完全相反的，在《伤寒论》134 条中已明确指出脉象在大结胸病时是迟脉，造成这种现象的主要原因在于水结。在关于脉象的基本认识中，古人把数指派给了热，把迟指派给了寒，热邪内陷本来应数，但与水相结，水属于阴，所以不会像单纯的热邪那样数，大结胸病的脉才会称为迟，在第 135 条又把这种大结胸病的状态称为"结胸热实"。而《伤寒论》122 条关于脉数的描述为"膈气虚，脉乃数，数为客热"。在句中，"数为客热"是对"脉乃数"的补充和解释，即脉数的原因是"客热"。如果"乃"作结果状语，则脉数的原因则是"膈气虚"。这样，脉数一症就有两种解释，既然是在同一语境中出现，这两种的解释应当是对同一东西不同方面的强调。把数脉指派给热邪，那么"客热"则是强调热邪自外而来。"膈气虚"也是脉数的原因，但只看此条不能明确热邪的另一方面是什么。前面提到，原文称大结胸病为"结胸热实"，因水热互结导致脉迟，此处客热内陷而脉不迟，因未与水邪相搏，所以两相比较，关键问题在水邪。从水热之邪的性质看，水属有形，热属无形，有形为实，无形为虚。结胸病因热与有形水邪搏结，所以称其为"结胸热实"；"膈气虚"因热邪不与其他有形邪气相搏结，保留了其无形的性质，所以称其为虚，可以知道《伤寒论》122条中张仲景用"虚"强调了热邪无形的性质。如果写成与"结胸热实"相对仗的形式，则可以称作"膈气虚热"，即"虚热"与"热实"相对之意。

七十二

成脓与未成脓

问曰：《金匮要略》中怎样鉴别肠痈病"成脓"与"未成脓"的证候，该如何治疗？

《金匮要略·疮痈肠痈浸淫病脉证并治》篇有"肠痈之为病，其身甲错，腹皮急，按之濡，如肿状，腹无积聚，身无热，脉数，此为腹内有痈脓，薏苡附子败酱散主之"。又有"肠痈者，少腹肿痞，按之即痛如淋，小便自调，时时发热，自汗出，复恶寒，其脉迟紧者，脓未成，可下之，当有血。脉洪数者，脓已成，不可下也，大黄牡丹汤主之"。

两则条文，前者为肠痈病脓已成，治宜薏苡附子败酱散；后者为脓未成，治宜大黄牡丹汤。根据原文分析，区别脓成与未成的鉴别要点主要在腹诊的表现、发热的有无和脉象的差异。

脓已成者，热毒壅滞营血，结聚于肠内，气血郁滞于里，故腹皮紧张拘急。肠痈脓已成，故按之濡软犹如肿状，但无明显的肿块坚实感，故曰"按之濡，如肿状，腹无积聚"。热毒聚结于局部，已化成脓，热邪不再外散，故"身无热"。热毒结聚，热盛肉腐为脓，脓成则血燥，气血已伤，故脉数而无力。脓已成，不可下也，当治以排脓消痈，通阳散结，薏苡附子败酱散主之。重用薏苡仁（十分）为君，排脓利湿；败酱草（五分）清热解毒，破瘀排脓；少佐附子（二分）助阳扶正，辛热散结。"小便当下者"，有疑为错简，如魏念庭认为"小便者，气化也，气通则痛肿结者可开，滞者可行，而大便必泄污秽脓血，肠痈可已矣"，由此可见，有形之痈脓应当从大便排出而愈。又陈纪潘主编的《金匮要略》第二版教材认为本方重用薏苡仁，有利小便、排脓血作用。故服是方后，除解毒清热排脓外，当会有小便增多，这是正常现象，邪热可随之而出。

脓未成者，热毒聚结壅滞于少腹，故"少腹肿痞"。气血郁阻，不通则痛，故按之则痛，疼痛放射迁延至前阴部，则"痛如淋"。热在肠而未及肾与膀胱，故小便自调。热郁营血，正邪交争，故发热汗出，营卫郁滞于肠，卫气不能行于外，汗出后表气更虚，故汗出而恶寒。脉迟紧，是脉虽迟而紧急有力，是热积血瘀，营卫阻滞，尚未成脓之象，可下之，治以大黄牡丹汤。大黄泄热以下瘀血，芒硝润结以攻积热，牡丹皮、桃仁破血逐瘀，瓜子排脓祛瘀，诸药同用，泄热逐瘀，破血排脓。

其中在脓未成时腹证有"痛如淋"的表现，既然像淋证，那为何又会有小便自调呢?《金匮要略·消渴小便不利淋病脉证并治》第七条有"淋之为病，小便如粟状，小腹弦急，痛引脐中"，由"小便如粟状"，后世将本条归纳为石淋的症状。淋病的发生，《金匮要略·五脏风寒积聚脉证并治》有"热在下焦者，则尿血，亦令淋秘不痛"，《诸病源候论》言"诸淋者，由肾虚膀胱热故也"。下焦湿热，煎熬膀胱水腑，尿液为热所灼，久则结成有形的固体物质，阻塞尿道，小便则涩而难出；砂石小者随尿液排出，故"小便如粟状"；热结气滞或砂石阻滞尿道，阻碍气机，不通则痛，膀胱居小腹，邪犯膀胱则小腹拘急疼痛，甚或牵引脐中。仲景此言"肠痈者，少腹肿痞，按之即痛如淋"，是将肠痈触诊后，病人所感受到的这种放射状牵引性疼痛，等同于淋病"痛引脐中"的疼痛，意在说明两者的疼痛在感觉上之相似。然肠痈病位在肠，非肾与膀胱，不影响水液的汽化，故仲景补续"小便自调"以作区分，亦可旁衬肠痈之病不在气分而在血分。正如《金匮玉函经二注》所言："肠痈而少腹不可按，阳邪下，部位牵引也。按之如淋，形容痛状，情所必至。夫血病而气不病，故小便自调。"

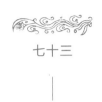

七十三

排脓药

问曰：张仲景在《金匮要略》中所用的排脓药有哪些？

《金匮要略》中治痈脓的方子有：《金匮要略·肺痿肺痈咳嗽上气病脉证治》治疗肺痈的桔梗汤、《千金》苇茎汤和《外台》桔梗白散，《金匮要略·疮痈肠痈浸淫病脉证并治》治疗肠痈脓已成的薏苡附子败酱散，以及有方无证的排脓散和排脓汤。

《千金》苇茎汤与薏苡附子败酱散均以薏苡仁为主，前者用量为半升，后者为十分，两方一主肺痈，一主肠痈。以薏苡附子败酱散为例，肠痈脓成当以排脓为先，考薏苡仁、附子、败酱三药，《神农本草经》《名医别录》均未载其有排脓之功，至唐代甄权所著《药性论》始言薏苡仁"主肺痿肺气，吐脓血，咳嗽涕唾上气"。败酱草"主破多年凝血，能化脓为水"。依甄氏所言，其对薏苡仁功效的认识当是基于《千金》苇茎汤在《金匮要略·肺痿肺痈咳嗽上气病脉证治》主治肺痈的概括。那么从薏苡附子败酱散方药组成和所主病证来看，按照君臣佐使的组方原理，可知仲景重用薏苡仁十分利湿排脓为君，败酱草五分解毒排脓为臣，以附子二分为佐使，振奋阳气，通阳散结。又据《本草纲目》载张仲景以水煎薏苡仁治肺痿咳唾脓血，梅师方用苦酒煮薏苡仁治肺痈咳唾心胸甲错，范汪方用薏苡仁捣烂治肺痈咯血，姚僧垣用薏苡仁煮汁治孕中有痛。由此可知，对薏苡仁排脓功效的认识始自仲景，后被历代医家广泛沿用于临床。

败酱草，《本草纲目》认为"败酱乃手足阳明厥阴药也。善排脓破血，故仲景治痈及古方妇人科皆用之"。《本草正义》言："此草有陈腐气，故以败酱得名。能清热泄结，利水消肿，破瘀排脓。惟宜于实热之体。《本经》《别录》《药性论》《日华子》诸书所载，无一非实热瘀滞之症。"笔者认为，张仲景对败酱草排脓功效的认识，应当是由《神农本草经》败酱草"主暴热火疮，赤气，疥瘙疽痔，马鞍热气"和《名医别录》"除痈肿，浮肿，结热，风痹不足，产后疾痛"等衍义而来，其排脓解毒的功效亦被后世推广和使用。

桔梗汤、《外台》桔梗白散、排脓散、排脓汤四方均主痈脓，且四方均有桔梗，以此不妨揣测桔梗具有排脓的功效。以排脓散和排脓汤为例，此两方虽未言及主治证，然方名均有"排脓"二字，故当有排脓之功。排脓汤为桔梗汤加生姜大枣而成，桔梗汤主治肺痈"时出浊唾腥臭，久久吐脓如米粥者"。虽桔梗汤方中甘草用量为桔梗两倍，但其方名取"桔梗"，意在说明桔梗乃是君药，而排脓汤即以桔梗为君，其用量为甘草三倍，由此可知仲景用桔梗排脓无疑。

清邹澍《本经疏证》言："排脓散即枳实芍药散加桔梗、鸡子黄也；排脓汤即桔梗汤加姜、枣也，排脓何必取桔梗？盖皮毛者肺之合，桔梗入肺，畅达皮毛，脓自当以出皮毛为顺也。散之所至者深，汤之所至者浅。枳实芍药散，本治产后瘀血腹痛，加桔梗、鸡子黄为排脓，是知所排者，结于阴分、血分之脓；桔梗汤本治肺痈吐脓喉痛，加姜枣为排脓汤，是知所排者，阳分、气分之脓矣。二方除桔梗外，无一味同，皆以排脓名，可见排脓者必以桔梗，而随病之浅深以定佐使，是桔梗者排脓之君药也。"

　　对于桔梗排脓功效的记载,《日华子本草》有"消痰破癥瘕,养血排脓"之说,《本草衍义》载其"治肺热,气奔促,嗽逆,肺痈,排脓",《本草纲目》则曰:"又肺痈唾脓,用桔梗、甘草,取其苦辛清肺,甘温泻火,又能排脓血、补内漏也。"

　　由此可知仲景所用排脓药为薏苡仁、桔梗无疑。

七十四

煎药方法

问曰:《金匮要略》中有不同的煎药方法,如小柴胡汤和泻心汤类的"去滓再煎",薏苡附子败酱散的"煮散剂",这样的煎药方法有什么意义?

《伤寒论》中有小柴胡汤、大柴胡汤、柴胡桂枝干姜汤、半夏泻心汤、甘草泻心汤、生姜泻心汤、旋覆代赭汤等七方用到了去滓再煎的煎药方法;《金匮要略》有甘草泻心汤、半夏泻心汤、小柴胡汤、柴胡去半夏加栝楼根汤和柴胡桂枝干姜汤等五方,除去相同的方剂共有八方去滓再煎,按照方剂类型可将其分为柴胡汤类和泻心汤类。

《伤寒论类方》曰:"去滓再煎者,此方乃和解之剂,再煎则药性和合,能使经气相融,不复往来出入,古圣不但用药之妙,共煎法俱有精义。"张锡纯《医学衷中参西录》指出:"去滓再煎,此中犹有他义。盖柴胡有升提之力,兼有发表之力,去滓再煎,所以减其发汗之力也。"岳美中先生在《论张仲景煎药法的特点》一文中指出:"去滓再煎本身也具有调和之义,施于柴胡和解之剂,故具有双重作用。"

去滓再煎,是一种浓缩煎煮法,意在使药味醇和,寒热平调,药效和缓，尤其适用于和解剂。和解剂中，诸药性味有或苦、或辛、或甘之不同；其作用又有或清、或补之区别；其效应又有或取其气，或取其味的差异。若按一般煎法，则性味不匀和，效应不一致，而去滓再煎则可使诸药性味匀和、作用协调。去滓再煎法也可以浓缩药液，减少服药量，减轻药物刺激，从而减少患者服药的痛苦。

煮散剂是指将药材粗颗粒或药末与水共煮去渣取或不去渣取汁而制成的液体药剂。煮散剂可直接作用于胃肠，吸收较快，且有节省药材、携带方便、便于服用等特点。按文献研究，煮散剂源于先秦，定名于唐，兴盛于宋，衰落于明清。在《金匮要略》中除薏苡附子败酱散外，还有多方煮散剂，如半夏干姜散、风引汤、当归芍药散、枳实芍药散等。

《金匮玉函经·卷第一》中有："若欲治疾，当先以汤洗涤五脏六腑，开通经脉，理导阴阳，破散邪气，润泽枯槁，悦人皮肤，益人气血，水能净万物，故用汤也。若四肢病久风冷发动，次当用散，散能逐邪风湿痹，表里移走，居无常处者，散当平之。"林亿等《新校备急千金要方》中说："卒病贼邪，须汤以荡涤，长病痼疾，须散以渐渍。此古人用汤液煮散之意也……昔人长将药者，多作煮散法，盖取其积日之功。"《圣济经·审剂篇》曰："散者取其渐渍而散解，其治在中。久病痼疾，剂多以散者，理如此也。"《苏沈良方·论汤散丸》曰："大体欲达五脏四肢者莫如汤，欲留膈胃中者莫如散，久而后散者莫如丸。又无毒者宜汤，小毒者宜散，大毒者须用丸。又欲速用汤，稍缓用散，甚缓者用丸。"《珍珠囊补遗药性赋·用药法象》载："散者散也，去急病用之。"

有学者将《伤寒论》《金匮要略》《肘后备急方》《集验方》《小品方》《千金要方》《千金翼方》《外台秘要》这八部宋以前医籍中的方剂进行整理统计，发现共载煮散剂116首，其中以"煮散"命名的有24方。这116首煮散方剂中，涉及较多的病证有：与"风"相关29首，与"疼"或

"痛"相关 25 首，与"毒"相关 12 首，与"烦"相关 10 首，与"渴"相关 9 首，与"闷"相关 7 首，还涉及痢疾、呕吐、咳而上气、疟疾、霍乱等病证。其从病证角度分析，认为煮散剂多用于急证、发作性疾病和病程较长的慢性病。笔者认为这一对煮散剂的研究集中在东汉至隋唐时期，所选内容亦与仲景时代相近，此说较能体现仲景本义，可作参考。而宋代为煮散剂鼎盛时代，甚至代替了传统汤剂的使用，已不复煮散剂之本义，是其特定历史条件下的产物，在此不再赘述。

甘草粉蜜汤之"粉"

问曰：《金匮要略》所载甘草粉蜜汤中的"粉"究竟是"米粉"还是"铅粉"？

《金匮要略·趺蹶手指臂肿转筋阴狐疝蛔虫病脉证治》第 6 条曰："蛔虫之为病，令人吐涎，心痛发作有时，毒药不止，甘草粉蜜汤主之。"甘草粉蜜汤将甘草、粉、蜜四两"上三味，以水三升，先煮甘草，取二升，去滓，内粉蜜，搅令和，煎如薄粥，温服一升，差即止"。

甘草粉蜜汤方中所用之粉，仲景未明言其为何物，后世医家对此亦有不同认识，主要有两种不同看法。一种认为是铅粉。因《本经》有"粉锡（铅粉），味辛，寒。主治伏尸毒螫，杀三虫"，此观点以赵以德、徐忠可、尤在泾、黄元御等为代表。如赵以德《金匮方论衍义》："胡粉甘寒，主杀三虫，蛔得甘则头向上而喜食，食之即死，此反佐以取之也。"徐忠可《金匮要略论注》："白粉杀虫，蜜与甘草，既以和胃，又以诱蛔也。"尤在泾《金匮要略心典》："白粉即铅白粉，能杀三虫，而杂于甘草、白蜜之中，诱使虫食，甘味既尽，毒性旋发，而虫患乃除，此医药之变诈也。"这里的胡粉、白粉均为铅粉的异名。

　　另一种看法是米粉。代表人物为丹波元简，在《金匮玉函要略辑义》中云："粉，诸注以为铅粉……然古单称粉者，米粉也。《释名》曰：粉，分也，研米使分散也。《说文》粉，傅面者也。徐曰：古傅面，亦用米粉。《伤寒论》猪肤汤所用白粉，亦米粉耳。故万氏《保命歌括》载本方云：治虫啮心痛，毒药不止者，粉，乃用粳米粉，而《千金》诸书，籍以治药毒，并不用铅粉。盖此方非杀虫之剂，乃不过用甘平安胃之品，而使蛔安。"

　　笔者认为，本方既云"毒药不止"，说明已多次使用杀虫药，但仍未取效，此时当不宜再用毒药杀虫。因为蛔虫病在剧烈发作或服用杀虫剂，痛不减时，若再用杀虫药，其痛必剧，甚至发生中毒或其他变证。又方后有"煎如薄粥"，那么这里的粉当为米粉更为合理，因铅粉不溶于水，不能煎成薄如稀粥样的汤剂。由此可以得出结论，甘草粉蜜汤中的粉应为米粉。

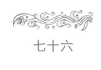

七十六

求解生僻词

问曰：在《金匮要略》中常可以找到一些疑难生僻的词汇，诸如《金匮要略·痉湿暍病脉证治》"舌上如胎"，《金匮要略·腹满寒疝宿食病脉证治》"两胠疼痛"，《金匮要略·五脏风寒积聚病脉证并治》"行常伛"和"其人常欲蹈其胸上"，《金匮要略·呕吐哕下利病脉证治》"六腑气绝于外"，《金匮要略·趺蹶手指臂肿转筋阴狐疝蛔虫病脉证治》"趺蹶"等，那么这些字词作何解释？

可以确定的是，这些生僻词，在仲景时代其表意是明确的。随着时代的变迁，这些词的意义也发生了变化，下将成对这些字词做出解释。

1. 舌上如胎

胎通苔，指舌上湿润白滑，如苔之状。由误下之后阳陷于下，寒湿聚于上，湿遏热伏所致。《金匮方论衍义》曰："下后里虚，上焦阳气因虚而陷于下焦，为丹田有热；表中寒，乘而入于胸中，胸中有寒，故使舌上生白苔滑。"《金匮要略心典》曰："舌上如苔者，本非胃热，而舌上津液燥聚如苔之状，实非苔也。盖下后阳气反陷于下，而寒湿仍聚于上，于是丹田有热而渴欲得饮，胸上有寒而复不欲饮，则口舌燥烦，而津液乃聚耳。"《医宗金鉴》："舌上白滑如苔者，盖以误下热陷，丹田有热也，寒聚于上。"

2. 两胠疼痛

胠（qu，音区），《说文》曰"亦（古腋字）下也"；《广雅》曰"胁也"；《素问》王冰注"胠，谓胁上也"，即胸胁两旁当臂之处。两胠疼痛，即指两胁疼痛。喻嘉言《医门法律》曰："阴邪不散，其阴窍必不通，故知其便难，势必逆攻二胁而致疼痛，较腹满更进一步也。"唐容川从"肝气之逆"作论，如"脉弦属肝，两胠亦是肝之部位，虚寒欲从下而上者，肝气之逆也"，肝气逆故脉弦，胠痛。曹颖甫《金匮发微》认为："寒水上逆则水道不行而两胠疼痛。两胠为下焦水道从出之路，寒水膨则腰中痛引两胠。"

3. 行常伛

伛，本意指驼背，行常伛指行走时经常曲背垂肩。《金匮方论衍义》曰："风甚则亢，亢则害，承乃制，兼金之化，于是血液皆衰，经络尽从收敛而急束，故两胁痛，不能俯仰，伛而行。"《金匮要略论注》曰："肝主筋，风燥则筋急，故伛，犹树木受风而弯，本弱邪强，势不能御之也。"《金匮要略直解》言："风中于肝，则筋脉急引，故行常伛。伛者，不得伸也。《淮南子》曰：'木气多伛。'伛之义，正背曲垂肩之状，以筋脉急引于前故也。"《金匮要略心典》："肝脉布胁肋，风胜则脉急，为两胁痛而行常伛也。"

4. 其人常欲蹈其胸上

蹈，《诗经·小雅·鱼藻之值·角弓》"上帝甚蹈，无自匿焉"，毛传注："蹈，动。"殷品之教授认为"蹈"通"搯"，轻叩之义，此处理解为用手推揉按压，或轻叩捶打胸部。《金匮要略心典》曰："然虽肝着，而气反注于肺，所谓横之病也，故其人常欲蹈其胸上。胸者肺之位，蹈之欲使气内鼓而出肝邪，以肺犹橐龠，抑之则气反出矣。"《金匮发微》："肝着之病，胸中气机阻塞，以手按其胸，则稍舒，以肝乘肺之证也。"唐容川

《金匮要略浅注补正》言："又其人常欲蹈其胸上，是欲他人以足蹈其胸，非手也。仲景常有叉手冒心、按摩等字，未有足蹈而解作手蹈者也。修园以为足蹈人胸，殊非常情，故解以为手蹈胸，不知病者反常，未可以恒情例之。"杨百茀认为唐氏所说尚有不足之处，因"其人叉手自冒心"，是医生望诊时所得的临床表现；"其人常欲蹈其胸上"是病者胸中不舒所产生的主观愿望。由此可见，"其人叉手自冒心"与"其人常欲蹈其胸上"的意义不同。

5. 六腑气绝于外

气绝，指脏腑之气虚衰，所谓"六腑气绝于外""五脏气绝于内"是指脏腑气衰，外不足以行表，内不能固守封藏的病理而言。有学者认为"六腑气绝于外"的"气绝于外"是指阴寒之气盛于外的意思，故可出现"手足寒""脚缩"等表现。成都中医药大学《金匮要略讲稿》认为，五脏六腑气绝之"绝"字，应作虚弱来理解。《医宗金鉴》曰："气绝非谓脱绝，乃谓虚绝也。六腑之气，阳也，阳气虚不温于外，则手足寒缩。阳虚则阴盛上逆，故呕吐哕也。五脏之气，阴也，阴气虚不固于中，则下利不禁，利甚则中脱形衰，故手足不仁也。"

6. 趺蹶

"趺"同"跗"，脚背。"蹶"，《说文解字》：僵也，僵直之意。趺蹶指足踝关节以下的足背僵直，不便行动的疾病，其典型症状是病人只能向前行而不能向后退却，由太阳经脉受伤所致，当以针刺腨部合阳、承山等穴以舒缓筋脉。《金匮要略论注》曰："人身阳明脉络在前，太阳脉络在后，故阳明气旺无病，则能前步，太阳气旺无病，则能后移。今倾跌之后，致蹶而不能如平人能前步不能后却。必须刺腨肠入二寸者，盖腨肠者，太阳脉之所过，邪聚于太阳脉之合阳承筋间，故必刺而泻之，谓伤止在太阳经也。然太阳经甚多，而必刺腨肠者，盖腨肠即小腿肚，本属阳明，太阳脉过此，故刺之，使太阳与阳明之气相通，则前后如意耳。"《金匮悬解》："病趺蹶，其人能前不能却，足趺硬直，能前走而不能后移也。缘筋脉寒湿缩急不柔，是以不能后却。阳明行身之前，筋脉松和则能前步。太阳行身之后，筋脉柔濡则能后移。今能前而不能却，是病不在前而在后，太阳经伤也。太阳之经入腘中，贯腨内，出外踝，至小指之外侧，刺腨入二寸，泻太阳之寒湿，筋柔则能却矣。此脏腑经络篇所谓湿伤于下，寒令筋急者也。"

七十七

癥病胎动与桂枝茯苓丸

问曰:《金匮要略·妇人妊娠病脉证并治》言:"妇人宿有癥病,经断未及三月,而得漏下不止,胎动在脐上者,为癥痼害。"我们应该如何理解这则条文? 素有癥病的人可以受孕吗? 怀孕后能否服用桂枝茯苓丸?

对桂枝茯苓丸方证大致有两种不同的见解:①历代注家,如吴谦、赵以德、徐忠可、尤在泾、陈修园等人,多认为本条是癥胎互见之症,即素有癥病又兼受孕,因癥病致使孕后下血,以《黄帝内经》"有故无殒,亦无殒也"之旨,作为使用桂枝茯苓丸的理论依据。妇人素有癥病,现复受孕成胎,停经未三月,忽又漏下不止,并觉脐上似有胎动,此乃癥病影响所致,不属真正胎动,因为胎动多出现在妊娠六个月时。如《医宗金鉴》:"经断有孕,名曰妊娠。妊娠下血,则为漏下。妇人宿有癥痼之疾而育胎者,未及三月而得漏下,下血不止,胎动不安者,此为癥痼害之也;已及六月而得漏下,下血胎动不安者,此亦癥痼害之也。"赵以德《金匮方论衍义》曰:"宿有癥痼内结,及至血聚成胎而癥病发动,气淫于冲任,由是养胚之血不得停留,遂漏不止,癥痼下迫其胎,动于脐上,故曰癥痼害也。"《金匮要略心典》言:"癥,旧血所积,为宿病也。癥痼害者,宿病之气，害其胎气也。于法妊娠六月，其胎当动，今未三月，胎不当动而忽动者，特以癥痼害之之故。是六月动者胎之常，三月动者胎之变也。"②近代一些医家认为本条是癥病与妊娠的鉴别诊断，如高思潜、余无言。本条当解为：癥病即瘀血停留，结而成块的病证。所谓癥者，征也，有形可征也。妇人素患癥积之病，初时病轻尚未影响月经，经行正常，久则病势发展，可致经水不利，甚而经闭不行。今停经未到三月，忽又下血淋沥不止，并自觉脐上似有胎动之感，此非真正妊娠胎动，乃因瘀血下行，血动而气亦动，故似有胎动之感。上述表现皆为癥病影响，故云"为癥痼害"。《中医新论汇编·金匮要略妇人妊娠病篇第二节新解·高思潜》："案金匮此节颇费辞解，先儒注释，皆以为经断即是受孕；胎动真为胎动。然按之实际，癥痼既阻害于中，何得安然受孕；且胎仅三月，亦无动在脐上之理也。余尝细译其文义，乃知此节完全为胎癥对勘之文，盖仲景恐人误癥作胎，故两两比较之。"

　　素有癥病的人，能否受孕，应当与癥痼（肿瘤）的大小和生长部位有关，其受孕的概率低于常人。如《金匮要略今释》："患肌肿者，通常仍能受孕，惟受孕率较低，与无病妇人，为五与三之比。"既然妊娠宿有癥病，癥病不去则漏下不止，胎也不会自安，故治以桂枝茯苓丸下其癥，癥去则新血自能养胎。桂枝茯苓丸用丸以缓图，其剂量甚小，可达到消瘀化癥而不伤胎的目的，即"有故无殒，亦无殒也"。沈明宗《张仲景金匮要略》载："妇人经产之后，血室空虚，余血未净，而受风寒，或因饮食生冷，凝血成块，则为癥瘕。若结于偏旁，而不正居子宫，仍能行经受孕……故以桂枝行阳，芍药收阴，调和营卫。然癥病始成，必因风寒痰湿，气血凝结为块，以茯苓渗湿，丹皮、桃仁破血行瘀而助消癥，但丹皮、桃仁为胎气所忌，此不避者，经谓有故无殒，自无殒也。因胎在腹，欲去其癥，则服一丸而渐磨，不致动胎，立法最善。"

少腹如扇与子脏开

问曰:《金匮要略·妇人妊娠病脉证并治》有言"少腹如扇,所以然者,子脏开故也"。此处的"少腹如扇"与"子脏开"是什么意思? 二者有何关联?

"妇人怀娠六七月,脉弦发热,其胎愈胀,腹痛恶寒者,少腹如扇,所以然者,子脏开故也,当以附子汤温其脏。"本条论述妊娠阳虚寒盛腹痛的证治,治以附子汤温阳散寒,暖宫安胎。附子汤《金匮要略》中未载方药,注家均推测是《伤寒论·少阴篇》之附子汤,由炮附子、茯苓、芍药、白术、人参组成。

"少腹如扇"形容少腹寒冷,有如扇风冷吹的感觉。"扇"作动词,扇风解。子脏即子宫。开,不阖,不敛。

由"腹痛恶寒者,少腹如扇,所以然者,子脏开故也"可知,"子脏开"是因,"少腹如扇"是果,两者是因果关系。腹部疼痛恶寒,少腹有如扇风冷吹的感觉,是子宫开而不阖,风冷之气乘入的缘故。徐忠可《金匮要略论注》曰:"少腹如扇,阵阵作冷,若或扇之也,此状其恶寒之特异者,且独在少腹,盖因子脏受寒不能阖,故少腹独甚。子脏者,子宫也，开者，不敛也。"尤怡《金匮要略心典》曰："少腹阵阵作冷，若或扇之者然，所以然者，子脏开不能阖，而风冷之气乘之也。"张璐《张氏医通》曰："腹痛恶寒者，其内无阳，子脏不能司闭藏之令，故阴中觉寒气习习如扇也。"魏荔彤《金匮要略方论本义》言："今恶寒乃在少腹，少腹如扇，畏憎风寒极矣。师为明其所以然者，子脏开也。肾主开阖，命门火衰，气散能开而不能阖，在二便则为下脱，妇人子脏之开，亦此理也。"徐氏、尤氏言其病理，张氏、魏氏之说言其病机，可补前者不足。

然亦有部分医家持其他见解，陆渊雷《金匮要略今释》有载："尾台氏云：'扇，扉也。'《正字通》曰：'户之开阖，犹如鸟羽之翕张，故从户从羽。'今验之，妊娠六七月之间，少腹时时缩张为痛者，多发热恶寒，小便不利，用附子汤、当归芍药散，则小便快利，胀痛速差。又按：愈张（案尾台所读《金匮》殆作"愈张"耶）殆翕张之误，此条似非张氏口气，然用之有效，学者试之。"陆渊雷认为，"子脏开，更无此事实，要是古人臆想耳。恶寒当是全身恶寒，若妊娠中腹恶寒，即是胎死之征。尤氏又以'如扇'字状腹恶寒，亦非。《脉经》有'之状'二字，可知如扇是状其外形，非状其自觉，尾台以为翕张，盖近是"。认为少腹如扇，为腹部膨隆胀大如扇子之形状，其病变范围不仅在小腹，且延及两侧少腹甚至全腹。以示标实突出，病情急重，而非指如冷风吹腹的一般自觉症状。然其对子脏开的解释定义为水寒壅遏，不免牵强附会。

笔者认为，子脏开的提出，是建立在古人对人体解剖学的认识之上。古人认为子宫口就像门一样，如《金匮要略·妇人杂病脉证并治》的"胞门"，门可开阖，故有子脏开；少腹如扇，是对扇子可扇风，或少腹如扇形的取类比象，是隐喻的表达。以上两种观点都有一定道理，可作参考。

七十九

胞阻与胶艾汤

问曰：在《金匮要略·妇人妊娠病脉证并治》有原文："妇人有漏下者，有半产后因续下血都不绝者，有妊娠下血者。假令妊娠腹中痛，为胞阻，胶艾汤主之。"这里的胶艾汤到底治疗什么病？

关于胶艾汤的主证和本条文的解释，后世医家主要有两种说法：

1.本条论述妊娠下血、腹痛胞阻的证治。理由有二：①据《脉经》载，"胞阻"作"胞漏"，"漏"字即有下血之义。如《诸病源候论》曰："漏胞者，谓妊娠数月而经水时下。此由冲脉、任脉虚，不能约制太阳、少阴之经血故也。冲任之脉，为经脉之海，皆起于胞内。手太阳小肠脉也；手少阴心脉也。是二经为表里，上为乳汁，下为月水。有妊之人，经水所以断者，壅之以养胎，而蓄之为乳汁。冲任气虚，则胞内泄露，不能制其经血，故月水时下，亦名胞阻。漏血尽则人毙也。"按原文"假令妊娠腹中痛，为胞阻，胶艾汤主之"，由此可知，胶艾汤主治妊娠下血，腹中痛之胞阻。②唐容川在《金匮要略浅注补正》曰："假如令妊娠。无癥而下血，惟见腹中痛者，则为胞阻。胞阻者，胞中之气血不和，而阻其化育也，以胶艾汤主之……此为胞阻者，而出其方治也。"又补曰："此节须分宾主，妇人有无胎，即经水漏下不匀者，此两症是宾。有妊娠下血者，此一句是主。假令二字，承上文而言，假令妊娠而下血，腹中痛者，此为胞阻也。胞阻是阻胞中之血，恶阻是阻胃中之水，此又当辨。"唐氏认为胶艾汤主治妊娠下血、腹中痛之胞阻。谭日强《金匮要略浅述》及中医研究院研究生班编著的《金匮要略注评》均持此说。

2.本条论述妇人三种下血的证治。妇人下血，其中有三种病证：①是经血非时而下，淋沥不断的漏下；②是半产后继续下血不止的漏下；③为妊娠下血伴腹痛，即胞阻的下血。此三种下血病情虽有不同，但其病机皆属冲任虚寒，阴血不能内守所致，都可以胶艾汤补血固经，调其冲任而愈。方中阿胶养血止血；艾叶温经暖胞；当归、川芎、地黄、白芍补血养肝，敛阴益荣，以养胞胎；甘草调和诸药；清酒温经和血。共奏养血温宫、止血、调理冲任之功。五版教材《金匮要略讲义》、陈纪藩主编的《金匮要略》第二版、杨百茀的《金匮集释》、刘渡舟的《金匮要略诠解》和李克光、张家礼主编的《金匮要略译释》第二版均有相似论述。

临床上，胶艾汤对于腹痛或者下血都有治疗作用，但此处条文所言说的胶艾汤所治疗的主证到底为何确实值得探讨，即胶艾汤是针对下血还是针对腹痛说出的。结合上下文来看，其前有"妇人怀娠六七月，脉弦发热，其胎愈胀，腹痛恶寒者，少腹如扇，所以然者，子脏开故也，当以附子汤温其脏"，后有"妇人怀妊，腹中疠痛，当归芍药散主之"，依据上下文可以推测这三条是从妊娠腹痛的角度并列论述的，所以此条内容仲景想要突出的应该是胶艾汤对于妊娠腹痛的治疗作用。

八十

妊娠呕吐不止与半夏

问曰：《金匮要略·妇人妊娠病脉证并治》言："妊娠呕吐不止，干姜人参半夏丸主之。"此"呕吐不止"具有什么样的特征？半夏为妊娠禁忌药，仲景为何于妇人怀妊时用之？

妊娠呕吐，即后世所称妊娠恶阻，指妊娠期间出现的恶心呕吐，恶闻食气，不能食或食入即吐，体倦乏力，饮食偏嗜等证，多由脾胃虚弱或肝胃不和导致浊气上逆，胃失和降。《类证治裁·胎前》曰："受孕二三月间，冲任上壅，气不下行，呕吐痰水，头重目眩，懒动嗜卧，恶食喜酸，或偏嗜一物，间作寒热，为阻病。"《金匮要略方论衍义》曰："此即后世所谓恶阻病也。先因脾胃虚弱，津液留滞，蓄为痰饮。至妊二月之后，胚化成胎，浊气上冲，中焦不胜其逆，痰饮遂涌，呕吐不已，中寒乃起。故用干姜治寒，人参补虚，半夏、生姜治痰散逆也。"

本证呕吐不止，并非势如涌泉，呕恶声高，而是妊娠反应较重，次数较频，病程较久，一般药物又不易治愈的顽固性呕吐。以方测证，本证病机属胃虚有寒饮，浊气上逆，其呕吐多有清稀痰涎，伴有口干不渴或渴喜热饮，头眩心悸，倦怠嗜卧，舌淡苔白滑，脉弱等兼症。

干姜人参半夏丸，由干姜、人参各一两，半夏二两，为末，生姜汁糊丸所成。因《名医别录》有载半夏"胎堕"，后世遂将半夏列为妊娠禁忌药，如陈自明《妇人大全良方》所言："《千金方》有半夏茯苓汤、茯苓圆二方，专治阻病。然此二药，比来少有服者，以半夏有动胎之性。盖胎初结，虑其易散，此不可不谨也。"张元素《珍珠囊补遗药性赋·妊娠服药禁歌》说："半夏南星与通草，瞿麦干姜桃仁通。"张氏将半夏与干姜列入妊娠禁忌药物，《本草纲目》亦将半夏列为妊娠禁忌药，却又引张元素"孕妇忌之，用生姜则无害"之说。然而亦有许多医家对此持否定意见，如王肯堂《女科准绳》："诸方并用半夏者，以其辛以散结气，泻逆气，故呕恶自止。"楼英《医学纲目》载："《大全方》论半夏动胎而不用，今仲景岂独不知此而用于此方乎？予治妊阻病累用半夏，未尝动胎也。经云：有故无殒是也。"林珮琴《类证治裁》亦云："今人以（半夏）动胎鲜用，（通用白术汤、二香散、竹茹汤、人参丁香散、缩砂散）。然（半夏）实未动胎也。"《金匮要略浅注》："半夏得人参，不惟不碍胎，且能固胎。"近代医家罗元恺教授认为："后世谓半夏能滑胎，其实半夏与姜配合已制其毒，用诸临床不会犯胎。"（《罗元恺论医集》）

干姜人参半夏丸中之干姜、生姜和半夏均为止呕要药，如小半夏汤和半夏干姜散，针对妊娠恶阻不止者，当有奇效。姜夏配伍可兼制其毒性，故在临床中可选用姜半夏，宗《黄帝内经》"有故无殒，亦无殒也"之旨，止呕不碍胎。

八十一

妊娠养胎

问曰:《金匮要略·妇人妊娠病脉证并治》有"妇人妊娠,宜常服当归散主之"和"妊娠养胎,白术散主之",此处的"当归散"与"白术散"是治疗妊娠疾病还是用于养胎的?

《伤寒论》《金匮要略》中有方有证的条文,方与证大多是直接相对的,即按照"有某证用某方"的形式。当归散和白术散都没有论述其主要治疗的症状,而只言及"妇人妊娠,宜常服当归散主之""妊娠养胎,白术散主之"。一般认为,当归散与白术散是张仲景治疗妇人妊娠胎动不安的代表方剂。妇人妊娠,胎在母腹,全赖气血濡养。气血与肝脾密切相关,肝主藏血,脾为气血生化之源,肝血足则胎得养,脾运健则气血充。若肝血不足,脾运不健,酿湿蕴热,则胞胎失养,导致胎动不安,故用当归散养血健脾,清热除湿,祛病安胎。妊娠肝血下注胞宫养胎,肝血不足,故用当归、芍药补肝养血;配川芎行血中之气,补而不滞;白术健脾除湿;黄芩坚阴清热。诸药合用,使血虚得补,湿热得除,收到邪去胎自安、血足胎得养的效果。而白术散则是治疗脾虚寒湿的胎动不安的方剂,方中白术健脾除湿,川芎和肝舒气,蜀椒温中散寒,牡蛎收敛固涩,合而用之,共收温中除湿、健脾安胎之功。从当归散与白术散皆借调理肝脾以去病养胎可以看出，妊娠养胎宜重视肝脾、调养肝脾，故而将当归散与芍药散作为胎动不安的代表方剂。

将当归散和芍药散解读为妊娠养胎的方剂，涉及一个前提，那就是妇人妊娠无症状可不可以服药的问题。历代医家对于这个问题有两种主要观点：其一，有的医家认为无病时服药可以促进胎儿的发育、减少孕妇和婴儿疾病的发生，如北齐徐之才的《逐月养胎法》及《千金》《外台秘要》都载有妊娠根据不同月份服用不同药物养胎的记载；其二，另一些医家认为妊娠若无症状不应服药，如《医宗金鉴·订正仲景全书金匮要略注卷二十三》葵子茯苓散条下就有"妊娠无病不须服药"的主张。显而易见，将当归散与芍药散作为妊娠养胎的主要方剂，是由于认可了妊娠不需要服药而得出的结论。基于这种观念，对于原文的其他信息都在这样的背景下进行解读。如在通行的教材中就认为，对"常服"两字宜活看。妊娠肝脾不调、血虚湿热者常服之，确能清化湿热、安胎保产；若孕妇体健无病，胎有所养，胎元自安，则毋需服药。此外对"妊娠常服即易产，胎无苦疾。产后百病悉主之"，亦应从肝虚脾弱、血虚湿热着眼，并非产后百病都可用当归散。

求诸文本，张仲景对于"妊娠可不可以服药"这一问题究竟有什么样的认识，在白术散的方后注中即可看出端倪。白术散的方后注中指出服用白术散后，应当"病虽愈，服之勿置"。也就是说张仲景认同妇人妊娠虽然没有症状也可以服药的观点。从这样的观点出发，对于此两条的解读就会得出不同的结论——只要是妇人妊娠，就可以服用当归散与白术散。而这也就可以说明为什么当归散和白术散均未论及主证的原因。从另一个角度也可以说明当归散和白术散并不是为了治疗某种病证而创制的方剂。

以西医的角度来看，为了达到优生优育的目的，妇女在备孕之时需要服用叶酸和维生素 B 之类的药物，以满足胎儿的生长的需要。 与此类似，当归散和白术散就是中医的养胎之法。 当归散、白术散这样的散剂，可以随身携带，满足了日常生活中服药的需要，并可以实现"妊娠常服即易产，胎无苦疾""产后百病悉主之"的制方目的。

从药物来看，当归、芍药、川芎、白术健脾养血以养胎；而牡蛎收敛固涩，其中主要含有碳酸钙，以及镁、锶等微量元素，可以补充孕妇缺少的微量元素；而蜀椒味辛性温可杀虫止痒，或可以达到预防妊娠妇女阴道炎症的作用。 在这些药物的使用过程中，还形成了黄芩和白术的经典配伍，这也就成为后世朱丹溪所说"黄芩、白术乃安胎之圣药"的学术来源。

八十二

小柴胡汤的功用

问曰：由《金匮要略·妇人产后病脉证治》中对小柴胡汤功用辨析，小柴胡汤治疗疾病一定是在少阳吗？小柴胡汤能通大便吗？

小柴胡汤是少阳证主方，柯琴谓其为"少阳枢机之剂，和解表里之总方"。小柴胡汤在《伤寒论》《金匮要略》中多次出现。对其论述最为详细的当属《伤寒论》96条："伤寒五六日中风，往来寒热，胸胁苦满，嘿嘿不欲饮食，心烦喜呕，或胸中烦而不呕，或渴，或腹中痛，或胁下痞硬，或心下悸，小便不利，或不渴，身有微热，或咳者，小柴胡汤主之。"

《金匮要略·妇人产后病脉证治》给出了产后使用小柴胡汤的情景，小柴胡汤不仅仅可以用于治疗少阳往来寒热、胸胁苦满等证，还可以用于治疗产后大便难。本篇第2条论述到"产妇郁冒，其脉微弱，不能食，大便反坚，但头汗出。所以然者，血虚而厥，厥而必冒。冒家欲解，必大汗出。以血虚下厥，孤阳上出，故头汗出。所以产妇喜汗出者，亡阴血虚，阳气盛，故当汗出，阴阳乃复。大便坚，呕不能食，小柴胡汤主之"。除去条文中从"所以然者，血虚而厥"到"故当汗出，阴阳乃复"对前文郁冒、汗出的解释部分，可以直观地发现：产妇郁冒，呕不能食，大便坚可以用小柴胡汤进行治疗。

　　痉、郁冒、大便难是新产妇人三病，其病机均与妇人产后亡血伤津、气血不足有关，而大便难更主要的病机则是"亡津液，胃燥"。治疗腑实证最常用的是承气汤类，但由于承气汤为阳明胃热炽盛热结腑实证而设，热盛最易导致阴津耗伤，而苦寒之品虽能泄热，用之不当则极易损伤阴液。故而新产妇人郁冒兼见呕不能食，大便秘结，则属血虚津伤、阴阳失调、胃失和降，治用小柴胡汤和利枢机，扶正达邪，使阴阳调和，则诸证自愈。

　　小柴胡汤治疗大便难是否仅在产后郁冒的条件下才有效呢？其他条件下是否也可以产生通便的效果呢？《伤寒论》230 条云："阳明病，胁下硬满，不大便而呕，舌上白胎者，可与小柴胡汤。"阳明病，虽不大便，然硬满不在腹，而在胁下，舌苔不黄不燥，而为白色，则可知阳明腑实证未成，燥热尚轻，更见胁下硬满而呕等少阳病症，可知不大便乃邪阻少阳，三焦不利，津液不布，胃肠失润所致。因此，本条之不大便，当从少阳论治，可与小柴胡汤。

　　在临床中，确实可以观察到，患者服用小柴胡汤后会出现腹泻的情况，那么应该如何认识这种情况呢？他留给我们什么启示呢？我们可以说：小柴胡汤具有通便的作用更适合于柴胡证兼见大便干者。

八十三

产后腹痛的治疗程序

问曰：通过《金匮要略·妇人产后病脉证治》的学习，张仲景对产后腹痛是如何治疗的？

产后腹痛是产妇常见的病证，其病机有气血虚实的不同。气血是维持人体生命活动的物质和动力，借经络以运行周身，供应机体的需要。妇人以血为本，但血赖气行，如气血充盈，则五脏安和，冲任充盛而无病，故调理气血是产后腹痛的重要治法。如，血虚里寒证以养血补虚散寒之当归生姜羊肉汤治之；气血郁滞者，用行气活血之枳实芍药散治之；瘀血内阻者，以活血逐瘀的下瘀血汤治之；还有瘀阻与阳明里热相兼之腹痛，其治当分缓急、别深浅，先用大承气汤泄热通便以救其急。但由于大承气汤为救急所用，故而历代注家将当归生姜羊肉汤、枳实芍药散和下瘀血汤三方并列，作为治疗产后腹痛的主要方剂，将三方放在一起进行解读，可以清晰地了解仲景产后用药的思路。

《金匮要略·妇人产后病脉证治》以4、5、6三个连续的条文论述产后腹痛。尤其是在第6条，仲景这样论述到："产妇腹痛，法当以枳实芍药散，假令不愈者，此为腹中有干血着脐下，宜下瘀血汤主之。""法"效法之意，《商君书·更法》就有"治世不一道，便国不必法古"，可以引申为"规范"之意。"法"所指的范围较大，多偏重于法律、法令。《伤寒论》《金匮要略》是中医的经典，是中医临证之指南，其行文手法也多是以"规范""戒律"的形式写出的。这种规范是中医人必须遵守的。他是一种"规范"或"道义"上的逻辑，这种逻辑来自现实的世界。"法当枳实芍药散"表明了张仲景认为，妇人腹痛，一般服用枳实芍药散就会痊愈，那么此三条的逻辑关系应该属于递进关系而非并列关系。因此可以将妇人产后腹痛三方按由轻到重分为虚、气、瘀三个阶段进行治疗。

　　第一阶段是因"虚"引起的腹痛。妇人生产，伤气失血，产后血虚里寒应以当归生姜羊肉汤进行治疗。徐彬认为"疞痛，缓缓痛也"，多腹中拘急，绵绵作痛，从用药来看，当归生姜羊肉汤作为产后食疗方药，可以达到补虚养血、散寒止痛的功效。第二阶段是因"气"引起的腹痛。产后气血郁滞，满痛俱见，有不得安卧之症。故治以行气散结、和血止痛的枳实芍药散。枳实理气散结，芍药和血止痛，大麦粥和胃安中，使气血得畅，则腹痛烦满诸症可除。假如服用枳实芍药散后病不愈者，可知病情较重，非气血瘀滞所致，已非枳实芍药散所宜，因此此腹痛，应属第三阶段，是因"瘀"所致。产后瘀血凝结胞宫，症可见腹中疼痛。结合《金匮要略·惊悸吐衄下血胸满瘀血病脉证治》"病人胸满，唇痿舌青，口燥，但欲漱水不欲咽，无寒热，脉微大来迟，腹不满，其人言我满，为有瘀血"，可知其疼痛刺痛拒按，察其外形，腹部并不胀满，但病人自觉腹部胀满，唇舌紫暗，口干，不欲饮水。当用下瘀血汤破血逐瘀，方中大黄荡逐瘀血，桃仁润燥活血化瘀，䗪虫破结逐瘀。三药相合，腹痛自除。

　　这三条中，有几个问题需要指出。其一，枳实烧黑的用法。第5条中枳实在使用时要"烧令黑，勿太过"。五行理论贯穿《金匮要略》之中。在《金匮要略·脏腑经络先后病》中，张仲景在阐释"夫肝之病，补用酸，助用焦苦，益用甘味之药调之"用药机理时，其理论体系就使用了五行相克的理论。在此我们也可以使用这样的方法来解释枳实烧黑。黑入肾，肾属水，心主血，心属火，水能克火，故烧黑则血止。因此枳实烧黑，不仅可以理气，还可以兼顾血分。这种认识在后世得到了发展，如葛可久的《十药神书》就有"血见黑则止"的论述，并以此为理论依据创造了以炭类药为主的止血名方十灰散。其二，张仲景在《金匮要略》中，其所描述的症状多可在一般条件下感知到。但第6条，张仲景认为是"腹中有干血着脐下"，因瘀所导致的腹痛中，"腹中有干血着脐下"是如何说出的呢？我们可以在方后注中得到启发，服用下瘀血汤之后，会"新血下如豚肝"。"新血"，新下之血，服用下瘀血汤后会有出血的表现。从另一个角度说，证明下瘀血汤证本身还应该有下血的症状。服用下瘀血汤后会有"新血"出现，"新血"是与原有的"旧血"相对。猪肝颜色紫红，有光泽，有弹性，类似于血块。因服药后有如豚肝样的血块出现，而这些血块应存在于腹中，是由于瘀血日久，结成块状，即仲景所说之"干血"。因此也就得到了"腹中有干血着脐下"的病因推论。

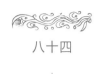

八十四

面正赤是虚阳上越吗

问曰：《金匮要略·妇人产后病脉证治》言："产后中风，发热，面正赤，喘而头痛，竹叶汤主之。"此处的"面正赤"是什么意思？竹叶汤能治虚阳上越吗？

"面正赤"，面色正红之意。《伤寒论》《金匮要略》中多次提及了面赤这一症状。总结起来，导致"面赤"的原因大概有三种：

其一为虚阳浮越所致。如《伤寒论》317条："少阴病，下利清谷，里寒外热，手足厥逆，脉微欲绝，身反不恶寒，其人面色赤，或腹痛，或干呕，或咽痛，或利止脉不出者，通脉四逆汤主之。"本条所论之"面色赤"与"下利清谷""手足厥逆""脉微欲绝"等少阴寒化证表现共存，可知此证非一般性少阴寒化证，而是真阳衰竭之危候。阳气极虚，阴寒内盛，阴盛格阳，虚阳外浮，故而出现"身反不恶寒，其人面色赤"。《金匮要略·呕吐哕下利病脉证治》34条："下利脉沉而迟，其人面少赤，身有微热，下利清谷者，必郁冒，汗出而解，病人必微热。所以然者，其面戴阳，下虚故也。"亦是虚阳上越所致。

其二为实热所致。如《伤寒论》48条："设面色缘缘正赤者，阳气怫郁在表。"缘缘,持续不断之意;正赤,大红色,即满面持续发红。本条所论之"面赤"是二阳并病之症状,因太阳表邪未罢,邪气又涉及阳明之经,太阳、阳明经表之邪怫郁不散,故见面色通红,持久不消。此外在《伤寒论》206条"阳明病,面合色赤,不可攻之,必发热色黄者,小便不利也"中所论之"面合色赤"是由于阳明邪热所致。阳明经行于面部,阳明病见满面通红,是无形邪热郁于阳明经表所致。

其三为阳虚中风所致。即本条所论,产后气血大虚,卫外不固,复感外邪,以致正虚邪实。发热头痛为病邪在表之征,面赤为实热所致。若单纯解表祛邪,易致虚阳外脱;若扶正补虚,又易助邪碍表,故用竹叶汤扶正祛邪,标本兼顾。方中竹叶甘淡轻清为君,辅以葛根、桂枝、防风、桔梗疏风解表,人参、附子温阳益气,甘草、生姜、大枣调和营卫。诸药合用,共奏扶正祛邪、表里兼顾之功。因此,竹叶石膏汤治疗目的是阳虚外感而非虚阳上越。

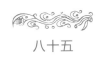

乳中虚与安中益气

问曰:《金匮要略·妇人产后病脉证治》条文:"妇人乳中虚,烦乱呕逆,安中益气,竹皮大丸主之。"此段条文"妇人乳中虚烦乱呕逆"应该如何句读?"安中益气"是什么意思? 与现今补中益气同义吗?

对于本条文的句读,历代医家多有争议。其主要分歧在于对"乳"及"乳中"的解释。因此也就出现了在"乳"后断句和将"乳中虚"连读两种断句方法。如十三五《金匮要略》规划教材断句为:"妇人乳中虚,烦乱呕逆,安中益气,竹皮大丸主之。"并解释说:"乳中:乳,《脉经》作产。乳中谓在草蓐之中,亦即产后。"可见,教材以"乳中"为产后。还有以"乳中"为哺乳时者,如《医学衷中参西录·石膏治病无分南北论》云:"夫乳中者,乳子之时也。"亦有观点认为"乳"为哺乳者,如尤怡《金匮要略心典》云:"妇人乳中虚,烦乱呕逆者,乳子之时,气虚火胜,内乱而上逆也。"何任《金匮要略语译》亦云:"乳中虚,指哺乳期间中气虚弱。"因此将"乳中"理解为产后,以及将"乳"解释为哺乳,都可以使用这种断句方式。那么也就是妇人在产后哺乳期,烦乱呕逆,用竹皮大丸治疗。

此外，还有以"乳"为产后者，如《金匮要略广注》认为："乳，新产时也。"后文既然有"安中益气"的说法，前文应当也有类似"中不安"的情况才能前后呼应。据此可将原条文断句为："妇人乳，中虚，烦乱呕逆，安中益气，竹皮大丸主之。"按此句读，此条可以解释为妇人产后胃气虚弱，导致了烦乱呕逆的症状，用竹皮大丸进行治疗。

将本条理解为产后虚热烦呕的证治，一方面来源于以上的解读，另一方面，是由于此条出现在《金匮要略·妇人产后病脉证治》中。但本篇产后病的其他条文，均有"新产""产后"等表述，而此条单言"乳中虚"，似可从另一角度进行分析。《说文解字》第十二上《乙部》"乳"下曰："人及鸟生子曰乳，兽曰产。"《广雅·释诂下》："字、乳，生也。""乳"，《脉经》作"产"。山田业广、矢数道明等日本医家也多认为妇人乳，即妇人生产之意。因此"乳中"为妇人生产过程中。据此可将此条解释为妇人在分娩过程中，由于胃气虚弱出现了烦乱呕逆的症状。类似于现今的产前焦虑症，产前焦虑最主要的表现就是严重的呕吐，本条的症状描写更像是第一产程出现的症状，制方为丸更可便于在仓促之时使用。"安中益气"是对竹皮大丸功效的概括，中不安则烦乱呕逆，因此竹皮大丸以甘草为主药，陶弘景《本草经集注》中说甘草"温中下气"；竹茹味甘微寒，清虚热，止呕逆；石膏辛甘寒，清热除烦；方后注中"有热者，倍白薇"，白薇可清虚热；桂枝用量极轻，少佐之以防清热药伤阳，与甘药合用辛甘化阳，更能助竹茹降逆止呕。

八十六

经水适断与热入血室

问曰:《金匮要略·妇人杂病脉证并治》原文:"妇人中风,七八日续来寒热,发作有时,经水适断,此为热入血室。"这里的"热入血室"是如何被说出的?

本条论述了妇人热入血室的证治,强调了妇人在特殊的生理时期感受风寒的脉证。将与妇人月经有关的外感病证,放在本篇的第一条,是衔接外感和内伤的桥梁,也就是由外感到内伤的过渡。

对血室的解释主要有三种说法,占主流的就是认为血室为胞宫,即子宫,如张景岳《类经附翼·求正录》曰:"故子宫者……医家以冲任之脉盛于此,则月事以时下,故名之曰血室。"此外,还有医家认为血室指的是肝、冲脉及冲任脉者。如柯琴认为血室为肝,在《伤寒来苏集·阳明脉证上》曰:"血室者,肝也,肝为藏血之脏,故称血室。"喻嘉言则认为血室为冲脉,在《医学三书·尚论篇》曰:"盖血室者,冲脉也。"而吴又可在《温疫论·妇人时疫》中认为:"血室者一名血海,即冲任脉也。"

妇人患中风七八日,按发病的一般规律,表邪已去,应无寒热。现仍有寒热往来,发作有时如疟状。那么"经水适断"出现在什么时间?联系后文的"其血必结"可以推测，妇人的月经并不是正常结束的，而是发热了七八天，月经恰好断了，也就是说发热时正值经期，但到了七八天的时候月经中断，张仲景认为月经中断的原因是因为"热入血室"。来月经的时候胞门是开启的，不来月经的时候胞门是关闭的，那么在胞门开启的时候，外邪是容易入侵的，外邪乘行经之虚而侵入血室，邪热与经血互结，进而出现"经水适断"。

在治疗上，仲景使用小柴胡汤可使邪从少阳转枢而出，为后世治疗热入血室提供了治疗思路。如叶天士《温热论》就有"仲景立小柴胡汤提出所陷热邪，参、枣以扶胃气，因冲脉隶属阳明也。此惟虚者为合治……若本经血结自甚，必少腹满痛，轻者刺期门，重者小柴胡汤去甘药加延胡、归尾、桃仁。"

中医语言较多地运用了容器隐喻来解释身体及其部位、器官、腠理、汗孔、脏腑、经络等较为抽象和复杂的中医概念，从而建构了人体生理现象和病理机制的中医理论体系。人体本身就可以看作是一个容器，其中有空气的吸入和呼出，食物和水的摄入和排泄等一系列的生理现象。毋庸置疑的是，中医在解释疾病的过程中已经融入了进出房间、交通工具等与外部世界相互接触的身体经验。

脏腑藏于体内、无法直接观察，为了更好地建构和理解抽象的脏腑概念，中医理论将某些脏腑看作是具体的容器。如《素问·灵兰秘典论》云："脾胃者，仓廪之官，五味出焉。"即是将脾胃类比于贮藏谷物的仓库。因此，本条即是将"子宫"看作房间的明确表述，房间可以贮存或容纳物品。很显然，血室就是储存血液的地方，血室打开则月经来潮，血室关闭则月经停止。血室打开时，邪气容易入侵人体，热与血结，出现经水适断的表现。

八十七

"血寒积结，胞门寒伤，经络凝坚"

问曰：《金匮要略·妇人杂病脉证并治》言："妇人之病，因虚、积冷、结气，为诸经水断绝，至有历年，血寒积结，胞门寒伤，经络凝坚。"此处的"血寒积结""胞门寒伤""经络凝坚"应如何解读？

谈到解读也就涉及作者为什么这样说，而这也就涉及一个根本的问题，那就是古人是通过什么，以什么为主要途径来学会知识的？这样的方法是如何运用的？我们学会知识大多是以已知的东西来推测未知的东西，用已经掌握的知识来对未知的世界进行映射，获取更多的知识，而这个方法就是类比。

中西医常常通过类比认识人体内部结构，将观察到的现象映射到人体。西医是通过动物实验方法知道体内的变化。将动物实验得到的结论应用到人体经过了由动物到人的类比映射。而传统的中医没有实验的方法，那么他通过什么来认识人体呢？他是将我们可以体验到的各种事物映射到人体，建立了由生活到人体的类比映射关系。而这其中的差别仅在于中医和西医所选择的始源域的不同。当然，中医理论也存在一些内容是在人体上直接获取的，比如对一些疾病的观察，但这些也是一个映射，即从一个个体向另外的一个个体或整个人群映射。

本条是妇人杂病的总纲。导致妇人杂病的原因虽多，但概括起来，不外虚、积冷、结气三个方面。虚指气虚血少，抗病力弱；积冷指寒冷久积，凝结不散；结气指气机郁结，《汉书·艺文志》就说经方可以"以通闭解结，反之于平"。那么这三者之中任一方面出现问题，日久均会导致"诸经水断绝"。"至有历年"指过了很多年，出现了"血寒积结，胞门寒伤，经络凝坚"这个结论涉及很多问题。首先，"胞门寒伤"是什么意思？"胞门寒伤"中出现了"门"，毫无疑问，其所指的"门"就是我们生活中的门。门本来是应当能正常开启、关闭的。在这里说了"胞门寒伤"，说明了胞门受到了寒邪的伤害，是因为寒冷影响到了门的正常开阖的功能，还是因为寒冷使门维持在一个固定的状态呢？根据前文的"为诸经水断绝"，可以推测胞门应当是关闭的，导致了经水的断绝。其次，"经络凝坚"是什么意思？提到"凝坚"，很容易让人联想到经络中的气血凝结成坚硬的类似冰的东西。正常状态下，经络不应当是凝坚的，它应当是流动的，运行气血的。导致"凝坚"状态出现的原因就是寒。"血寒积结，胞门寒伤，经络凝坚"即是从自然界水凝结成冰的过程映射而来。众所周知，在一定压强下，温度略微低于 0℃ 时，水微粒便规则地排列成为稳定的结构——凝结成冰。开始是少数微粒按一定的规律排列起来，形成所谓的晶核，而后围绕这些晶核逐渐成长为一个个晶粒。因此，凝固过程就是产生晶核和晶核生长的过程，而且这个过程需要一定的时间。两者间存在如下的相似点：其一在于张仲景将自然界河流中的水类比到人类经络中的血液；其二在于将河流凝结类比于妇人的"经水断绝"。在这样映射的前提下，张仲景进而推测了妇人的经水断绝是因为寒的原因，因为寒才能"寒伤""凝坚"，是因为寒邪阻滞了胞门，使得胞门关闭，导致了"经水断绝"。张仲景在阐述妇人杂病总纲的过程中，将"门"和水冰冻的过程与人之间进行类比，说明了妇人"为诸经水断绝"等一系列疾病的原因。

唇口干燥与温经汤

问曰：《金匮要略·妇人杂病脉证并治》说："曾经半产，瘀血在少腹不去。何以知之？其证唇口干燥，故知之。当以温经汤主之。"作者为什么仅凭"唇口干燥"就断定其为瘀血不去，并用温经汤来治疗？

妇人50岁左右，出现了下血十几日不停止，日落时发热，腹满疼痛，手掌烦热，唇口干燥的症状，这是什么病呢？仲景说这是带下病，那么导致带下病的原因是什么？是因为曾经小产，瘀血在少腹的原因。怎么知道病症是瘀血所导致呢？"唇口干燥"就是瘀血所致的表现。那么作者凭什么根据"唇口干燥"就断定其为瘀血不去呢？这就涉及对文本的细读。

文本细读是一种语义学解读，其基本特征是：以文本为中心；重视语境对语义分析的影响；强调文本的内部组织结构。因此在解读中医典籍时，更应时刻注意上下文语境中流露出的重要信息。《金匮要略·惊悸吐衄下血胸满瘀血病脉证治》篇中第10条这样论述到："病人胸满，唇痿舌青，口燥，但欲漱水不欲咽，无寒热，脉微大来迟，腹不满，其人言我满，为有瘀血。"此条详论了瘀血的脉症。瘀血阻滞，气机痞塞，故胸满；瘀血内阻，新血不生，血不能外荣，故唇痿舌青；瘀血内停，津液不布，不能上濡，故口燥；病由瘀血，并非津亏，故虽口燥却只欲漱水而不欲咽；此非外感为患，故无寒热之表证；其脉虽大，但脉势不足，往来涩滞迟缓，为瘀血阻滞之象；瘀血内结，影响气机运行，而不是宿食、水饮蓄积于肠胃，所以患者自觉腹部胀满，而其外形并无胀满之症。在其后医家的论述中，将"唇痿舌青"和"口燥，但欲漱水不欲咽"作为辨别瘀血的两大指征。因此，本条即以"唇口干燥"指代了瘀血这个致病因素。在这个推理过程中，张仲景使用了一种模态的判断，即出现了"唇口干燥"可能是瘀血在少腹不去；瘀血是如何形成的，可能是因为"半产"所导致。

当瘀血成为"前理解"之后，此条文即可以在瘀血这样一个致病因素的背景下进行解读。月经淋沥不止，导致阴血不足，即可出现"暮即发热""手掌烦热"；瘀血在少腹阻滞气机，即可出现"少腹里急""腹满"；津血同源，瘀血不去则新血不生，津液无以上润，故见"唇口干燥"。因此，温经汤证还可有"唇痿舌青""但欲漱水不欲咽"等瘀血内阻的表现。

八十九

温经汤中的麦冬

问曰："温经汤"主"瘀血在少腹不去""少腹寒，久不受胎""崩中去血，或月水来过多，及至期不来"。既名"温经汤"，则症状多由寒所致，那温经汤中为什么用麦冬呢？

温经汤是妇科调经的祖方。其所主治除漏下不止、少腹里急之外，在本条方后注中还可以用来治疗"妇人少腹寒，久不受胎，兼取崩中去血，或月水来过多，及至期不来"等症。本方可使经少能通，经多能止，子宫虚寒者能受孕。在临床上，温经汤可用于月经不调、痛经、闭经、不孕症等妇科病症；亦可用于男子精室虚寒、精少、精子活动率差所致的不育症等，颇有效验。

对温经汤方意可有如下解释：温经汤温养气血，活血祛瘀，兼以滋阴清热。方中吴茱萸、桂枝、生姜温经散寒，通利血脉；阿胶、当归、川芎、芍药、丹皮活血祛瘀，养血调经；麦冬养阴润燥而清虚热；人参、甘草、半夏补中益气，降逆和胃。

然而，从药物的用量上来看，这样的解释略有不妥。东汉的度量衡制度沿袭了秦制和莽制。经过史料分析，东汉时期的度剂量标准及单位量值是十分清晰的：其度量衡标准仍旧是"黄钟律历"，其度量衡单位值为一升容200mL、一斤重250g。

温经汤中使用了两种度量衡单位，其一是两，其二是升。温经汤中按两计算的药物中，吴茱萸用量最大为三两，即为45g；而麦冬通过固体物折算，麦冬一升约为120g。按照仲景的用药惯例，温经汤中使用了如此大量的麦冬，是针对患者出现最主要的症状。在本条中，患者出现的症状可以简要概括为下血、发热（手掌烦热）、少腹里急、腹满、唇口干燥5个症状。那么麦冬作为养阴清热的药物，在温经汤中针对的是患者出现的发热（手掌烦热）、唇口干燥等阴液不足的临床表现。正如《本经疏证》中所说："《伤寒论》《金匮要略》用麦门冬者五方，惟薯蓣丸药味多，无以见其功外，于炙甘草汤，可以见其阳中阴虚，脉道泣涩；于竹叶石膏汤，可以见其胃火尚盛，谷神未旺；于麦门冬汤，可以见其气因火逆；于温经汤，可以见其因下焦之实，成上焦之虚。虽然，下焦实证，非见手掌烦热，唇口干燥，不可用也；上气因于风，因于痰，不因于火，咽喉利者，不可用也；虚羸气少，不气逆欲吐，反下利者，不可用也；脉非结代，微而欲绝者，不可用也。盖麦门冬之功，在提曳胃家阴精，润泽心肺，以通脉道，以下逆气，以除烦热，若非上焦之证，则与之断不相宜。"

在麦冬的配伍应用方面，常可见仲景将麦冬与半夏同用，如《金匮要略·肺痿肺痈咳嗽上气病脉证并治》中的麦门冬汤及《伤寒论》397条的竹叶石膏汤中，均是按照较大量麦冬配伍少量半夏的方式。麦冬甘寒滋润，得半夏之燥，濡养滋润而不腻；半夏温燥苦降，得麦冬之润，则燥性减而降逆之性存，但又无伤阴之弊。同时半夏降逆下气，亦可减轻出现的腹满症状。将麦冬与半夏这对甘寒与温燥药物同用，也成为后世医家普遍的用药法则。

九十

水与血俱结在血室

问曰:《金匮要略·妇人杂病脉证并治》言:"妇人少腹满如敦状,小便微难而不渴,生后者,此为水与血并结在血室也,大黄甘遂汤主之。"此处"水与血俱结在血室"是如何被断定的?

本条论述妇人水血俱结血室的证治。本条仲景是通过"生后""妇人少腹满如敦状""小便微难而不渴"来推断出"水与血俱结在血室"的?

"敦"是古代盛食物的器具,上下稍锐,中部肥大。"妇人少腹满如敦状"即是说妇人少腹隆起。其后的"生后者"是本条的第一个重要条件,他排除了"妇人少腹满如敦状"是怀孕导致的这个原因。在仲景的信念库中,腹满、小便利与不利、口渴与不渴是太阳蓄水与太阳蓄血证中经常出现的症状。邪与水结,膀胱气化不利者,为蓄水证,以小便不利、渴欲饮水、少腹里急为主要临床表现;若邪热与瘀血结于下焦,则为蓄血证,以其人如狂或发狂,少腹急结或硬满,小便自利为主要临床表现。其主要区别在于,蓄水应口渴而小便不利,蓄血则小便自利。本条出现小便微难,证明内有水停但不重;"生后"又容易导致瘀血内阻,不渴则是内有瘀血的表现。再结合"少腹满",则为"水与血俱结在血室"之故。在治疗用药上，仲景也体现了水瘀血互结血室的思路。大黄能下瘀血、血闭、推陈致新，用以活血攻瘀；甘遂逐水；又因产后所得，配阿胶养血扶正，使邪去而正不伤。

凡研习《伤寒论》《金匮要略》者都会发现一个令人深思的现象：即《伤寒论》《金匮要略》中经常会出现"无某某"的记述。此"无某某"即是一负概念。所谓负概念与正概念相对而言，正概念是反映对象具有某种属性的概念；负概念是反映对象不具有某种属性的概念。

负概念总是与正概念相对而言的，负概念与正概念二者所反映的对象和起来构成一定的范围，此范围在逻辑学上成为该概念的论域。"证候"由一系列的症状与体征构成，即"证候"的确立根据症状与体征序列，某一系列症状与体征的集合构成某一证候。如果我们将"证候"视为集合，那么症状与体征则是集合中的元素，作为集合中元素的某症状与体征既可以属于该集合也可以属于另外的集合。《伤寒论》《金匮要略》中的负概念大多"不属于该集合中的元素而是属于另外的集合中的元素"，可以说凡不属于该集合中的元素而在该集合中出现者，起码提示了有另一个集合的存在，即存在另一个证候。《伤寒论》《金匮要略》中负概念的运用是在通过缩小"证候"的外延而增加"证候"的内涵。

可以简洁地说，负概念影响的是判断，进而影响推理，而中医辨证论治的过程即为一推理过程。如："病人脏无他病，时发热自汗出而不愈者，此卫气不和也。先其时发汗则愈，宜桂枝汤。"本条文首以"脏无他病"起句，先排除了此"汗出"是因脏腑病证所致，而后才判断"时发热，自汗出，而不愈者"为"此卫气不和也"。唯此才能确立"先其时发汗则愈，宜桂枝汤"的治疗方法。又"阳明病法多汗，反无汗，其身如虫行皮中状者，此以久虚故也"。"反无汗"为此条之负概念，将"无汗，其身如虫行皮中状者"判断为"此以久虚故也"，是因为有"阳明病法多汗"之理存在的缘故。

　　除此之外，在《伤寒论》还存在"无某某证"的字样，如"下之后，复发汗，昼日烦躁，不得眠，夜而安静，不呕，不渴，无表证，脉沉微，身无大热者，干姜附子汤主之"。"不呕，不渴，无表证；身无大热者"为此条的负概念，"无表证"显然不能等同于"不恶寒""无汗""不能食"等单一症状，于此引入"无某某证"这一负概念的原因可能有两种情况。其一，以"昼日烦躁，不得眠，夜而安静"不足以诊断为"干姜附子汤证"，或者说以上"症状串"亦可见于其他汤证，故而需要在排除"表证"的前提下，方能确诊为"干姜附子汤证"；其二，仅凭"昼日烦躁，不得眠，夜而安静"，即可以诊断为"干姜附子汤证"，但在应用"干姜附子汤"之前，必须要排除"表证"的存在，因为如果有"表证"的存在，可能要涉及治疗原则有表里先后问题，先行排除无此证的存在则不涉及治疗原则有表里先后之误。无论何种理解均可，但皆不能否认这些"负概念"存在的意义，皆不能否认这些"负概念"在辨证论治中所起的作用。

　　对于负概念的分析，我们一定要在忠于原文本的语境环境下进行，如进行过度推理，则会对原文的理解出现偏差。如"发汗后，恶寒者，虚故也；不恶寒，但热者，实也"，本条文说是"恶寒"出现在发汗后，既然在发汗后出现恶寒，则有"表解"与"表不解"两种可能，然本文直言"虚故也"，看似武断，而实则不然。"发汗后，恶寒者，虚故也"结论的得出，与先其两条出现的"发汗，病不解，反恶寒者，虚故也，芍药甘草附子汤主之"关系甚密，由此始有"虚故也"的判定。从语用学的角度称此为"语境"，即通考前后文之间的联系。"不恶寒，但热者，实也"与"发汗后，恶寒者，虚故也"对言，并引入"不恶寒"这一负概念作为"实"——"实证"这一集合中的元素，"不恶寒"与"但热者"两个元素构成"实证"这一集合，缺少了"不恶寒"这一负概念，则不能辨为"实证"。

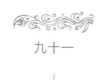

脏坚癖不止

问曰:《金匮要略·妇人杂病脉证并治》述及"妇人经水闭不利,脏坚癖不止",这里的"脏坚癖不止"说的是什么?

对"脏坚癖不止"历来注释颇多,如《金匮要略编注》认为:"止当作散,坚癖不散,子宫内有干血也。"《医宗金鉴》中认为:"脏,阴内也。不止,不去也。经水闭而不通。癖,宿血也。阴中坚块不去,血干凝也。"《集注》尤怡曰:"脏坚癖不止者,子脏干血凝坚,成癖而不去也。"现代一般认为"脏坚癖不止"指胞宫内有干血坚结不散。这些解释均是从病因角度对"坚癖不止"进行解读,并未对"坚癖不止"的实指进行分析。我们可以对条文进行分析,以期求得"脏坚癖不止"所蕴含的意义。

首先需要解决的问题是"脏"指的是那个脏?本条涉及月经,并且出现在妇人杂病篇中,显然可以将"脏"理解为子脏或子宫。那么理解"坚癖不止"是什么意思呢?

在雷浚的《说文外编》卷十三《玉篇·中》有载:"癖,匹辟切,食不消。《说文》无'癖'字,《一切经音义》卷二十云:'《声类》:癖,宿食不消也,经文从人,作癖。'案:经文假'僻'为'癖'。"可以看出"癖"

与饮食不消密切相关。在《尔雅·释器》中有"米者谓之糪"，"糪"指的是饭中有米未熟。《广韵·二十一麦》有云："（癖），豆中小硬者，出《新字林》。"糪、（癖）与"癖"字义相近，应都是指柔软的整体中有硬块。此处的"坚癖"，应当是指实质的硬块。在《古代疾病名候疏义》中这样论述到："要而言之，凡上下腹部及胁肋部两侧有结块者，皆痞之类也。旧医书或谓之痞，或谓之积聚，或谓之癥瘕，无明确之界限可言。今日肝、脾、胃、肠、胰、肾、膀胱、子宫诸脏腑之肿胀、赘瘤、脓疡等皆是也。乃诸病之一候，非病只专名。"

"不止"又蕴含了什么呢？"妇人经水闭不利，脏坚癖不止"是指妇人不来月经或月经来得不通利，妇人子宫里有硬块在不断增大，不能自我消除。因此，能描述出"脏坚癖不止"这样症状的变化，是医师或患者自己触摸到不断增大的肿物，进而被记录下来。

导致"坚癖不止"的原因为什么是由于"中有干血"呢？在《诸病源候论》卷十九有"癥瘕病"，卷二十又有"癖病"。以饮食不消，结聚成块，推之不能移动者为"癥"；饮食不消，结聚成块，推之可动为"瘕"；以饮水浆过多，停滞不散，结聚成形者为"癖"。因此，癥瘕与癖类似，只是存在癥瘕者饮食结聚之病，癖者水浆结聚之病的区别。在"癖候"中论述到"三焦痞隔，则肠胃不能宣行，因饮水浆过多，便令停滞不散，更遇寒气，积聚而成癖。癖者，谓僻侧在于两胁之间，有时而痛是也"。更可以看出"癖"的症候是由过饮水浆、胃肠不通所致。"经为血，血不利则为水"，妇人月经闭而不利，即是瘀血，瘀血日久则成为干血，那么显然就认为是子脏中有干血，也就是在子脏中有瘀血的停聚所导致。从西医学的观点来看，"脏坚癖不止"可以理解为妇科具有肿物性质表现的疾病，如子宫肌瘤、子宫癌等。

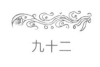

九十二

胞系了戾

问曰：《金匮要略·妇人杂病脉证并治》言："此名转胞，不得溺也，以胞系了戾，故致此病。"其中的"胞系了戾"指的是什么？他如何才能被说出？

"转胞"是一种小便不通的疾病。仲景认为转胞是由于"胞系了戾"所致。"胞"同"脬"，即膀胱；"了戾"缠绕不顺之意。"胞系了戾"即是指膀胱之系缭绕不顺。《博雅》曰："系，相联系也。""膀胱之系"即指和膀胱相联系的人体结构。尤在泾在《金匮要略心典》中认为"了戾与缭戾同，胞系缭戾而不顺，则胞为之转，胞转则不得溺也"。"缭戾"究竟是一种什么状态呢？在《周礼》中可以发现"缭戾"的端倪，《周礼·春官·大祝》："辨九祭。一曰命祭……八曰缭祭。"孙诒让《周礼正义》认为："此谓以左手从持肺本，以右手从本之离处摩循之，以至於末，使肺缭戾，而后绝之以祭也。"这里的"缭戾"是指祭者以左手纵持肺根，右手取肺尖，缭绕使断，取以为祭。那么"胞系了戾"应与此相似，即是指胞系缠绕在一起，将要断开的一种状态。那么这里就要问"胞系"具体指的是人体什么结构？

殷商延续至两周的人殉人祭制度，春秋战国时期的战乱频仍，这些制度和社会现实可能为直接观察到人体的内部解剖结构创造了客观条件。在秦汉时期，古人对人体体内的解剖结构已经有了较为清晰的认识。《黄帝内经》就已经将部分较为朴素的解剖学知识记录下来，如在《灵枢·肠胃》中就记载了人体食道与下消化道的长度，且与现代解剖学记录基本一致。

小便的通利与否与膀胱密切相关，如《素问·灵兰秘典论》就有"膀胱者，州都之官，津液藏焉，气化则能出矣"。不能小便的原因概括起来应当有两个原因，其一为膀胱里没有尿液，其二就是膀胱的通道（胞系），也就是"胞系"不通畅。此种，由于患者"饮食如故"，证明水液是充足的，那么出现不能小便的原因也就是胞系不通畅，除此，"不得溺"也蕴含了患者想溺而不得的状态。

那么什么与膀胱相连呢？人体的泌尿系统由肾、输尿管、膀胱和尿道组成，尿液由肾开始形成，经两条输尿管于膀胱三角处与膀胱相连，膀胱暂时储存，膀胱后端开口与尿道相通，尿道排出体外。输尿管的平均管径为 5~10mm，尿道的平均管径 5~7mm，在肉眼条件下是可以被观察到的。显然，能缠绕在一起的，就是位置较为接近、开口于膀胱三角的一对输尿管。"胞系了戾"即指输尿管缠绕在一起，使得管道不通，进而出现"不得溺"。如何才能使两根输尿管"缭戾"呢？这使我们联想到了古代纺织技术中的加捻。加捻是通过将两根或几根纱缕一侧固定于锭杆上，再以相反方向错转锭杆，使其合并成一股较粗的线。而输尿管在肾和膀胱之间，肾是实质性脏器，在体内的位置比较固定，而膀胱随着尿液的充盈而改变着形态，膀胱的扭转导致了输尿管的缠绕在一起，进而出现了小便不利的症状，并命名为"转胞"。

随着医学的进步，我们已经可以知道"不得溺"与两条输尿管缠绕在一起关系不大。那么可以这样说，古人得到"胞系了戾"这一结论不仅有一些原始的解剖学知识，其中还包含了隐喻认知的思维方式。而在"胞系了戾"中主要是两种：其一就是将生活中的一些技术映射到人体，如将两根线缠绕的方式映射到人体"胞系"的缠绕中；其二就是将正常人的人体结构映射到病人的人体结构，古代的技术条件不允许医生为了探寻小便不利的病因而将病人的腹部打开观察的。得到"胞系了戾"这个结论是古人依据已有的解剖经验进而推测病人身体内部的变化得出的。

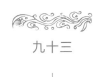

九十三

肾气丸命名

问曰：肾气丸的肾气应如何理解？

肾气丸在《金匮要略》中主要治疗五种疾病，即"脚气上冲，少腹不仁"的脚气病；"虚劳腰痛，少腹拘急，小便不利者"的虚劳病；"夫短气有微饮，当从小便去之"的痰饮病；"男子消渴，小便反多，以饮一斗，小便一斗"的消渴病；"妇人病，饮食如故，烦热不得卧，而反倚息者……不得溺"的转胞病。可以发现以上五种疾病都与人体水液代谢异常有关，所以肾气丸更多的是偏向于对"肾主水"功能失调的一种纠正。

那么为何叫肾气丸？现代对于"肾气"的解释多从阴阳的关系作解，将肾气丸的组成分为两大类，一类为滋阴的代表生地黄、山药、山茱萸，另一类为补阳的代表桂枝和附子，在大量滋阴药中入少量的附子、肉桂，乃在于微微生火，鼓舞肾气，即取"少火生气"义。这种解释的背后实际含有一种取象的意思，气在古代就有水蒸气的意思，在实际生活中将水进行加热就会变成水蒸气，而肾气丸的组成中有水火方面的药物，所以认为肾气丸的命名取自于水蒸气的形成。如果进一步来说这种解释的哲学基础应该是基于阴阳理论，《素问·阴阳应象大论》云"水火者，阴阳之征兆也"，即水和火分别是阴和阳的征象。阴阳理论是二元论，认为世界的本原是由两种成分构成的，即阴和阳。如《素问·阴阳应象大论》在开篇即有"阴阳者，天地之道也，万物之纲纪，变化之父母，生杀之本始，神明之府也，治病必求于本"之说。与二元论相对应的就是一元论，其认为气才是构成宇宙万物的本原，气自身的运动与变化推动着宇宙的发生与发展。气一元论又有精气与元气的不同，"精气"一词首见于《易经·系辞上》"精气为物"，庄子、老子都认为宇宙皆是一个起点构成的。如老子在《道德经·四十二章》中说"道生一，一生二，二生三，三生万物"，庄子亦有"通天下一气耳"的说法。虽然他们都言一气，但并不否认气可以分为阴阳，如老子在《道德经·四十二章》言"万物负阴而抱阳，冲气以为和"，《庄子·则阳》则进一步说"阴阳者，气之大者也"。如果将气认为是一级概念，那么阴阳就是二级概念，这与阴阳理论中阴阳为一级概念，气为二级概念有着明显逻辑顺序的不同。直到两汉时期，精气学说被此时兴起的元气学说所同化，即认为气是最原始，是宇宙的唯一本原或本体，万物皆由元气化生，故称气为"元气"。如西汉董仲舒在《春秋繁露·重政》中指出"元者，为万物之本"。何休的《春秋公元羊解诂·隐公元年》也提到"元者，气也，无形以起，有形以分，造起天地，天地之始也"。

如果说"肾气丸"的命名取自阴阳的合化，那么其生理基础就应该为"肾阴＋肾阳＝肾气"这样一种形式。但对于上面这种形式，"肾阴"与"肾阳"的命名是存在很大争议的，甚至以现有的材料来看，汉代或之前，并不存在"肾阳""肾阴"这种说法。因为当我们对同时代的《黄帝内经》《难经》进行查找时，可以发现文中并未将阴阳理论与五脏的功能结合起来论述，更确切地说未有"肾阴""肾阳""心阴""心阳"的描述，其更多的是基于脏气的描述。如《难经》所言："诸十二经脉者，皆系于生气之原。所谓生气之原者，谓十二经之根本也，谓肾间动气也。此五脏六腑之本，十二经脉之根，呼吸之门，三焦之原。"《灵枢·本神》亦云："……肝气虚则恐，实则怒……脾气虚则四肢不用，五脏不安；实则腹胀，经溲不利……肾气虚则厥，实则胀。"虽然说阴阳理论并未与五脏功能相结合，但并不是说阴阳与五脏没有关系。如《素问·金匮真言论》中阴阳就用于人体脏腑部位的划分："背为阳，阳中之阳，心也；背为阳，阳中之阴，肺也；腹为阴，阴中之阴，肾也；腹为阴，阴中之阳，肝也；腹为阴，阴中之至阴，脾也。"所以我们可以推测，肾气丸之"肾气"是以"气一元论"的哲学基础命名的，而不是先有肾阴、肾阳后才得出肾气的概念，这是两种不同的逻辑起点。而元气论在两汉的兴盛，为这种猜测的发生提供了社会背景的支持。

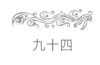

九十四

风、寒、湿相搏

问曰:《金匮要略》在论述疾病发生时,常用"XX 相搏",如"风湿相搏""风寒相搏""寒虚相搏"等词语,这样说有什么样的意义?

《金匮要略》在论述疾病时经常出现"XX 相搏"的论述,归纳起来有如下几种出现形式。

1. 体内的"相搏"

《金匮要略·血痹虚劳病脉证并治》说:"脉弦而大,弦则为减,大则为芤,减则为寒,芤则为虚,虚寒相搏,此名为革。"《金匮要略·五脏风寒积聚病脉证并治》曰:"趺阳脉浮而涩,浮则胃气强,涩则小便数,浮涩相搏,大便则坚,其脾为约。"以上条文,均是此种用法。

2. 病邪之间的"相搏"

如在《金匮要略·痉湿暍病脉证治》中有"伤寒八九日,风湿相搏,身体疼烦,不能自转侧,不呕不渴,脉浮虚而涩者,桂枝附子汤主之;若大便坚,小便自利者,去桂加白术汤主之",即指风湿之邪合而为病。

3. 内外之间的"相搏"

如《金匮要略·中风历节病脉证并治》中"寸口脉浮而紧,紧则为寒,浮则为虚，寒虚相搏，邪在皮肤"，寸口脉浮而紧，浮因正气虚，紧为表寒，揭示了"内虚邪中"是中风的病机。《金匮要略·腹满寒疝宿食病脉证治》曰："腹痛，脉弦而紧，弦则卫气不行，即恶寒，紧则不欲食，邪正相搏，即为寒疝。"腹痛而见弦紧之脉主寒邪凝结，阳气虚衰不能行于外而恶寒，阳气衰于内则不欲食，寒气内结则绕脐部发生剧痛。

4. 症状之间的"相搏"

如《金匮要略·中风历节病脉证并治》云："味酸则伤筋，筋伤则缓，名曰泄；咸则伤骨，骨伤则痿，名曰枯；枯泄相搏，名曰断泄。"饮食五味适宜，则能益人，而偏嗜五味，足以伤人。酸味本能补肝，过食酸则反伤肝。肝藏血而主筋，肝伤则血泄不藏，筋脉失养，导致弛缓不用，故称之为"泄"。咸味本能益肾，过食咸则反伤肾。肾藏精而主骨生髓，肾伤则精髓不生，骨失充养，以致骨痿软不能行立，故称之为"枯"。总而言之，偏嗜酸咸终致肝肾俱伤，精血亏虚，筋骨失养而痿软不用，此即"枯泄相搏，名曰断泄"之意。

那么"相搏"究竟指的是什么呢？钱超尘教授认为"搏"为"搏"之误，"搏"之俗体作"搏"（书法中"搏"的另一种写法），与"搏"形近。近一个世纪来《伤寒论》《金匮要略》铅字排印本、电脑录入本凡"搏"皆讹为"搏"，而赵开美本《伤寒论》、元大德《千金翼方》或作俗体"搏"，或作繁体"搏"；元邓珍本《金匮要略》、赵开美本《金匮要略》皆作俗体"搏"。是诸善本《伤寒论》《金匮要略》无一作"搏"者。由此可知，现行的《伤寒论》《金匮要略》之"搏"皆为讹字，当作"搏"（即简化体中的"抟"）。

《说文解字》说："搏，圜也。"《韵会》引《说文》："搏，以手圜之也。"指把东西揉弄成球形。如果将"相搏"理解为"相搏"，将有助于对原文的解读。如"风湿相搏"指风邪和湿邪协同致病，中风病中的"寒虚相搏"指内虚邪中的致病因素。因此，在"XX 相搏"这样的句式中，大部分应记为"XX 相搏"，即指病因之间相互作用，相互协同致病，进而更为全面地展示了多因素致病的机理。

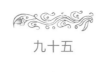

张仲景脉法与《黄帝内经》脉法

问曰：张仲景常用的诊脉方法有哪些？其与《黄帝内经》所用的诊脉方法有何不同？张仲景的诊脉方法有什么样的临床意义？

仲景取脉，以寸口、趺阳为多用，另有少阳、少阴、阳明取脉法散见于《伤寒论》《金匮要略》中，而不见太阳、厥阴、太阴持脉法的相关条文，未知是经文散落还是另有原因。

《伤寒论》《金匮要略》中"寸口脉"的诊法是通过脉势、脉形、脉位、频率、节律来推测疾病，如"阳脉涩，阴脉弦，法当腹中急痛""脉得诸沉，当责有水""脉大为劳，极虚亦为劳"等，即以脉定病。不若《脉经》以寸口脉之浮沉定脏腑、后世以寸口脉之寸关尺分属脏腑。张仲景将寸口脉分为三部更多的是对应人身的部位而不是脏腑。若将整个人体分为三部，大致是以寸口候人的上部，关上候人的中部，尺中候人的下部，如《金匮要略·五脏风寒积聚病脉证并治》对脉候积病的描述较为全面地体现了这点。又有《伤寒论》166条"病如桂枝证，头不痛，项不强，寸脉微浮，胸中痞硬，气上冲咽喉，不得息者，此为胸有寒也。当吐之，宜瓜蒂散"，此为胸上有寒痰留滞，所以寸脉会浮起；120条"太阳病，当恶寒发热，今自汗出，反不恶寒发热，关上脉细数者，以医吐之过也"，吐后胃气伤，所以在关部出现了细数脉；另有 154 条"心下痞，按之濡，其脉关上浮者，大黄黄连泻心汤主之"，在胃脘部的痞证其在关部出现了浮脉；《金匮要略·呕吐哕下利病脉证治》中"下利，寸脉反浮数，尺中自涩者，必清脓血"，清脓血为大肠下血，大肠位于人体下部，涩脉会出现在尺部。我们要清楚，在《伤寒论》《金匮要略》中，言及寸脉时绝大部分实指寸口，而非寸口脉。如《伤寒论》128 条"问曰：病有结胸，有脏结，其状何如？答曰：按之痛，寸脉浮，关脉沉，名曰结胸也"。《金匮要略·痰饮咳嗽病脉证并治》附方"青龙汤下已，多唾口燥，寸脉沉，尺脉微，手足厥逆，气从小腹上冲胸咽……"等。从这样的条文中，言及寸脉时多与关脉尺脉对举，所以寸脉多指寸口。

趺阳脉诊法也为仲景脉法的特色之一，尤以《金匮要略》《伤寒论·平脉法》《伤寒论·辨脉法》为多。有以趺阳脉辨胃气虚竭的，如《伤寒论·辨脉法》"趺阳脉浮，浮则为虚，浮虚相搏，故令气噎，言胃气虚竭也"；有以辨关格吐利的，如《伤寒论·平脉法》"趺阳脉伏而涩，伏则吐逆，水谷不化，涩则食不得入，名曰关格"；有以辨大便难，如"趺阳脉浮而涩，浮则胃气强，涩则小便数。浮涩相搏，大便则坚，其脾为约，麻子仁丸主之"；有以辨腹满或寒性便秘，如《金匮要略·腹满寒疝宿食病脉证治》"趺阳脉微弦，法当腹满，不满者必便难，两胠疼痛，此虚寒从下上也"；有以辨胃反，如《金匮要略·呕吐哕下利病脉证治》"趺阳脉浮而涩，浮则为虚，涩则伤脾，脾伤则不磨，朝食暮吐，暮食朝吐，宿谷不化，名曰胃反"，等。趺阳脉对于脾胃消化系统的诊断有特殊的临床意义，当然不是所有的趺阳脉都明确直指脾胃系统。如《伤寒论·平脉法》中"趺阳脉浮而芤，浮者卫气衰，芤者荣气伤，其身体瘦，肌肉甲错。浮芤相搏，宗气微衰，四属断绝""趺阳脉微而紧，紧则为寒，微则为虚。微紧相搏，则为短气"，虽未明言，但也可以推断与脾胃相关。而趺阳脉的诊脉方法在《黄帝内经》中并未有相关记载。

除了以上两种诊脉方法外，又有一种以六经脉为主要部位的脉法。虽言六经脉法，但在《伤寒论》《金匮要略》中有相关描述的仅有少阴脉、阳明脉、少阳脉。

少阴脉微滑，滑者，紧之浮名也，此为阴实，其人必股内汗出，阴下湿也。

少阴脉不出，其阴肿大而虚也。

少阴脉弱而涩，弱者微烦，涩者厥逆。

少阴脉不至，肾气微，少精血，奔气促迫。

少阴脉浮而弱，弱则血不足，浮则为风，风血相搏，即疼痛如掣。

少阴脉紧而沉，紧则为痛，沉则为水，小便即难。

少阳脉卑，少阴脉细，男子则小便不利，妇人则经水不通。

少阴脉滑而数者，阴中即生疮，阴中蚀疮烂者，狼牙汤洗之。

伤寒三日，阳明脉大，此为不传也。

伤寒三日，少阳脉小者，欲已也。

从上述关于少阴脉的条文中，我们可以看到少阴脉所主的疾病大多为阴部的疾病，如阴肿、阴汗、阴创、小便不利、经水不通等病。另有两条是对厥逆、疼痛的的诊断，这是一种性质诊断，至于其是否与阴部或者说下腹部的脏器有关，还需要进一步的验证。上文所列举的阳明脉与少阳脉则是关于伤寒传变与预后的诊断，现今我们很难推断其诊断部位为何。

在《黄帝内经》中，六经脉按手足又分为十二经脉，少有持此脉以断疾病，而多言"是动病"或"所生病"属此。在《素问·平人气象论》存在以三阳来命名脉象的记载，如"太阳脉至，洪大以长。少阳脉至，乍数乍疏，乍短乍长。阳明脉至，浮大而短"，但很显然这里三阳仅仅是对脉象的提纲概括，不是一个部位的词。那么《伤寒论》《金匮要略》中的阳明脉、少阳脉、少阴脉与《黄帝内经》的六经脉有何联系？如果所假设的六经脉法真的存在，那么对于太阴、厥阴、太阳脉诊法还需文献学的进一步探讨。

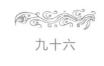

九十六

脉证关系

问曰：在大多数教材中，见到浮脉就解释为表证，见到弦脉就解释为肝病，对这样的解释我们应该怎样理解呢？

"见到浮脉就解释为表证，见到弦脉就解释为肝病"，这种解释从逻辑关系上来看显然具有因果关系，可以表述为"如果脉 X，那么 X 证"，即脉浮为表证（或弦脉为肝病）的充分条件。但是事实上，单纯的脉象与某证或某病之间更大程度上是一种相关关系，脉浮为表证（或弦脉为肝病）的必要条件。下面就选取《伤寒论》《金匮要略》中关于浮脉与弦脉的相关条文进行论述。

现今多将表证定义为外感病，其表现有恶寒、发热、头痛、身痛、鼻塞、无汗、脉浮等。前面我们已经提到脉象理论与症状的联系是通过隐喻建构的，从部位上来说，浮脉与表证的映射关系为寸口脉的表里对应整个人身体的表里。表证的发生是在皮肤肌表，那么结合实际情况，可以在出现表证时与之相应的寸口脉为浮脉。另外，从性质上来看，风能将自然界的事物吹起，外感邪气又多以风邪为先导，所以当人体出现外感脉浮时会认为，脉浮的原因也可能为风邪所致，如《金匮要略·脏腑经络先后病脉证》所言"风令脉浮"，而这样一套理论显然是一种本体论的承诺。事实上，浮脉可以在很多疾病或证候中出现：浮脉可以主虚证，如《金匮要略·血痹虚劳病脉证并治》篇有"男子面色薄者，主渴及亡血，卒喘悸，脉浮者，里虚也""劳之为病，其脉浮大，手足烦，春夏剧，秋冬瘥，阴寒精自出，酸削不能行"；浮脉可以主水证、痰证，如《金匮要略·肺痿肺痈咳嗽上气病脉证治》"肺胀，咳而上气，烦躁而喘，脉浮者，心下有水，小青龙加石膏汤主之"，《伤寒论》"病如桂枝证，头不痛，项不强，寸脉微浮，胸中痞硬，气上冲咽喉，不得息者，此为胸有寒也。当吐之，宜瓜蒂散"；浮脉又可主热，如《金匮要略·水气病脉证并治》"寸口脉浮而迟，浮脉则热，迟脉则潜"。所以，浮脉不仅可以主表证，还可以主水证、火证、虚证等，其本质上是基于事实的一种理论建构，认知的事物变了，其结论就变了。如火热证的脉浮可以从自然界之火的上炎来认识，水饮证的脉浮可以从自然界中水可以令物体上浮的特性来认识。将脉浮对应于表证的结论是以风的特性和脉位与体表深浅的映射关系构建的，那么改变其认知特性与映射关系则可以改变其结论。故从水的上浮和火的炎上特性来认知，浮脉就可以主水或主火。另外，将映射关系改为脉之部位与身体外内相对应，那么就会出现《金匮要略·脏腑经络先后病脉证》所说的"病人脉浮者在前，其病在表；浮者在后，其病在里，腰痛背强不能行，必短气而极也"。所以此时的浮脉并不一定主表，仅有在寸口脉前部时才主表，出现在寸口脉的后部时，则主里证。所以在浮脉与表证的关系中，无论是其理论建构还是事实依据方面都可以被推翻，浮脉仅为表证的必要而不充分条件。另外弦脉与肝病的关系也是如此。弦脉除与肝病相关外，还与寒证、饮证相关。如《金匮要略·水气病脉证并治》言"脉双弦者，寒也，皆大下后善虚；脉偏弦者，饮也"，即两手都出现弦脉则是寒证，一侧脉出现弦象则更可能是饮证。弦脉又可以主胃气虚，在《金匮要略·呕吐哕下利病脉证治》论述胃反的病机时写道:"脉弦者,虚也,胃气无余,朝食暮吐,变为胃反。寒在于上,医反下之,今脉反弦,故名曰虚。"

一般来说,通过一个脉象来测证或病并不具有特异性,也就是说对于某一病证的诊疗,需要的是一组症状集合。如果要通过弦脉来诊断肝部的问题,伴随出现口苦、咽干、心烦易怒的症状,则比单独凭借弦脉诊断其指向性更高,如果在前者基础上再出现胁肋部的不适,那指向性又会提高。这就像在人群中指认罪犯一样,首先罪犯是男性则排除了女性;年龄30岁以下,则排除了30岁以上的;身高180cm左右,则排除了170cm以下和190cm以上的,就这样对其一步步限定,最终可以锁定目标。所以脉象对于诊断的意义,是通过望、闻、问所得的症状对脉象进行限定,最终得出相关性较高的某证或某病。

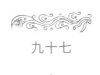

九十七

有名无药的方剂与不知为何物的药

问曰：《金匮要略》中有 4 首仅存方名而无药物组成的方剂，此外还有一些药物名称，现今难以确定他们为什么药物。那么，我们应如何对待这些方剂与药物呢？

《金匮要略》成书年代久远，传抄之中难免有所遗漏。《金匮要略》中有 4 首仅存方名而无药物组成的方剂，分别是《金匮要略·疮痈肠痈浸淫病脉证并治》中的黄连粉、《金匮要略·趺蹶手指臂肿转筋阴狐疝蛔虫病脉证治》中的藜芦甘草汤、《金匮要略·妇人妊娠病脉证并治》中的附子汤及《金匮要略·妇人杂病脉证并治》中的胶姜汤。以《金匮要略·妇人杂病脉证并治》中的胶姜汤为例，本方主治妇人漏下，血色紫黑，本条用胶姜汤治疗，应属冲任虚寒。方中以胶养血止血、以姜散寒。但胶姜汤方剂组成不详。林忆在校订《金匮要略》时，即在胶姜汤方后注明："臣亿等校诸本，无胶姜汤方，想是前妊娠中胶艾汤。"证明至晚在宋代，胶姜汤即已经散佚了。后世多数医家认为胶姜汤的方剂组成系胶艾汤加干姜。但在《千金翼方·卷二十》中可见到胶艾汤，方中即包含了干姜，用于治疗"男子绝伤，或从高堕下，伤损五脏，微者唾血，甚者吐血及金疮伤经内绝；妇人产后及崩中伤下血多，虚喘欲死，腹痛下血不止"。而陈修园治妇人崩漏宗此方——《金匮要略》胶姜汤，仅用阿胶、生姜两味，即认为胶姜汤仅由这两味组成。

除方剂的散佚，《金匮要略》中的一些药物也已经难以确定是何物，如旋覆花汤方中的新绛。旋覆花汤治疗肝着之病，肝着是由于肝脏受邪而疏泄失常，其经脉气血郁滞，着而不行所致，主要表现为胸胁痞闷不舒，甚或胀痛、刺痛。故用旋覆花汤行气活血、通阳散结，推测来看新绛即当有如此之功效。但新绛未见于《神农本草经》，与《金匮要略》成书年代最为接近的陶弘景认为绛为茜草，新绛即为新刈之茜草。有的医家将染成大红色的丝织品作为新绛，但对所用之染料又论述不一，如《金匮要略浅注补正》认为"新绛乃茜草所染"，亦有医家认为是由猩猩血、红花汁、苏木等染成。

此外，对于见于《神农本草经》的药物，也出现了名实混乱的现象。如在《金匮要略》中多次出现的紫参。紫参，《神农本草经》载其"味苦辛寒，去心腹积聚，寒热邪气，通九窍，利大小便"。仅从《神农本草经》的记载来看，在治疗寒饮的泽漆汤中，紫参确应当具有通利小便，使水邪排出的功效。

但对于治疗"下利肺痛"的紫参汤中的紫参为何物就众说纷纭了。如有论述唐以后的紫参都作紫菀者；有认为紫参即是桔梗者；有认为紫参为紫丹参者；有认为紫参为拳参者；亦有认为紫参为草河车、蚤休、重楼者，不一而足。医药技术水平是在不断进步的，随着具有更好疗效的药物被逐渐发现，那些古老的疗效较差或有毒的药物逐渐被取代了，这给我们理解原文带来了一定困难。那么，对于后世并无记载的紫参，我们只能说由于药物本身的缺陷，使其消失在了医药学的历史中。

随着时光的流逝，古代方剂组成可能散佚，药物名实可能存在着变迁。

但可以肯定的是，张仲景一定十分清楚其方剂组成、药物的所指及功效，只是由于年代久远，这些知识没有被保存下来。无论现今对其如何解释，我们都可以说这是一种推测，推测不一定是真的，因为不能必然地从其所治的疾病推出药物的功效，同时也不能根据方名或主治病证推出方剂的组成。与其强行解释，不如存疑，期待将来能有一天，会出现不同于现今通行版本的仲景著作，或新发掘出的本草著作，能为我们揭开这一谜题。

九十八

方证相对

问曰：现在的人们都讲求实用，能用简洁的语言讲述一下如何应用《金匮要略》的方剂吗？

《伤寒论》317 条通脉四逆汤方后注中有"病皆与方相应者乃服之"的论述，这也就提示着仲景论方时更侧重于方与证的对应。《伤寒论》《金匮要略》方剂之实用性，即是"方证相对"的思想，满足了条文所论及的症状，即可直接使用某方剂进行治疗。简而言之，就是随着症状的变化，仲景采用了不同方剂进行治疗。这在《金匮要略·痰饮咳嗽病脉证并治》35~40 条中，体现得最为明显。

咳逆倚息不得卧，小青龙汤主之。（35）

青龙汤下已，多唾口燥，寸脉沉，尺脉微，手足厥逆，气从小腹上冲胸咽，手足痹，其面翕热如醉状，因复下流阴股，小便难，时复冒者，与茯苓桂枝五味子甘草汤，治其气冲。（36）

冲气即低，而反更咳，胸满者，用桂苓五味甘草汤去桂加干姜、细辛，以治其咳满。（37）

咳满即止，而更复渴，冲气复发者，以细辛、干姜为热药也。服之当

遂渴，而渴反止者，为支饮也。支饮者，法当冒，冒者必呕，呕者复内半夏，以去其水。（38）

水去呕止，其人形肿者，加杏仁主之。其证应内麻黄，以其人遂痹，故不内之。若逆而内之者，必厥。所以然者，以其人血虚，麻黄发其阳故也。（39）

若面热如醉，此为胃热上冲，熏其面，加大黄以利之。（40）

小青龙汤出现在"心下有水气"（《伤寒论》40、41 条），溢饮（《金匮要略·咳嗽痰饮病脉证并治》）等疾病的治疗中，患者出现"咳逆倚息不得卧"时，即是前文所论及的支饮，也是由于水饮代谢失常所导致的疾病，因此 35 条中，使用小青龙汤治疗咳逆；之后的 36 条中，使用了桂苓五味甘草汤，显然是针对"气从小腹上冲胸咽"的症状所设，重用桂枝治其气冲，这与苓桂术甘汤、苓桂草枣汤、桂枝加桂汤等苓桂类方剂具有相同的功效；37 条中，"冲气即低""更咳，胸满者"，减去了治疗气冲的桂枝，加入了仲景用于治疗咳嗽所常用的干姜、细辛；38 条中，又出现了由于水饮内停导致的"渴""冒"和"呕"，因此又加入了半夏，以祛其水；其后 39 条中又出现了"形肿"，根据原文论述，仲景知道只需要在杏仁或者麻黄中选择其中一种进行治疗即可，但由于患者有尺脉微、手足痹的症状，若服用麻黄则会出现厥逆的变证，因此选用了苓甘五味加姜辛半夏杏仁汤；最后 40 条中，又出现了"面热如醉"，仲景加入了大黄，以清泄胃热。

从逻辑学的观点来看，《伤寒论》《金匮要略》中通过某证得出需要使用某方剂的过程，即逻辑学中的命题推理，他是以一个或一些命题为根据，得出另一个命题的思维过程。《伤寒论》《金匮要略》中的推理形式主要有充分条件假言推理、必要条件假言推理、选言推理、假言连锁推理等，我们亦可以将命题逻辑的推理方法应用于对药物使用的探索。如上文

第39条，可以将其归纳为两个命题：①如果其人形肿者，那么麻黄、杏仁均可。②如果其人形肿血虚者，那么非麻黄。到这里，麻黄与杏仁构成了一个选言命题。按照选言命题有效推理形式的否定肯定式规则，可以得出形肿血虚者用麻黄或者杏仁，非麻黄，那么杏仁的结论。将这一结论用命题表示出来，就得到命题③，即只有其人形肿且血虚者，才杏仁主之。此外，还可以得出命题④，只有其人形肿且非血虚者，才麻黄主之，即麻黄用于治疗实证水肿。

　　临床上见到实证水肿，就一定用麻黄这一点显然是不符合临床实际的。并且倘若探究，也不难发现，不同的理论体系对麻黄的药性、功效认识是有差异的。这些问题主要涉及《伤寒论》《金匮要略》中蕴含的逻辑类型——道义逻辑。道义逻辑主要讨论规范性命题。"实证水肿，用麻黄"这样的命题并不是像"天下雨，地面会湿"这样的客观命题，而是像"如果犯了法，那么你就会被判刑"这样的命题。犯法与判刑之间并没有直接的客观联系，而是中间有一种人为规范。规范命题只存在正确与否的问题，而不存在真假问题，即不讨论其在客观上是不是真的。规范命题的正确与否，取决于它断定的内容是否符合所在社会的行为规范。那么这也就提示了，从张仲景当时的医药背景或者张仲景自身的知识储备来讲，他认为"实证水肿，用麻黄"这一命题是正确的。

　　那么从形式上看，对规范命题推理进行探索，就会忽略对病因的论述。这种方药的使用方法，得到了日本汉医古方派极大的关注，如吉益东洞就在其著作《方极》中说："仲景之为方也有法，方证相对也，不论因也。"

九十九

诵、解、别、明、彰

问曰:《素问·著至教论》言"诵""解""别""明""彰",这对于学习经典条文非常重要,能否以一则《金匮要略》条文为例对其进行诠释应用?

关于学中医经典的的方法和步骤,可概括为诵、解、别、明、彰五个字。《素问·著至教论》这样论述到:"黄帝坐明堂,召雷公而问之曰:子知医之道乎?雷公对曰:诵而未能解,解而未能别,别而未能明,明而未能彰,足以治群僚,不足治侯王……"

"诵",即"诵读",是学习经典的第一个步骤;"解",就是"理解"的意思,在对经典原文有一个深刻的印象以后,就可开始去理解经文的大致意思了;"别",即"辨别"的意思,就是对经文内容的反复比较,区分其中的不同;"明",就是"明白"的意思,是对经文有较通彻的理解,并具备了实践经文中所载理论的条件;"彰",乃"发扬光大"的意思,就是在通晓经典的内容后,将经典内容发扬光大。

傅伟勋先生创立的"创造的诠释学"与《黄帝内经》的"诵解别明彰"不谋而合。"创造的诠释学"采用了层面分析与辩证解读的新范式对文本进行分析。他将文本解读分为五个层次，第一层次"实谓"，即"作者说了什么"，目的在于了解文本的字面意义；第二层次"意谓"，指"作者想表达什么"，了解作者的原意；第三层次"蕴谓"，即"作者可能要说什么"，通过对已有诠释的梳理来发掘深层义理；第四层次"当谓"，指"作者（本来）应当说出什么"，对已有诠释进路和深层义理进行"批判的比较"，提出具有独创性的诠释学洞见与判断；第五层是"必谓"或"创谓"，指"作者现在必须说出什么或践行什么"，是"创造的诠释"的最终目标，诠释者必须由"批判的继承者（a critical inheritor）转变成为创造的发展者（a creative developer）"。

为了能全面展示《金匮要略》里中医语言的解读，我们将选取《金匮要略·黄疸病脉证并治》中论述黑疸的两条原文，按照①本条说了什么；②为什么这样说；③这样说蕴涵着什么；④有什么想说没有说出；⑤作者已说出的是否存在遗（疑）误；⑥这样说有什么用这六个方面进行论述。

"酒疸下之，久久为黑疸，目青面黑，心中如啖蒜齑状，大便正黑，皮肤爪之不仁，其脉浮弱，虽黑微黄，故知之。"（7）

"黄家日晡所发热，而反恶寒，此为女劳得之。膀胱急，少腹满，身尽黄，额上黑，足下热，因作黑疸。其腹胀如水状，大便必黑，时溏，此女劳之病。非水也。腹满者难治。硝石矾石散主之。"（14）

1. 条文说了什么——黑疸的症状

黑疸的主要症状有眼睛周围色青，面色黑，面色虽黑，但却微微发黄。胃脘处灼热不适就像吃了姜蒜等食物一样，大便稀溏色黑，皮肤瘙痒严重，经过搔抓也不能缓解，脉浮弱，严重者会出现腹胀、腹满的表现。

2. 为什么这样说——黑疸所指疾病

通过原文，可以总结出黑疸的症状有面目青黑，胃中灼热，大便色黑稀溏，皮肤瘙痒及腹水。如果将酒黄疸类比于酒精性肝病，那么很显然，此条所描述的黑疸则类似于肝硬化并伴有上消化道出血的情况。不同于酒黄疸与酒精性肝病病因上的相似性，将黑疸类比于肝硬化更来源于症状的相似性。

首先从面色上看，"目青面黑""虽黑微黄"类似于慢性肝硬化所出现的肝病面容，典型患者可见面色晦暗，尤其是眼眶周围出现晦暗而灰黑的颜色。"皮肤爪之不仁"亦可由胆汁酸刺激皮肤所导致。肝硬化门静脉高压，导致食管胃底静脉曲张，进而引起上消化道出血，产生黑便。出现胃中灼热，大便色黑稀溏的症状表现。一方面，上消化道出血，血液刺激胃黏膜，胃中会产生灼热感；另一方面，由于肝门静脉高压，导致体内毒素消除减少，毒素刺激胃黏膜亦出现胃中不适。同样，由于肝硬化门静脉高压，可以导致脾脏肿大，引起血管内压力过高及血管内胶体渗透压下降，形成了腹水症。此外，第2条"腹如水状不治"，亦是从一个侧面论述了腹水的发生。

3. 这样说蕴涵着什么——黑疸因何而发

条文中有"酒疸下之，久久为黑疸""因作黑疸"的论述。"久久"是用于表示时间的词语，指过一段时间。"因作黑疸"应如何理解呢？《论语·为政篇第二》有云："殷因于夏礼，所损益，可知也；周因于殷礼，所损益，可知也。"因就是因循、因袭、沿袭的意思。那么"因作黑疸"就可以理解为女劳疸进一步发展，接下来就变成黑疸了。"因作黑疸"之前的论述属于女劳疸的表现，而其后的"其腹胀如水状，大便必黑，时溏"属于黑疸的表现，这些症状虽然是水邪内阻的表现，但却是由于女劳疸经久不愈导致的。"如水状"是说腹部胀满，就像里面都是水一样，但并没有水，应属于后世的"气鼓"。腹水最常见的病因是肝硬化，尤其是酒精性肝硬化。肝硬化是众多肝病的终末期，可由多种肝病所导致。第7条及第14条分别论述了由酒疸和女劳疸转为黑疸的症状表现，而对于谷疸

（甲型肝炎），由于其预后良好，较少转归为黑疸，因此篇中并未论述。

在病机上，瘀血在黑疸的发病中具有意义。在《金匮要略·血痹虚劳病脉证并治》中，"肌肤甲错，两目暗黑"是"内有干血"所导致的，可见"目青面黑"已经属于内有血液瘀阻了。"皮肤爪之不仁"，什么时候会"爪"皮肤呢？只有在皮肤瘙痒的时候才会去搔抓皮肤，在皮肤其他不适如疼痛时，大多会通过揉按的方法缓解不适。"不仁"无感觉之意，可从两个角度理解：其一，通过搔抓也不能缓解皮肤瘙痒的症状；其二，为了缓解皮肤瘙痒，将皮肤抓破也不觉得疼痛。那么这是由于血瘀不能营养肌肤所致。《伤寒论》237条载阳明蓄血，"阳明证，其人喜忘者，必有蓄血。所以然者，本有久瘀血，故令喜忘。屎虽硬，大便反易，其色必黑者，宜抵当汤下之"。可以看出，"大便色黑"是由燥热瘀血互结，流滞于肠腑所致。"心中如啖蒜齑状"是湿热瘀血内蕴所致。那么在黑疸的发病过程中要更加注意瘀血的影响。

4. 有什么想说没有说出——黑疸治法

这两个条文论述了黑疸的症状体征，却没有给出黑疸及腹水的治法，仅在文中提及"腹如水状不治""腹满者难治"。黑疸据篇中所言是由女劳疸和酒疸久久不愈发展而来，其病因是由于湿热瘀血，脾肾不足所致。《张氏医通·杂门》认为黑疸若由于寒凝血瘀、脾气不运所致，可用四君子汤合硝石矾石丸治疗；若为房事过伤、血蓄小腹，可用大黄附子汤去细辛加肉桂。《杂病源流犀烛·卷十六》认为可应用沈氏黑疸方进行治疗，方用瓜蒌根汁与茵陈汁合用冲服，以瓜蒌根汁以泄热毒，茵陈汁引湿邪外出。在治疗上，首先应分虚实。若虚者，应以健脾补肾为主，可用金匮肾气丸、六味地黄丸、小建中汤为主加活血利湿药；若实者，当以疏利肝胆为主，以小柴胡汤为主方，辅以清热祛湿活血药。

黑疸多会伴随腹水的症状，对此可以参照《中医内科学》中鼓胀病的的治法进行治疗。鼓胀多为本虚标实，虚实夹杂。治疗时应以"实则治其标，缓则治其本"的原则。标实时采用理气、活血、利水之法；本虚时，则应温补脾肾兼以祛邪。此均是后世对黑疸治疗的补充。

5.作者已说出的是否存在遗（疑）误——"硝石矾石散"主治的不同认识

硝石矾石散是治疗女劳疸的主方，但对其所治女劳疸的病因，后世有不同认识。其一，《金匮要略心典》认为女劳疸由肾热所致，故硝石矾石散为清肾热所设；其二，唐容川认为女劳疸是"瘀血在血室"，故硝石矾石散主要具有活血化瘀的功用；其三，赵以德认为血瘀、湿热是硝石矾石散的主治病因。

6.这样说有什么用——黑疸的治疗思路

中医古籍中的"这样说有什么用"，一般来说指的是治疗上的指导意义。虽然，这两条原文并未给出黑疸的治疗方法，但篇中还是给出了治疗的思路。湿、热、瘀是引起黄疸的重要原因，而脾脏、肾脏功能的强健与否，直接影响着疾病的发展。其中涉及的方剂有茵陈蒿汤、硝石矾石散、栀子大黄汤、桂枝加黄芪汤、猪膏发煎、茵陈五苓散、大黄硝石汤、小半夏汤、小柴胡汤、小建中汤。除去小半夏汤和小柴胡汤对症治疗的方剂之外，可以按照黄疸病是由气分→血分→虚的发展过程对以上方剂进行分类，以寻求治疗黑疸方法。

以时代的语言"说出"作者乃至历史上的诠释学家未能说出的话，这需要结合现代科学、现代医学的进展来进行诠释，使用现代诠释学的研究成果对文本进行解读。一方面，文本是作者表达自己意图的媒介，是一种作者在一定程度上寄托着主观心理期待的客观化作品；另一方面，文本又为读者理解活动指向的对象。正是这样的方法，可以使得读者以实现自身与作者之间历史性的超时空交接，让有关过去的真理融入到现时态生活之中，创生出当代的意义。

隐喻认知视域下的原文解读

问曰：《我们赖以生存的隐喻》指出隐喻无处不在，而且借由隐喻认知建立和呈现出我们的概念系统。《金匮要略》中也富含隐喻，能否结合一条文，具体讲解一下隐喻认知是如何体现的？

20世纪下半叶，隐喻的研究获得了巨大发展，使得隐喻研究成为语言学、哲学等认知科学范围内的重要内容。隐喻的本质是根据甲事物来理解和体验乙事物，即通过人的认知和推理将一个概念域映射到另一个概念域，进而用另一个域解释原域的事物。人类在形成有意义的概念或者进行推理时，人类的生理构造、身体体验及想象力成为人类隐喻和认知的基础，人类的知识来源于人类与自然界的互动，而隐喻则是这种互动的主要表现形式。人们通过隐喻将这种互动记录下来，并将隐喻作为人类的认知工具。因此，隐喻不再是随意的，也不是一种单纯的语言现象，而是基于经验的认知过程。隐喻可以帮助人们发明或发现新事物，提出新理论。他们直接参与了科学理论的建构，将源域中的术语引入未来的理论建构中，在理论建构中起着提供认知框架、建构概念基底的作用。

在中国，也存在着相似的论述。孔子在《周易·系辞下》中说："古者庖羲氏之王天下也，仰则观象于天，俯则观法于地，观鸟兽之文与地之宜，近取诸身，远取诸物，于是始作八卦，以通神明之德，以类万物之情。"譬如对山的描述，有山顶、山腰、山脚、山脊、山口等，都是一种跨域认知，将人体的顶、腰、脚、脊、口等跨域投射到山上，即是"近取诸身"，用离我们最近的身体部位来映射到自然界中。而对于人体自身，为了实现"以其所知喻其所不知"的目的，古人则选择了"远取诸物"的思维方法。在中医学中，有关发病的"正邪相争"是将战争投射到人体，上下、表里则是将空间概念投射到病机理论的"由表入里""上寒下热"等；治疗学中的"虚则补其母、实则泻其子"则是由伦理学中的母子概念投射而来。此外，以"门图示"为原型，"出、入"是门的最主要功能，则出现了"邪气出入"等概念。现代隐喻学的研究为更好地理解古人为什么这样说提供了一个新方法。

下面，我们将以《金匮要略·痉湿暍病脉证治》的痉病为例，来阐释中医学语言的这一特点。

痉病病位在筋脉，以项背强急、口噤甚至角弓反张、脉弦紧为主要症状。对于痉病的成因，本篇共涉及三条，即"太阳病，发汗太多因致痉""夫风病，下之则痉，复发汗，必拘急""疮家虽身疼痛，不可发汗，汗出则痉"。可见痉病是由于误汗、误下、伤津液而引发。而在治疗上，柔痉用栝楼桂枝汤以滋养津液；欲作刚痉用葛根汤，微微发汗而不峻汗，生津缓急；而刚痉则用大承气汤泄热以存阴。

中医的病因病机理论必定有其认识根源。对于痉病，其来源可能是古人看到树枝由于缺少水分而变得扭曲、拘急、挛缩，如果燃烧亦可能出现树木的抽动。映射到人体，由于身体缺少津液，则出现项背强直，卧不着席、脚挛急、龁齿等症状。那么再联系到之后的治法，通过滋养津液、清除火热使得体内津液充足，筋脉得养。我们可以得到如下的类比映射表。

痉病类比映射表

始源域（S）自然界	目标域（T）人体	映射关系（F）
S1：树木（A1）	T1：人体（B1）	Si→Ti
S2：扭曲、挛缩（A2）	T2：痉挛、抽搐（B2）	Ai→Bi
S3：A3可以使A1→A2	T3：B3可以使B1→B2	
S4：水液不足（A3）	T4：筋脉失养（B3）	
S5：A4，A5导致A3	T5：B4，B5导致B3	
S6：缺少水液（A4）	T6：缺少津液（B4）	
S7：燃烧（A5）	T7：火邪（B5）	
S8：A6可以解决A4	T8：B6可以解决B4	
S9：补充水液（A6）	T9：滋养津液（B6）	
S10：A7可以解决A5	T10：B7可以解决B5	
S11：灭火（A7）	T11：清热（B7）	

　　通过隐喻类比映射表，可以清晰地展现古人是如何通过隐喻思维一步一步进行推理的。这样的研究重点在于中医学的理论因何而成。只有我们清晰地知道古代的中医先行者们是如何思考的，才能在某些理论不能再指导临床实践时，对其进行扩充、收缩或删除。而能做到这一点，一定是在理论形成的源头。

　　一个良好的疗效来源于一个新奇的隐喻。那么随着现代科技的发展，如何将我们难以解决的疾病与其他学科的知识有机联系起来，形成新奇的隐喻，从而拓宽我们的治疗思路，将是我们今后需要走的路！

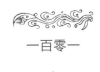

失落的饮水法

问曰:《金匮要略·呕吐哕下利病脉证治》有"呕吐而病在膈上,后思水者,解,急与之。思水者,猪苓散主之"。怎么理解此条?

《金匮要略·呕吐哕下利病脉证治》有"呕吐而病在膈上,后思水者,解,急与之。思水者,猪苓散主之"。此条问题主要集中在"急与之。思水者,猪苓散主之"的理解上。"呕吐而病在膈上,后思水者,解"结合前面"先呕却渴者,为水停心下,此属饮家"这一条来看,讲的是水饮停留于膈间,导致呕吐清水痰涎,后病人出现口渴,提示停留于体内的水饮通过呕吐反应已经得到缓解。现在主要问题是"急与之"到底为何? 在方证之间关系的思维模式下,传统解释会将"急与之"解释为用猪苓散主之,那么后面的"思水者,猪苓散主之"就变成了后置定语,用来解释急与之。此条的意思就变为呕吐清水痰涎后出现口渴,需要饮用猪苓散来治疗。还有另一种解释,认为"急与之"的意思就是要尽快饮水,但这样解释后,对于后面的"思水者,猪苓散主之"就没有更合理的解释。

按照条文的先后关系,显然将"急与之"解释为要尽快喝水更符合条文的逻辑。所以急需解决的是"思水者,猪苓散主之"与前文的关系。

在《脉经·病可水证第十五》中有"呕吐而病在膈上，后必思水者，急与猪苓散，饮之水亦得之"。此条与《金匮要略》猪苓散一条极为相似，病证上都属于水饮呕吐后导致的口渴，但此条的论述更为清楚，即猪苓散与饮水都可以用来治疗此病证，猪苓散与饮水为并列关系，属张仲景对于同病异治条文的经典写法。《金匮要略·呕吐哕下利病脉证治》"呕吐而病在膈上，后思水者，解，急与之。思水者，猪苓散主之"一条如果按照《脉经》的意思进行解读，则"急与之"可以解作急与之水，后面的"思水者，猪苓散主之"或许可以改为"猪苓散亦主之"。虽然对猪苓散一条的传统解释在逻辑上没有什么问题，但如果将猪苓散与饮水并列，还能体现出《伤寒论》《金匮要略》"饮水法"在治疗疾病中的重要作用，即反映出在汉代或之前，水法与汤液、针灸一样为治疗疾病的重要手段。

为何言"饮水"是一种治疗疾病方法？其一，从正面来讲，张仲景有用饮水治疗疾病有明确记载：如329条"厥阴病，渴欲饮水者，少少与之愈"。本条所讲厥阴病消渴的轻症，可以通过饮水来治疗，但除了饮水之外，还对饮水的方法做出了限制——"少少与之"，即少量服用之意，侧面否定了大量饮水来治疗口渴的做法。相同的饮水方法还在第71条中出现过："太阳病，发汗后，大汗出，胃中干，烦躁不得眠，欲得饮水者，少少与饮之，令胃气和则愈。"此条认为水的功效为"和胃气"，在具体操作治疗口渴时，也是提出"少少与之"的方法。相反，如果大口大量的饮水或许会出现75条所说的"发汗后，饮水多，必喘"的情形。所以无论是治疗厥阴病的消渴轻症还是过汗后胃气不和的口渴，对水的饮用都应当是少量多次的。另外，在《金匮要略·肺痿肺痈咳嗽上气病脉证治》后附方引用中用《外台秘要》桔梗白散一条时提到，服用桔梗白散后出现"在膈上者吐脓血；膈下者泻出；若下多不止，饮冷水一杯则定"。对于服用桔梗白散后出现的下利多而不止的症状，可以服用冷水一杯来治疗。桔梗白散中有桔梗、贝母、巴豆，巴豆其性辛热，服用后多出现腹泻的不良反应。从此条文中可以知道，误用巴豆所导致的下利不止，可以饮用冷水一杯来治疗。其二，从反面来说，张仲景也描述了大量有关饮水的禁忌。《伤寒论》226 条云："若胃中虚冷，不能食者，饮水则哕。"《金匮要略·痰饮咳嗽病脉证并治》曰："夫病人饮水多必暴喘满。凡食少饮多，水停心下，甚者则悸，微者短气。"此两条有关饮水的禁忌，其要点在于病人的食量减少或不能进食，因病人脾虚弱运化水液的能力下降，过多的饮水或稍微饮水则会出现哕逆、心悸、短气的症状。其实，再结合《金匮玉函经·辨不可水证治第二十七》的相关条文，可以发现饮水的禁忌与虚寒更为相关，除第 226 条外，还有"因得哕者，胃中虚冷故也""胃中虚冷，其人不能食，饮水即哕""设脉浮革，因尔肠鸣，当温之，与水者哕""此为但头坚后溏，不可攻之……欲饮水者，即哕"等。从以上这几条中可以发现饮水的禁忌更多的是胃中虚寒之人，如果逆而饮之，多出现哕逆的症状。所以从以上论述中可以确定饮水确实可以作为一种治疗方法，其用之不当也能造成变证。

饮水作为人们日常生活的重要组成部分，其治疗的作用已渐渐淡出人们的视野。但人们不能忘记也不应忘记，饮水曾经是人们疾病治疗的重要方法之一，特别是在遥远的古代。饮水疗法祛疾愈病的机理仍有待发掘，饮水种类与方法亦有待提高。

图书在版编目（CIP）数据

知道金匮：临证三十年质难录 / 贾春华著 . —北京：中国中医药出版社，2019.10
ISBN 978 – 7 – 5132 – 5576 – 9

I.①知… Ⅱ.①贾… Ⅲ.①《金匮要略方论》—问题解答 Ⅳ.①R222.3–44

中国版本图书馆 CIP 数据核字（2019）第 087931 号

中国中医药出版社出版

北京经济技术开发区科创十三街 31 号院二区 8 号楼
邮政编码　100176
传真　010–64405750
河北新华第二印刷有限责任公司印刷
各地新华书店经销

开本 710×1000　1/16　印张 19.75　字数 253 千字
2019 年 10 月第 1 版　2019 年 10 月第 1 次印刷
书号　ISBN 978 – 7 – 5132 – 5576 – 9

定价　79.00 元
网址　www.cptcm.com

社 长 热 线　010–64405720
购 书 热 线　010–89535836
维 权 打 假　010–64405753

微信服务号　zgzyycbs
微商城网址　https://kdt.im/LIdUGr
官 方 微 博　http://e.weibo.com/cptcm
天猫旗舰店网址　https://zgzyycbs.tmall.com

如有印装质量问题请与本社出版部联系（010–64405510）